ATLAS DE **Anatomia**

Vincent Perez

Barros, Fischer & Associados

Barros, Fischer & Associados

Editores
Andréa Barros
Flávio Barros Pinto

ATLAS DE Anatomia

Ilustrações
Vincent Perez, AMI

Projeto editorial
Flávio Barros Pinto

Capa e projeto gráfico
Flávio Barros Pinto
Cláudio Scalzite

Diagramação
Flávia Barros

Consultores
Dr. João Arthur Ferreira
Dra. Lêda Calvo Barone
Dr. Orlando José Barone

Revisão
Paulo Roberto Pompêo

1ª edição – Julho de 2025

Endereço
Rua Ulpiano, 86
Lapa, São Paulo
CEP 05050-020
Tel: 0(xx)11 3675-0508
contato@resumao.com.br

Distribuição e vendas
Bafisa, tel.: 0(xx)11 3675-0508

www.resumao.com.br

Impressão e acabamento
Hellograf Artes Gráficas Ltda.

Dados Internacionais de Catalogação na Publicação (CIP)
(Câmara Brasileira do Livro, SP, Brasil)

Perez, Vincent
Atlas de Anatomia / Vicent Perez; [tradução Maria Ignez França e Flávio Barros Pinto]. – – São Paulo : Barros, Fischer & Associados, 2025.

Título original: Atlas of human anatomy.
ISBN 9788577113224

1. Anatomia – Atlas 2. Corpo humano – Atlas I. Título.

16-07240 CDD-611.00222

Índice para catálogo sistemático

1. Anatomia : Corpo Humano : Ciências médicas 611.00222
2. Corpo humano : Atlas : Ciências médicas 611.00222

Sobre o autor

Vincent (Vince) Perez, ilustrador norte-americano mundialmente reconhecido por seus desenhos de anatomia humana e vencedor de vários prêmios internacionais, dedica sua vida a aperfeiçoar seu trabalho. Centenas de desenhos ilustram este atlas, atestando a paixão pela forma humana e o compromisso cuidadoso na maneira de representá-la. Por décadas, o trabalho de Vince ajudou milhares de estudantes e profissionais da área médica com o estudo da anatomia. Começando com o primeiro **Resumão** de anatomia que ele criou para BarCharts em 1994 – editora parceira da Barros, Fischer e Associados nos Estados Unidos –, Vince produziu guias de cada sistema do corpo humano em detalhes até completar toda a linha de medicina com suas instrutivas ilustrações. Sua tradução meticulosa do corpo humano – quer em uma visão ampla, quer no foco em partes isoladas ou células – mostra traços que são insuperáveis na complexidade do detalhe.

A lista dos clientes de Vince impressiona pela diversidade e se espalha pelo mundo. Inclui indústrias nas áreas de saúde, biotecnologia, farmacêutica, comunicações, telecomunicações e transporte: ABC TV, British Airways, Ciba-Geigy Ltda., Cutter Laboratories, Disney, Lucasfilm Ltda., Pacific Bell, Potlatch Corporation, Simon & Schuster, Sterling-Winthrop, Syntex Corporation, Time Inc., Wright Medical Technologies e muitas outras. Além das ilustrações comerciais que produz para numerosos clientes, seu trabalho multimídia encantou – e continua a encantar – a audiência do mundo virtual em vários cantos do mundo, dos Estados Unidos à Europa e à Ásia. Além de ter sido destaque na Feira Internacional de Osaka, Japão, seu trabalho está exposto em coleções permanentes de instituições de primeira linha, como no Museu do Vaticano (Itália), no San Francisco Museum of Modern Art e no Legion of Honor (São Francisco, Califórnia) e na National Portrait Gallery (Washington, D.C.).

Sua obra sempre provocou admiração e respeito nos espectadores, o que pode ser comprovado pela grande quantidade de prêmios e condecorações que recebeu: Gold Award from the Western Art Director's Club; Award of Excellence from de Rx Club (Nova York); CA Award of Excelence Design Annual; Award of Excellence, Mead Show, National Medical Enterprises, Tnc.; Fourth Annual LULU Award of Excellence; San Francisco Society of Illustrators Technical Illustration Gold an Silver Awards; e o principal reconhecimento: dois trabalhos seus foram escolhidos pela Society of Illustrators (Nova York), na seleção das 100 melhores ilustrações médicas já produzidas nos Estados Unidos em todos os tempos.

Nascido e criado na costa leste dos Estados Unidos, Vince vive na Califórnia desde 1964. Hoje, divide seu tempo entre suas atividades favoritas: antes de tudo, a arte; depois o trabalho como professor de futuros artistas e ilustradores e o voluntariado em Alameda, Califórnia, comunidade que ele chama de sua "casa". Professor do California College of Arts (CCA), foi ele quem desenvolveu os cursos de ilustração e desenho, que também coordena. Vincent dá aulas de ilustração, desenho, artes gráficas e, claro, anatomia. Ele também deu aulas de anatomia e ilustração na University of California at Berkeley (UCB). Tornou-se bacharel em artes gráficas e ilustração no Pratt Institute, em Nova York, e mestre em pintura no California College of Arts & Crafts (hoje CCA). Também é formado em belas-artes na University of the Americas na Cidade do México (México).

Artista com enorme gama de talentos – com o mesmo nível, ele cria ilustrações médicas complicadíssimas, gráficos delicados e xilogravuras – a genialidade de Vince Perez renasce a cada página deste atlas. Sua inovadora representação do corpo humano traduz imediatamente a informação ao leitor. E elas certamente o ajudarão em qualquer ponto de seus estudos médicos – estudantes iniciantes no universo da saúde, profissionais que desejam aprimorar seus conhecimentos ou curiosos que querem ampliar sua biblioteca doméstica de saúde. Não importa o objetivo, você vai encontrar nas ilustrações de Vincent Perez uma instrutiva e inesquecível viagem. Deixe que os desenhos de Perez iluminem sua incursão pelo mundo da medicina!

Nota do editor

A grande aceitação dos títulos da série **Resumão** de Medicina levou ao lançamento do *Atlas de Anatomia*, que reúne em um só volume o conteúdo publicado originalmente no formato de guias de estudo, que representaram, sem dúvida alguma, uma inovação no mercado editorial brasileiro.

Este livro oferece aos estudantes e aos profissionais da área médica uma visão abrangente e bastante atualizada da anatomia humana, em uma versão mais acessível.

A qualidade das ilustrações criadas por Vincent Perez e a riqueza de indicações anatômicas são marca diferencial desta edição, que cobre quase a totalidade dos sistemas em que se subdivide o corpo humano, indo desde indicações superficiais até as de origens e inserções dos músculos.

Um completo índice alfabético, dividido por capítulos para facilitar a consulta, fecha este *Atlas de Anatomia*.

Os editores

Sumário

1	Anatomia DE SUPERFÍCIE	6
2	SISTEMA Esquelético	12
3	ARTICULAÇÕES & Ligamentos	20
4	SISTEMA Muscular	24
5	Músculos ORIGENS & INSERÇÕES	36
6	SISTEMA Nervoso	40
7	Cérebro	48
8	Sentidos	52
9	SISTEMA Respiratório	56
10	SISTEMA Circulatório	60
11	Coração	68
12	SISTEMA Digestório	72
13	SISTEMA Linfático	76
14	SISTEMA Endócrino	80
15	SISTEMA Urogenital	88
16	SISTEMA Reprodutivo	92
	Índice	97

1 Anatomia DE SUPERFÍCIE

VISTA FRONTAL

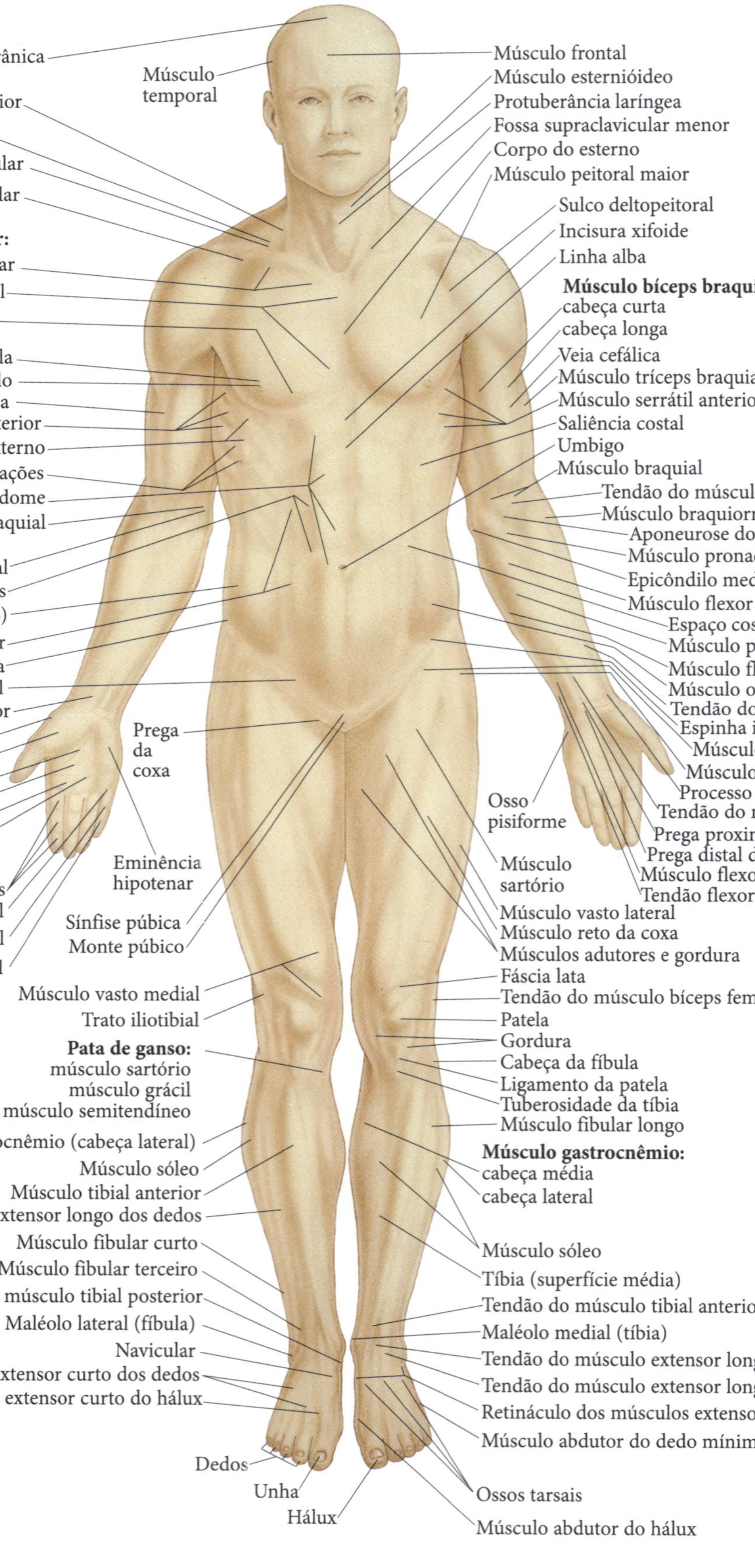

VISTA LATERAL

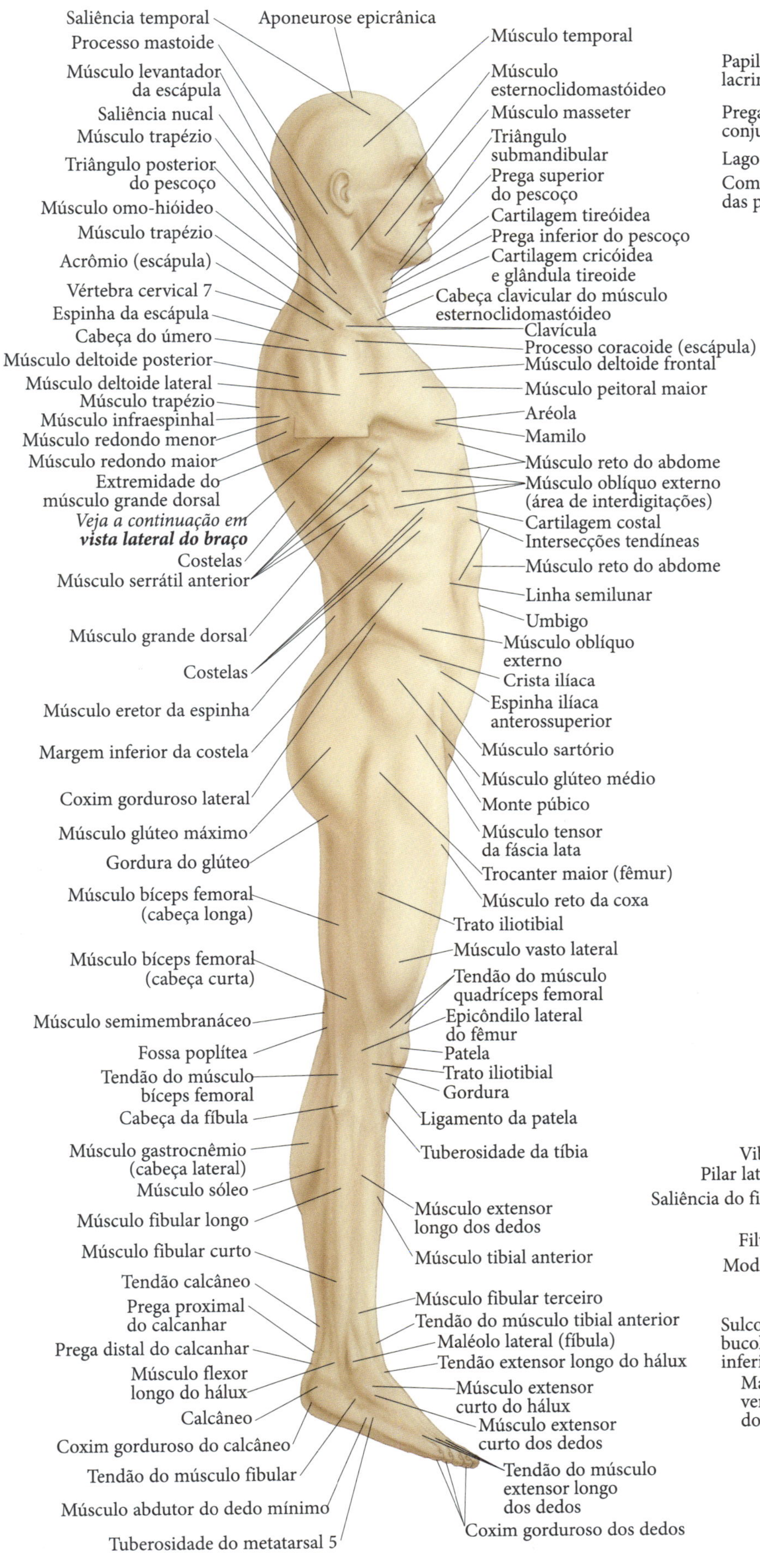

OLHO

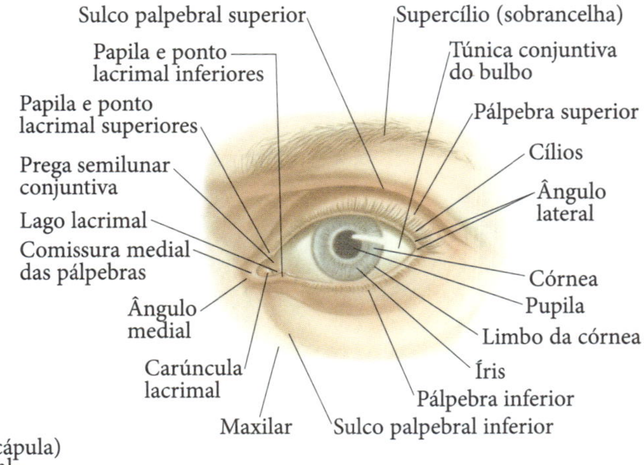

ORELHA

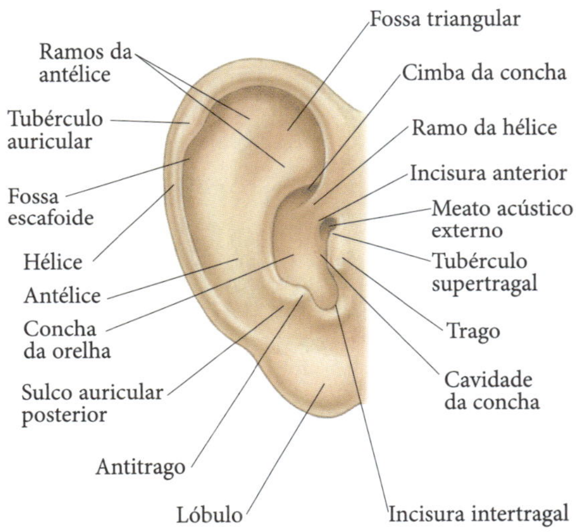

BOCA E NARIZ

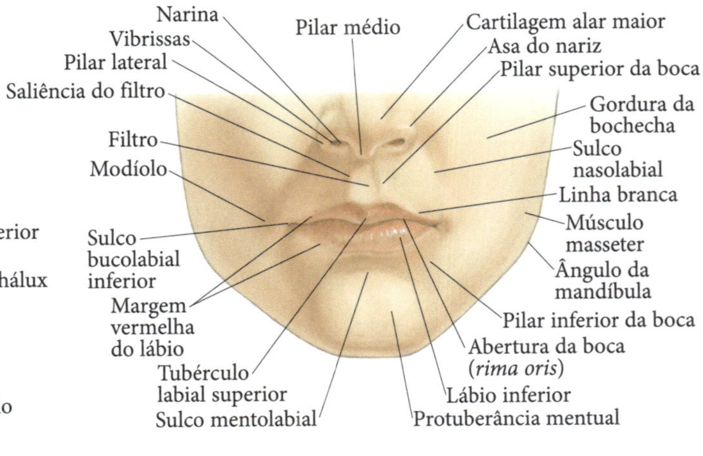

ANATOMIA DE SUPERFÍCIE

VISTA POSTERIOR

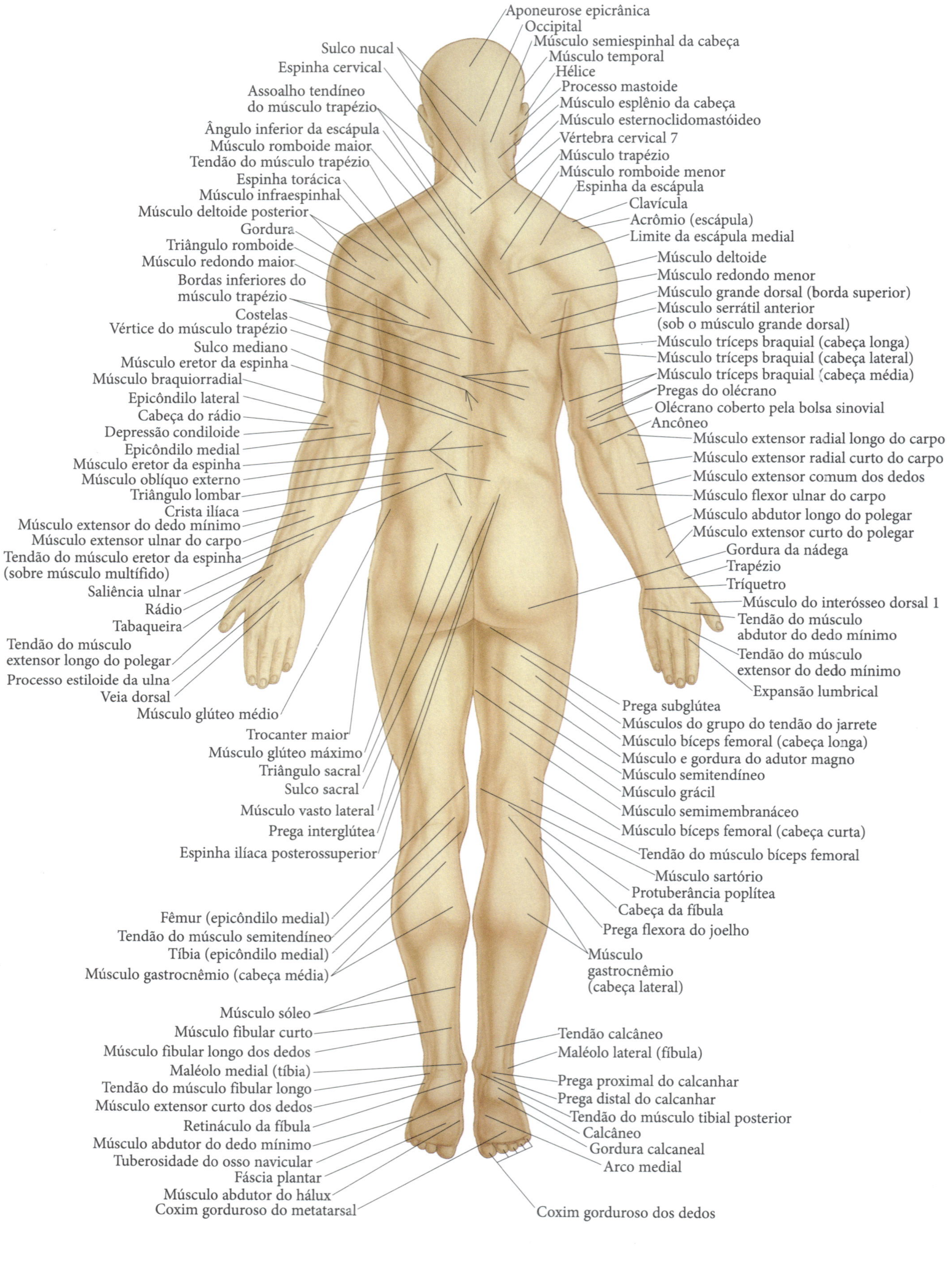

BRAÇO DIREITO E MÃO

VISTA LATERAL

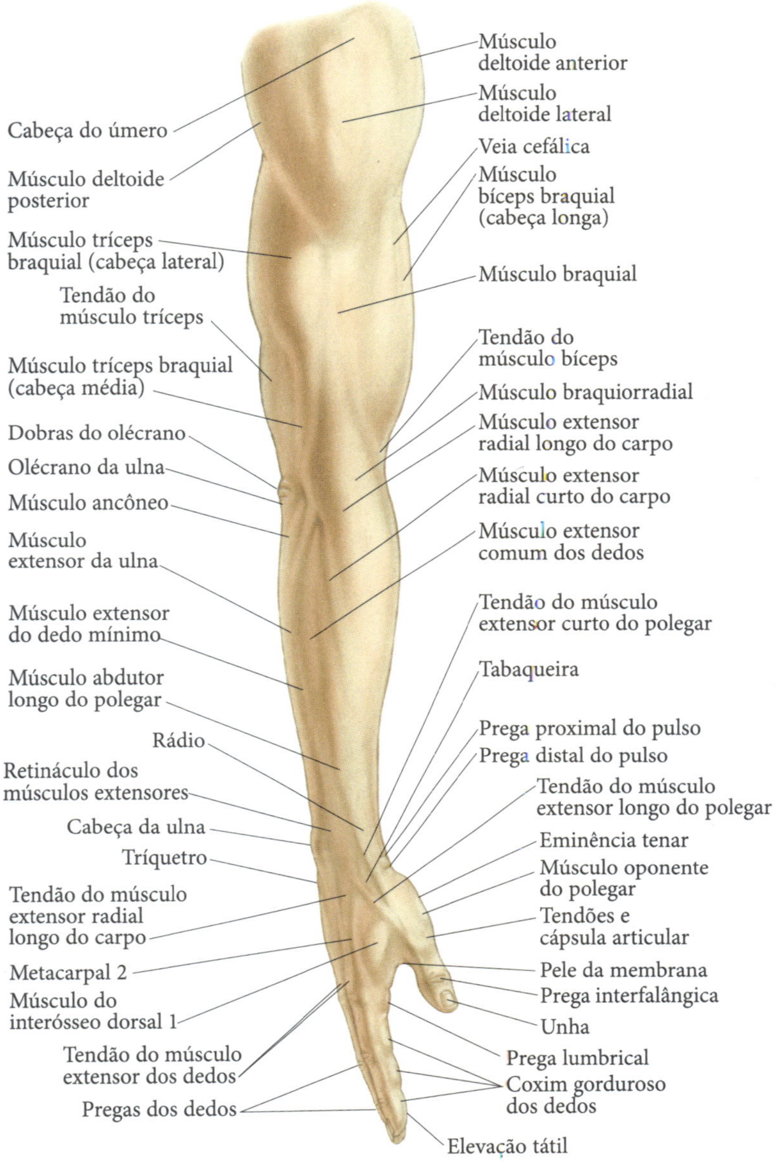

VISTA MÉDIA

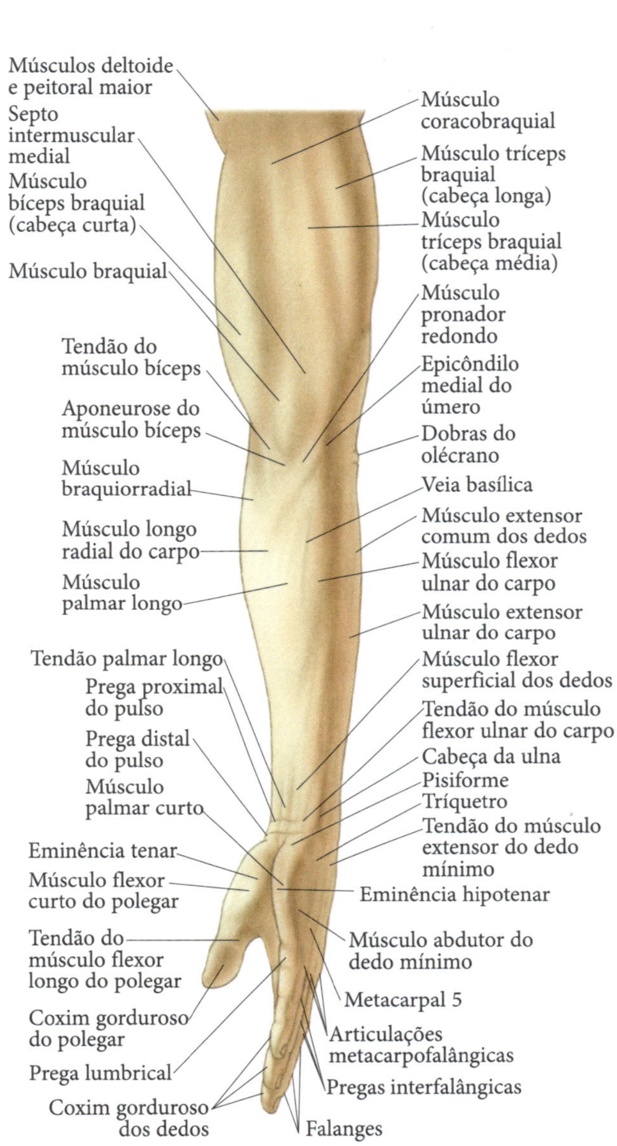

MÃO DIREITA

VISTA DORSAL

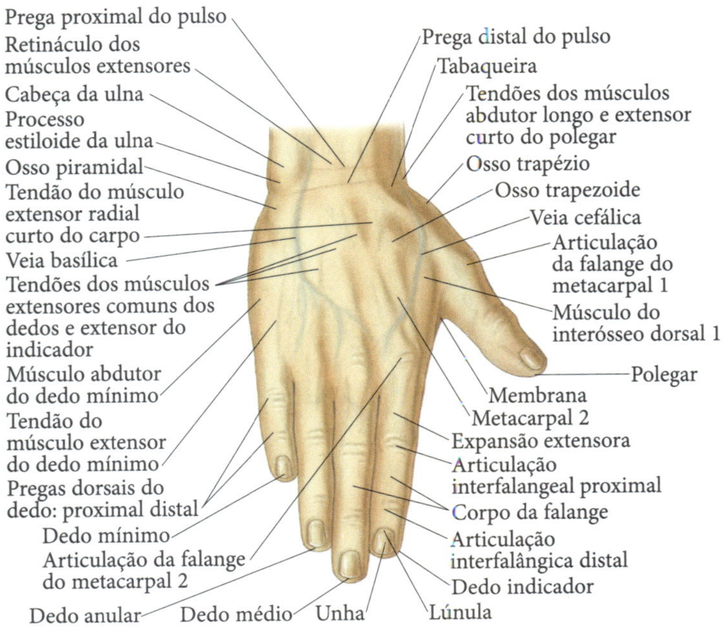

VISTA PALMAR

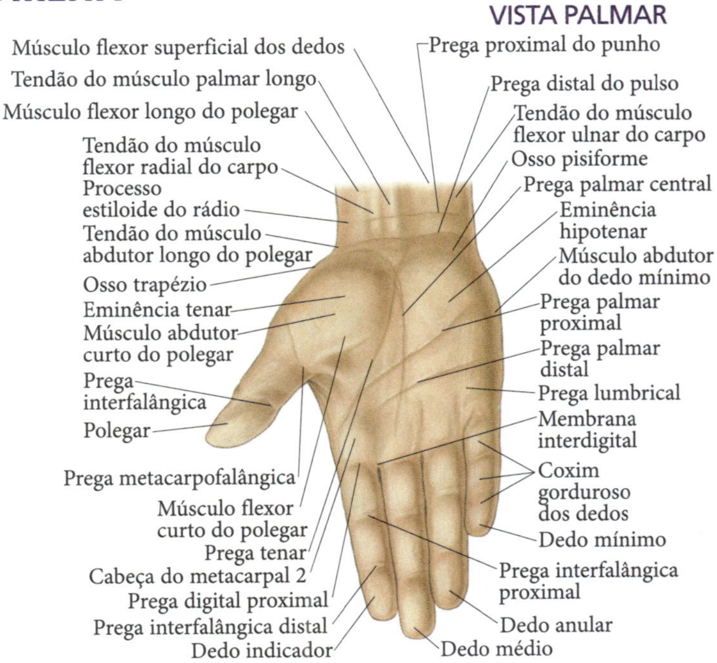

CABEÇA

VISTA FRONTAL

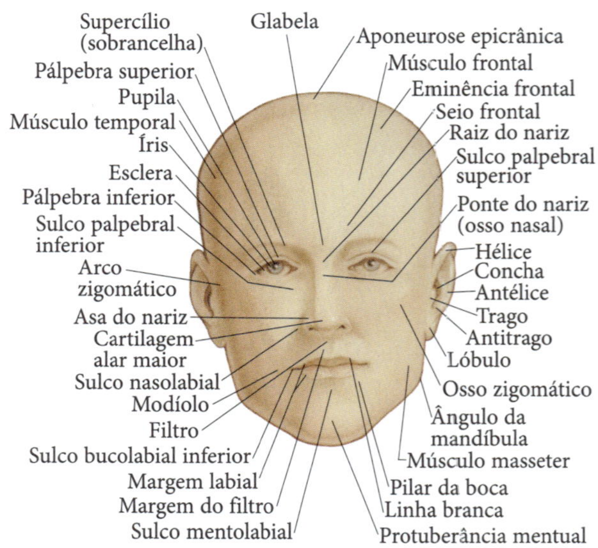

VISTA LATERAL

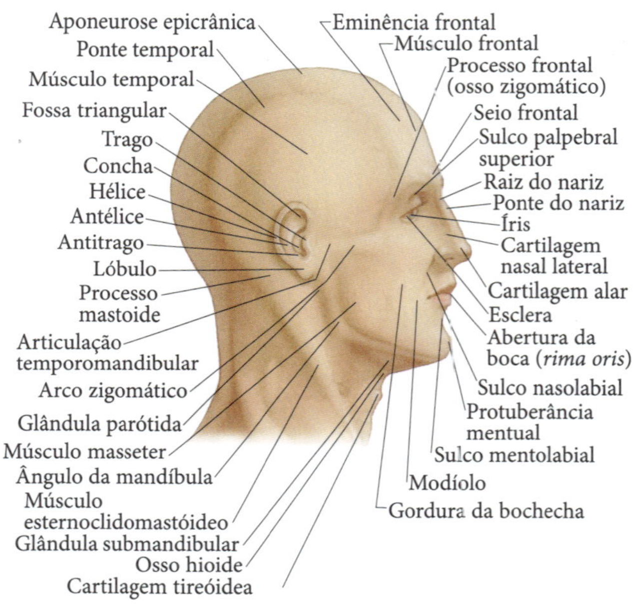

AXILA E SEIO

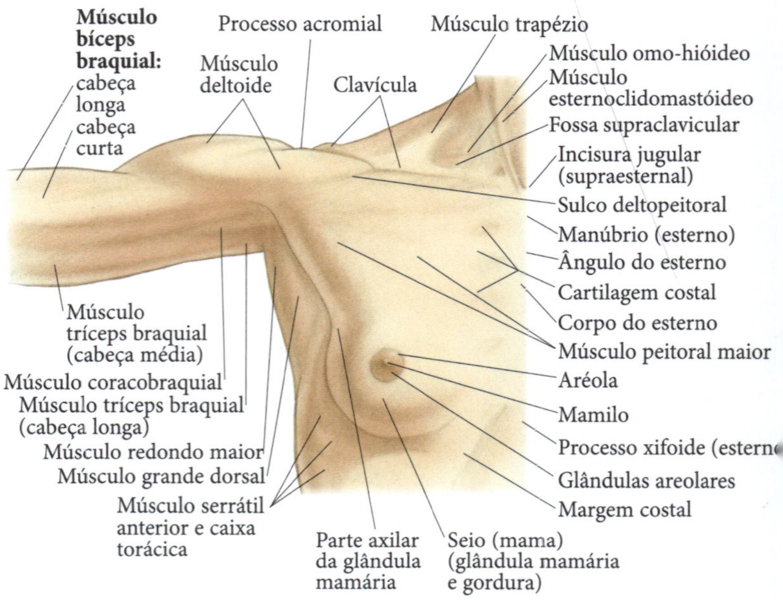

QUADRIL FEMININO

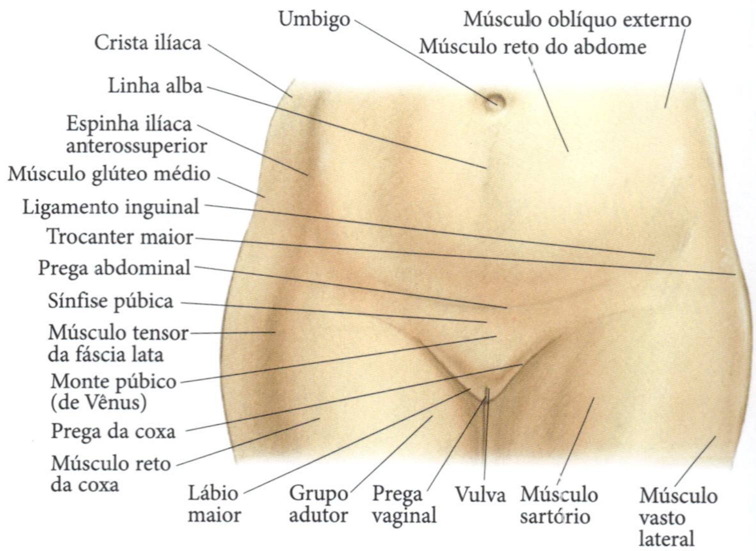

QUADRIL MASCULINO

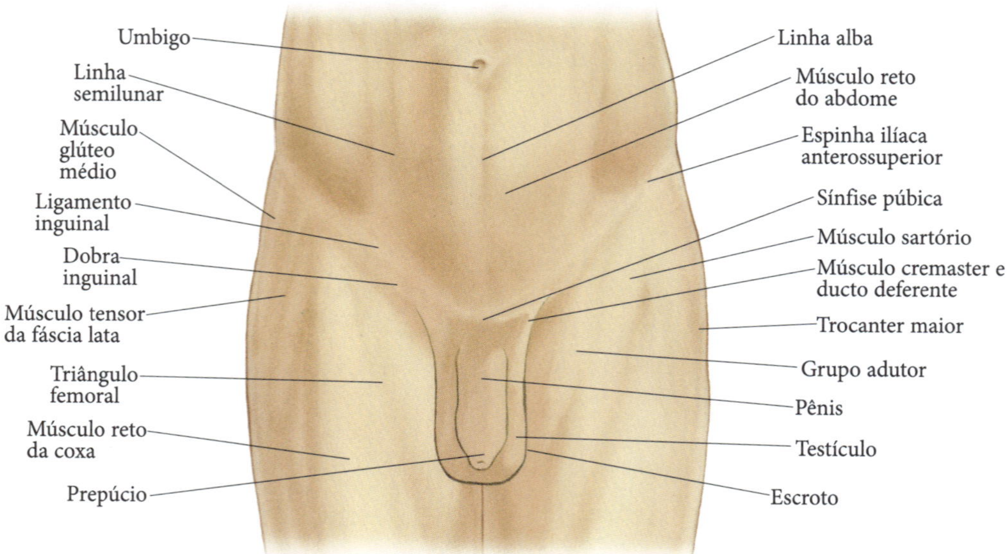

PÉ ESQUERDO

VISTA DORSAL

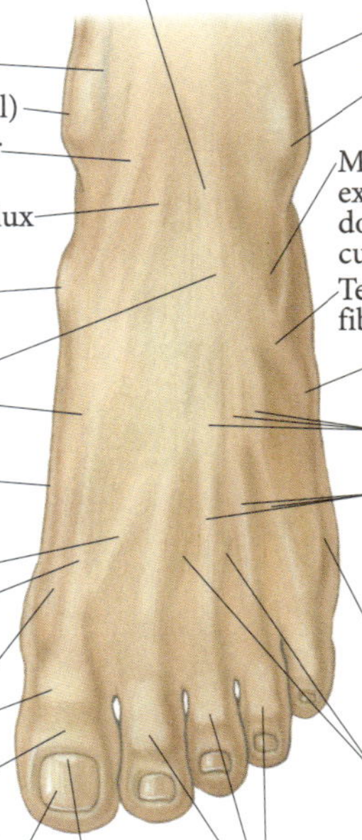

VISTA PLANTAR

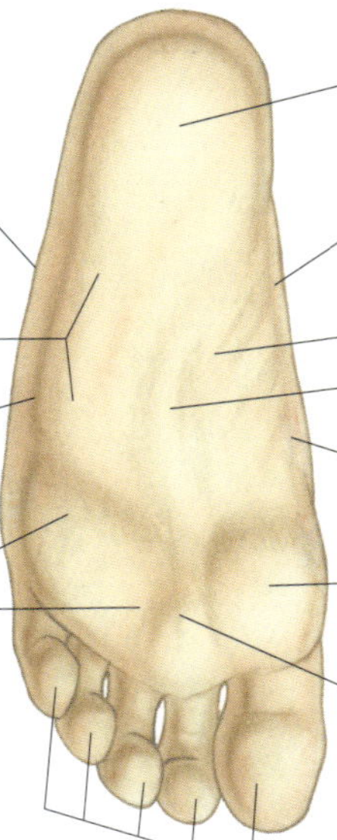

PERNA DIREITA

VISTA MÉDIA

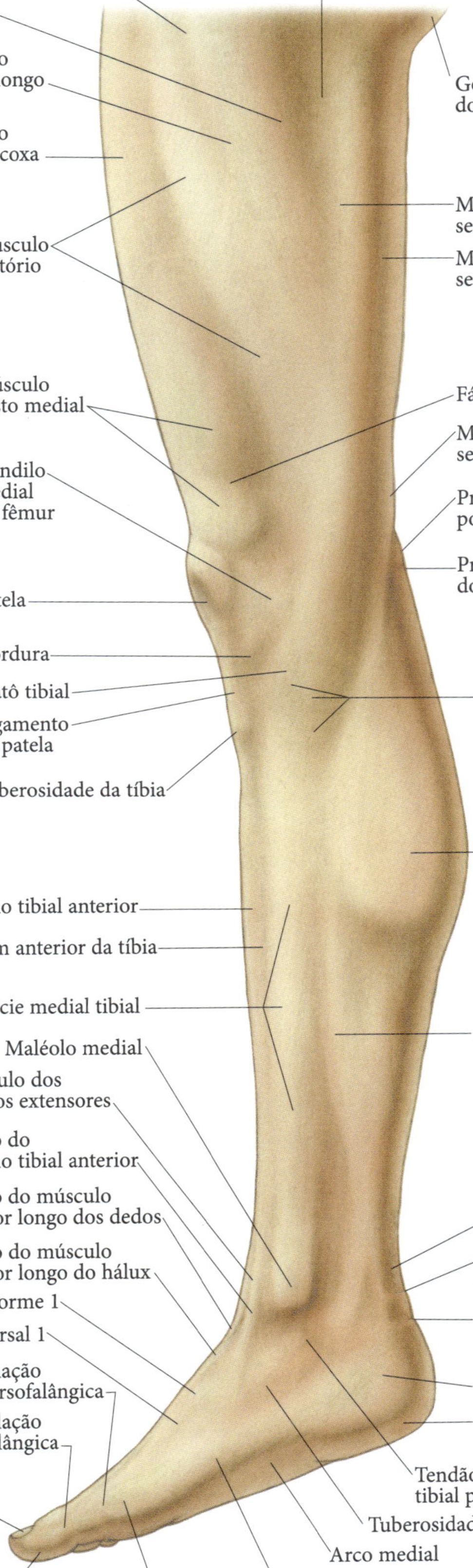

2 SISTEMA Esquelético

VISTA ANTERIOR

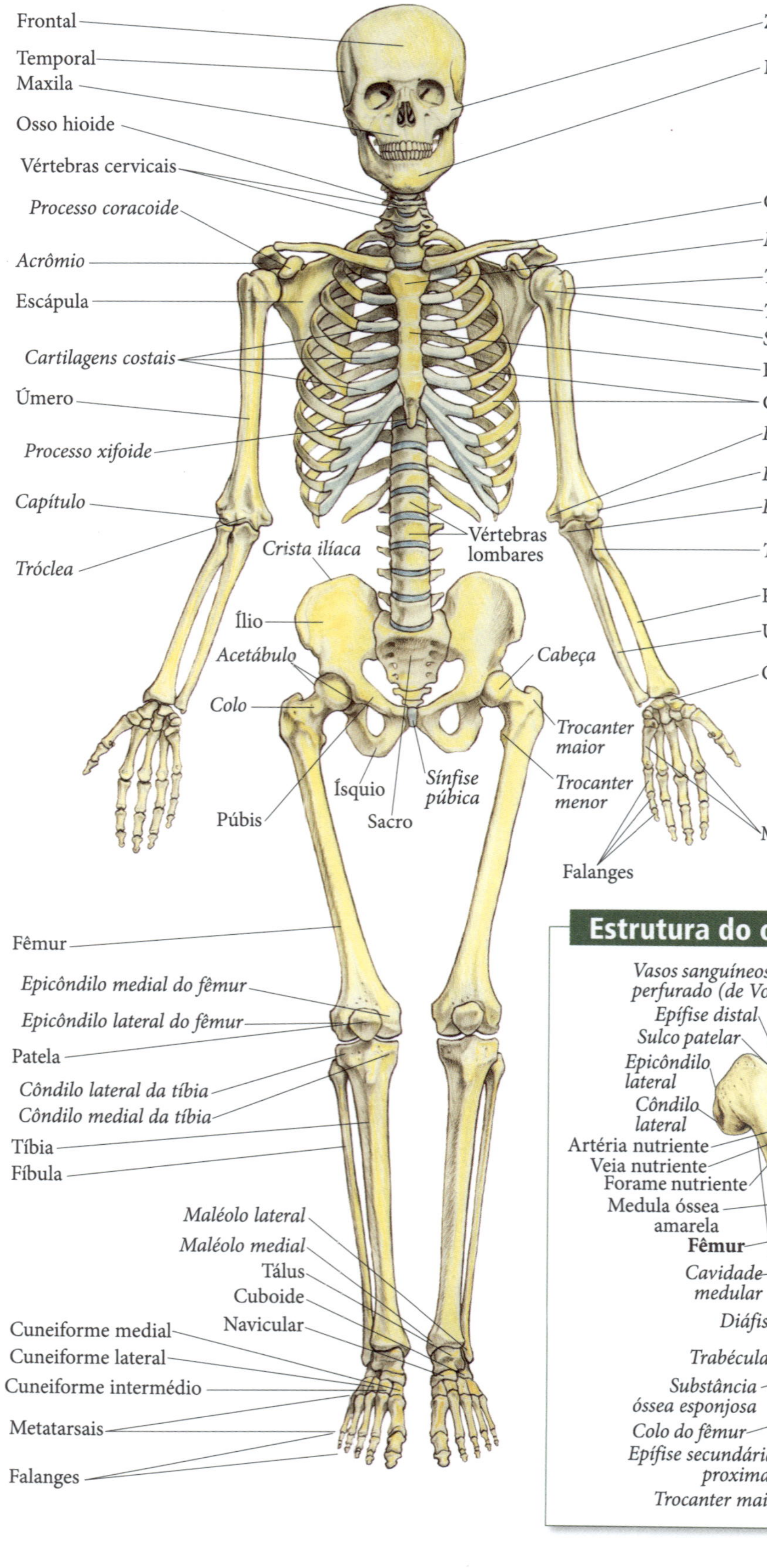

Estrutura do osso

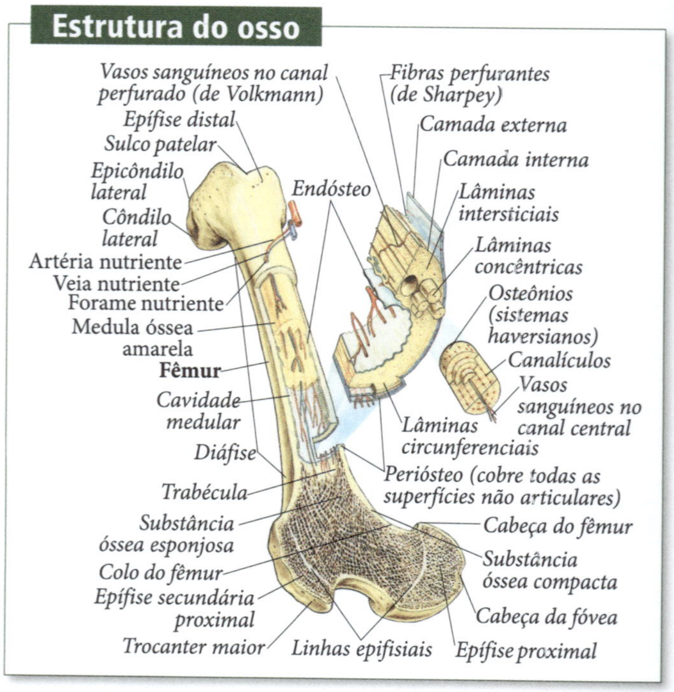

VISTA LATERAL

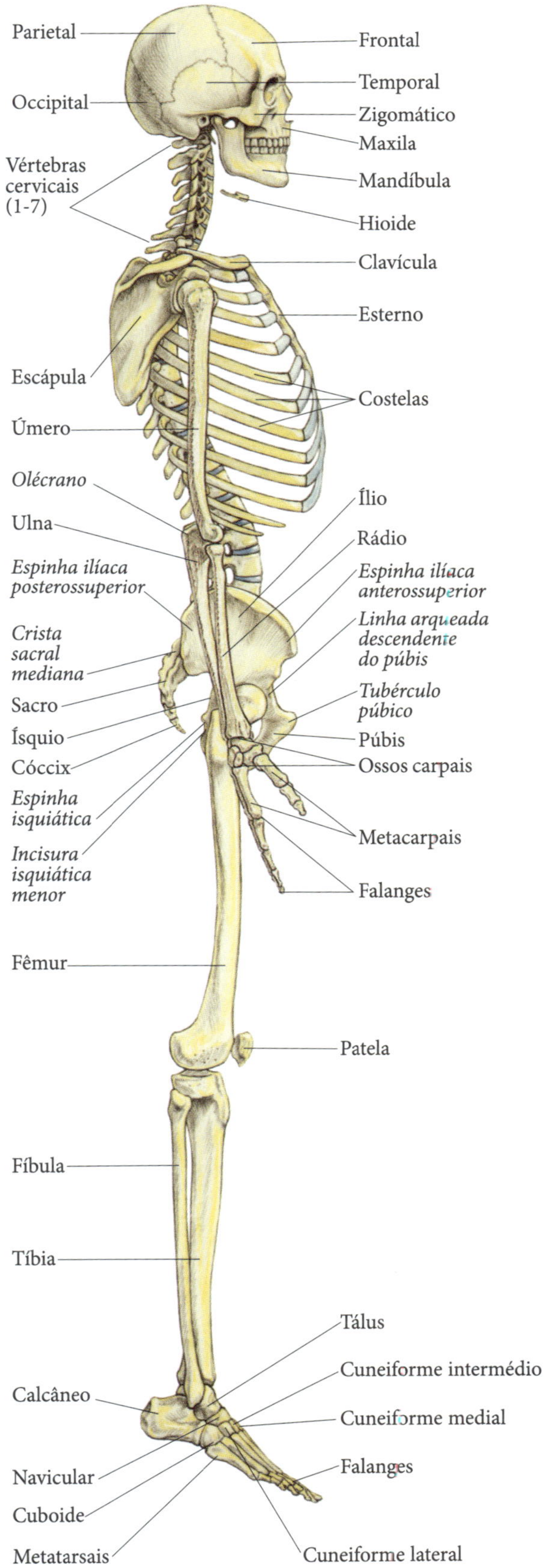

VISTA POSTERIOR

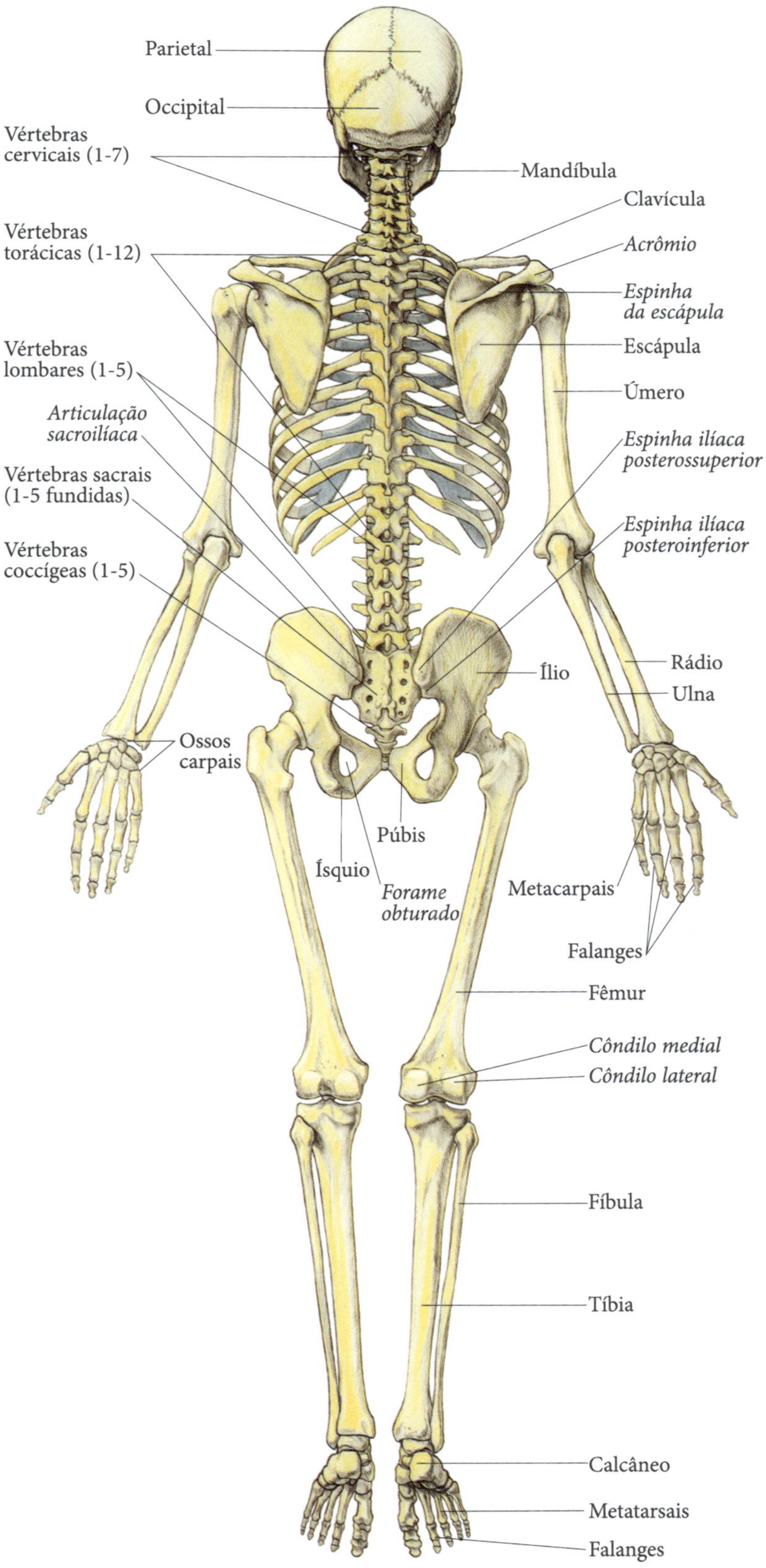

CRÂNIO

VISTA ANTERIOR

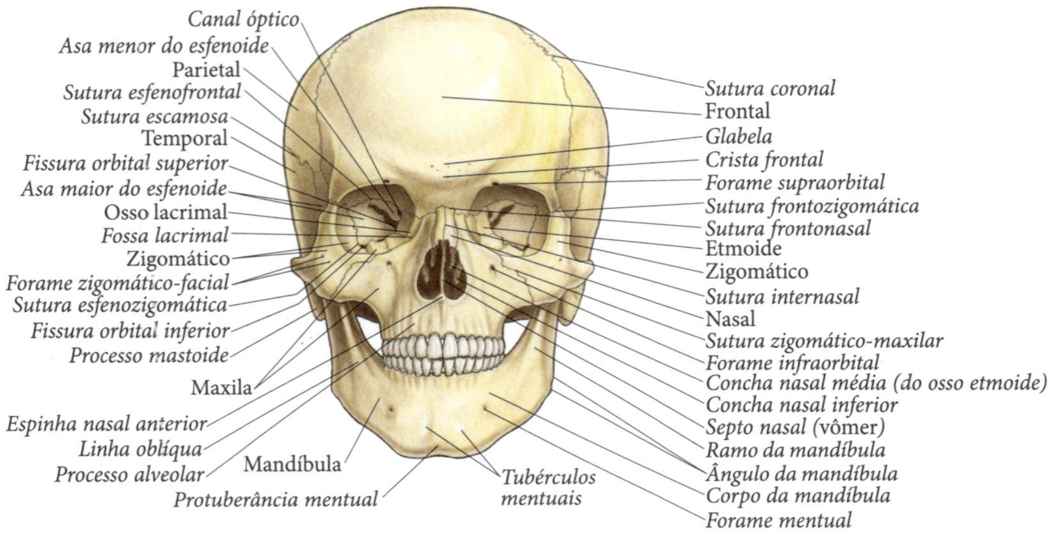

VISTA LATERAL

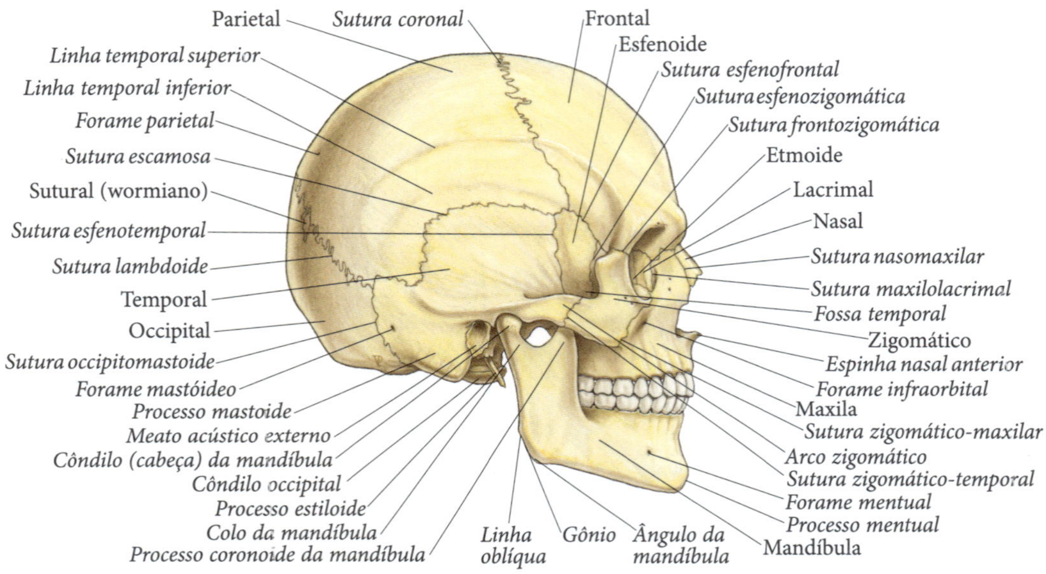

CORTE SAGITAL MEDIANO

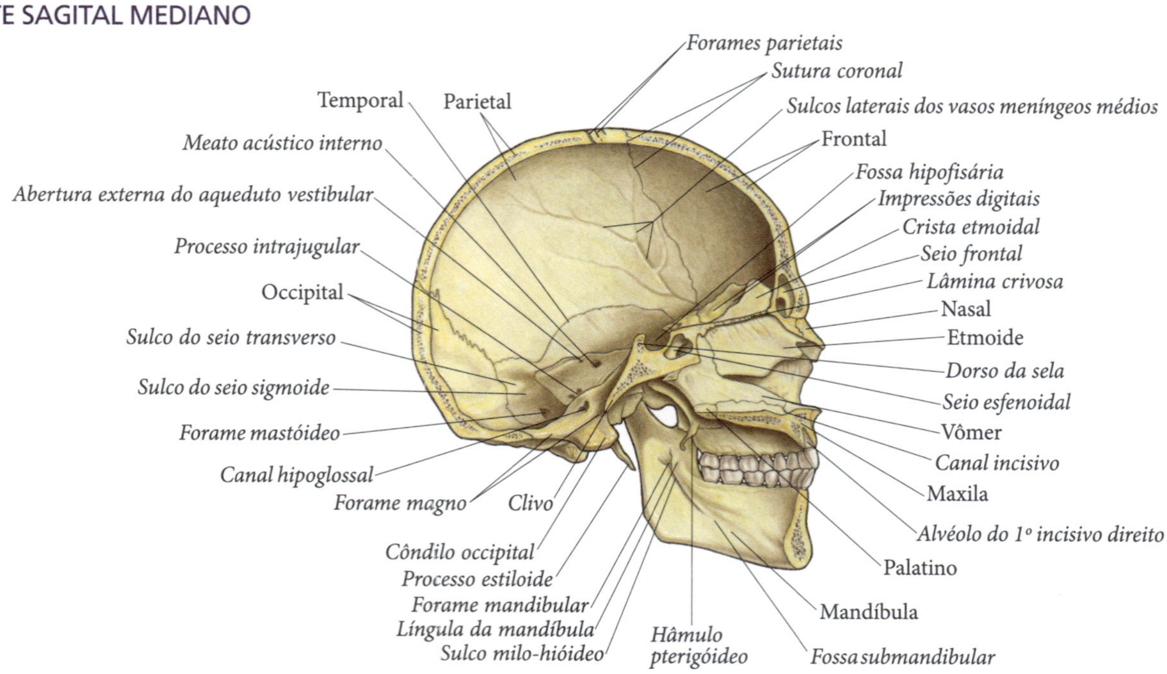

CRÂNIO

VISTA INFERIOR

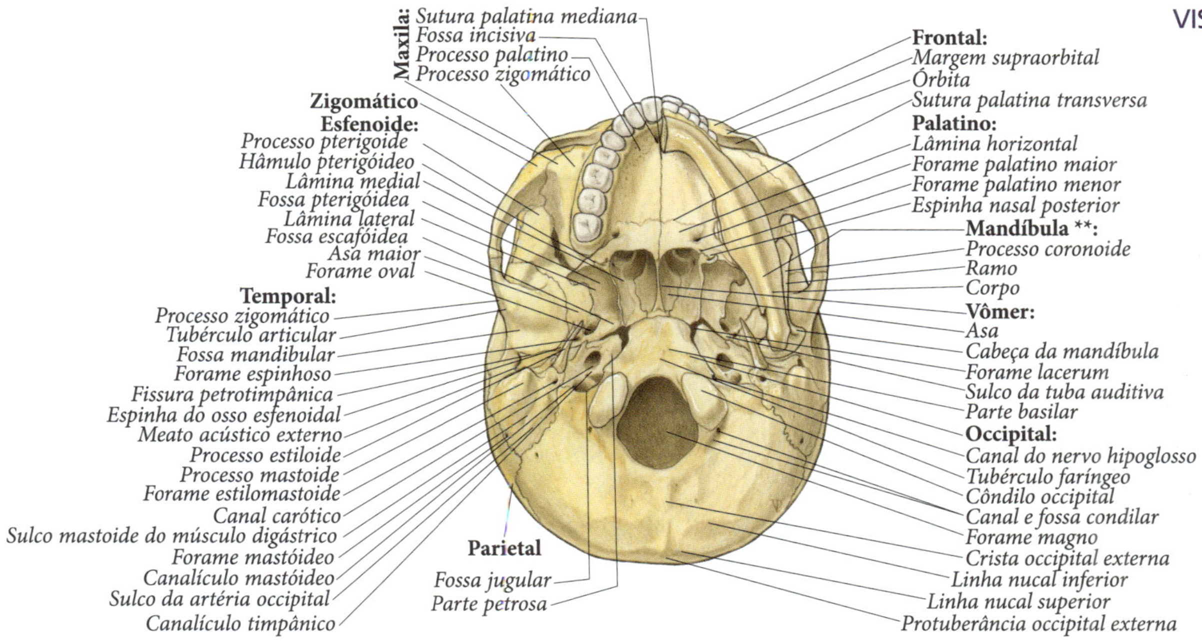

VISTA FRONTAL INTERNA

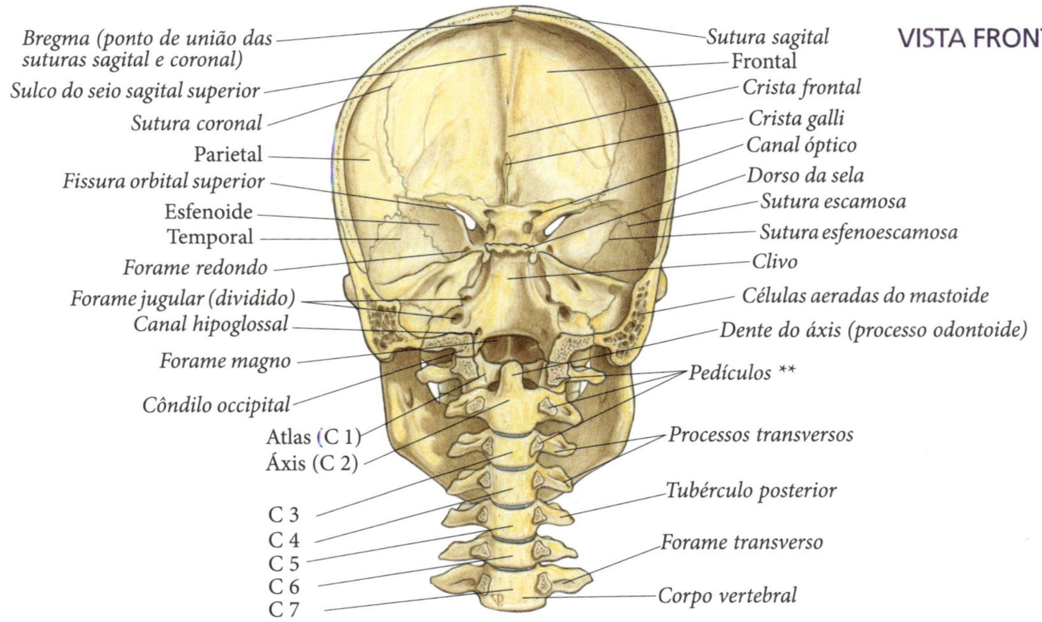

VISTA POSTERIOR INTERNA

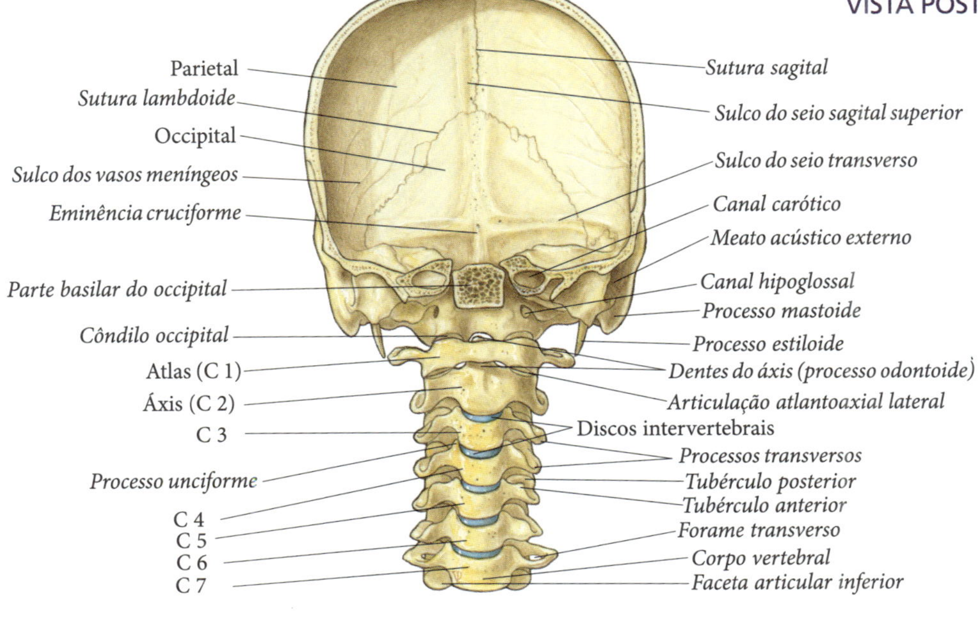

COLUNA VERTEBRAL

VISTA ANTERIOR

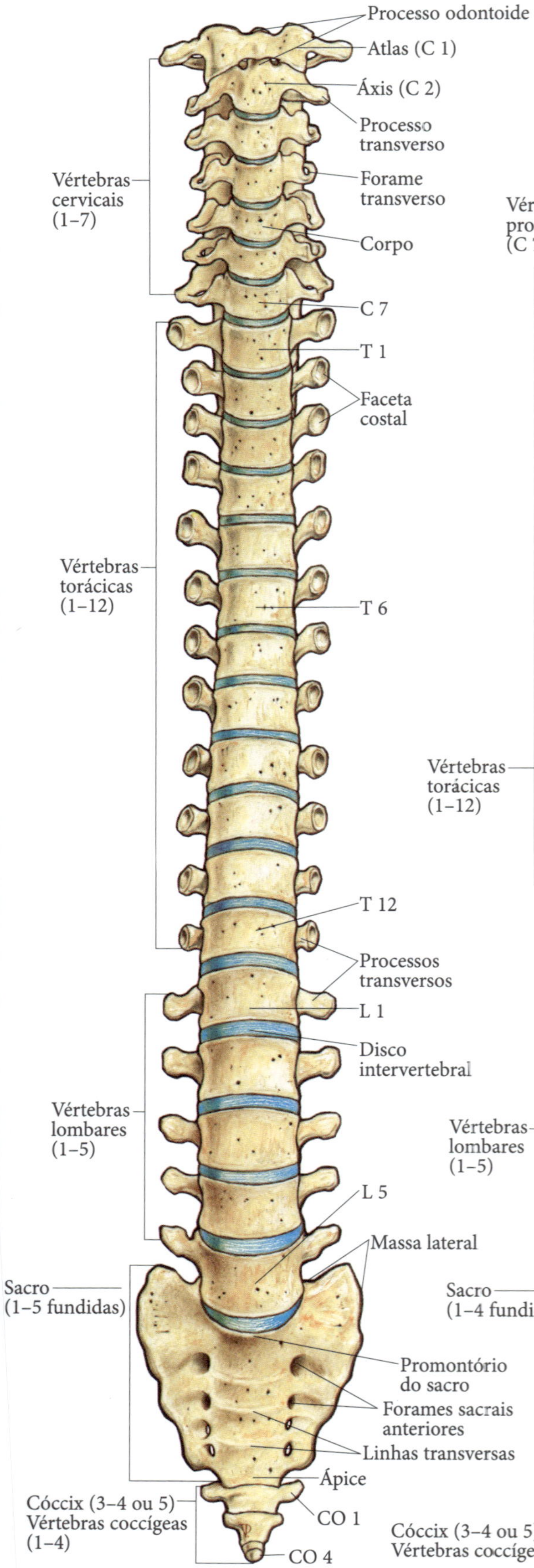

VISTA LATERAL

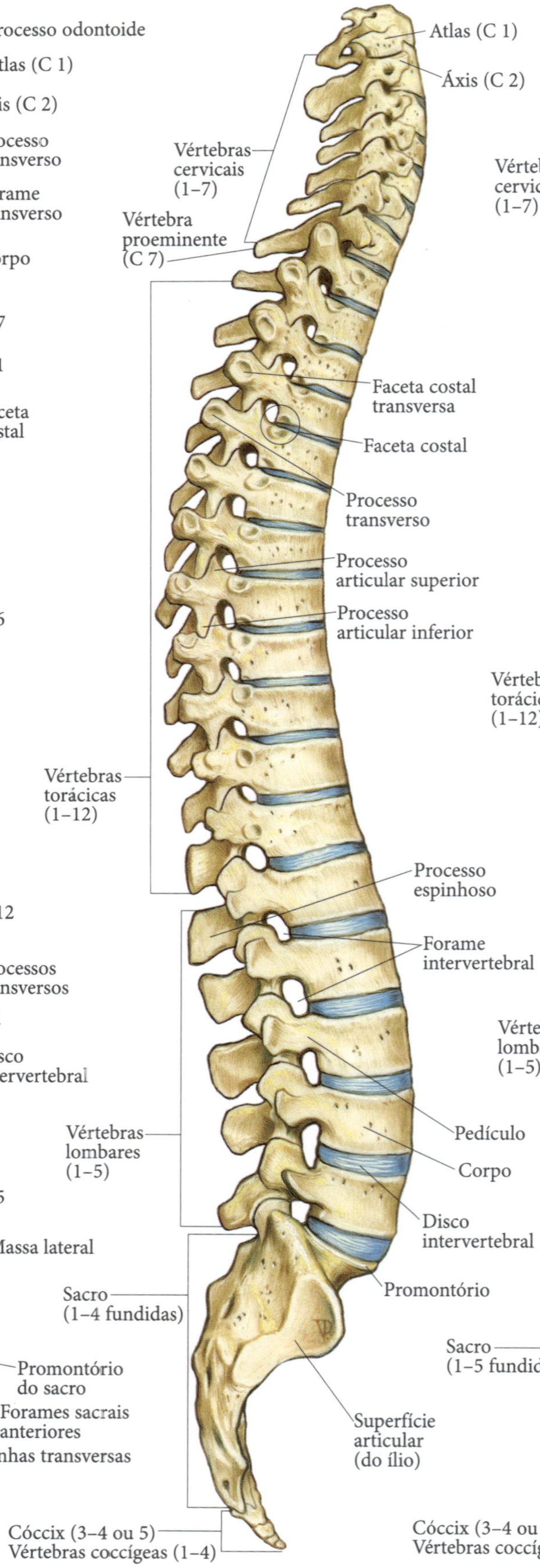

VISTA POSTERIOR

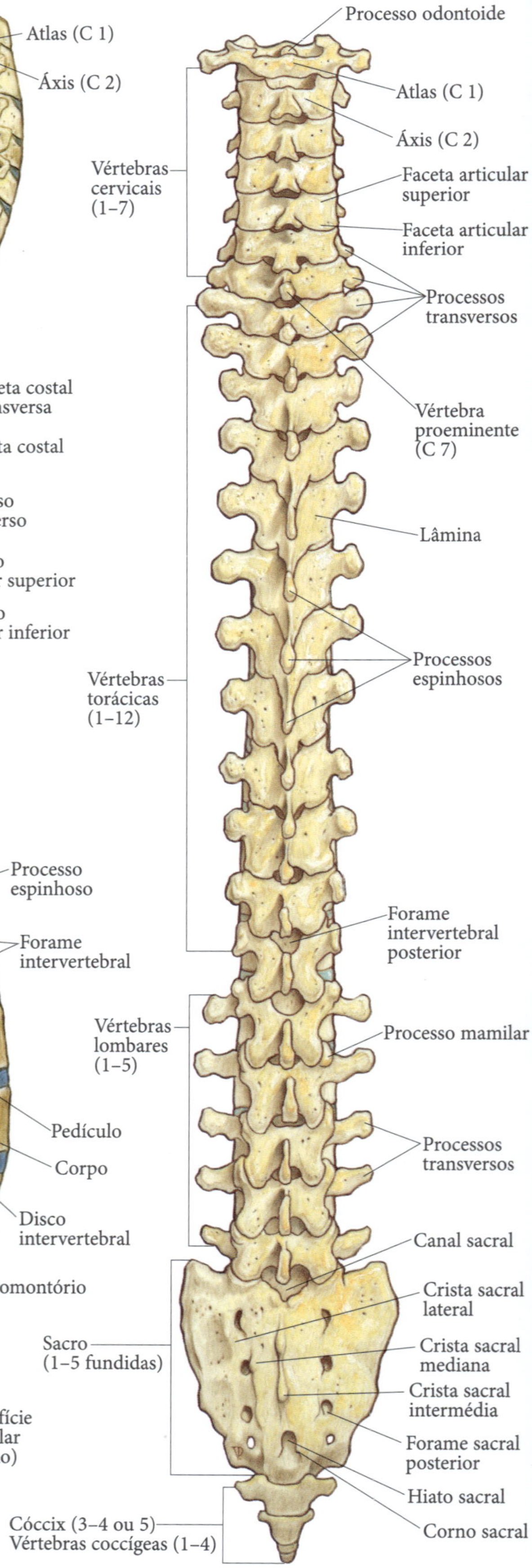

VÉRTEBRAS CERVICAIS

VISTA POSTERIOR

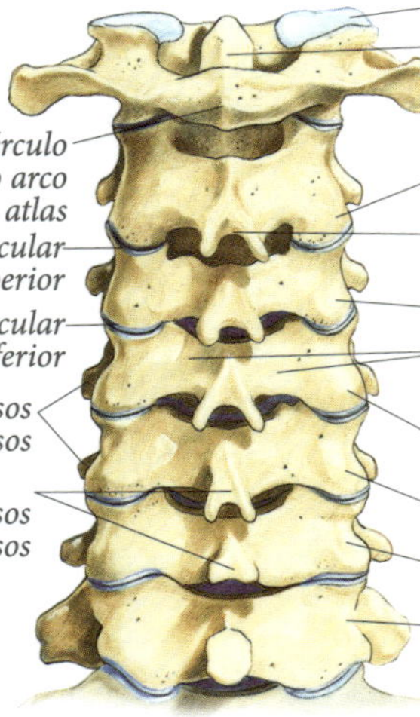

VÉRTEBRA CERVICAL 5

VISTA SUPERIOR

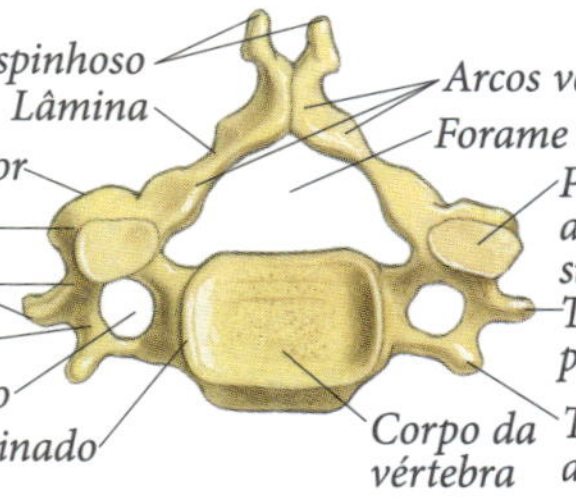

VÉRTEBRA TORÁCICA 6

VISTA SUPERIOR

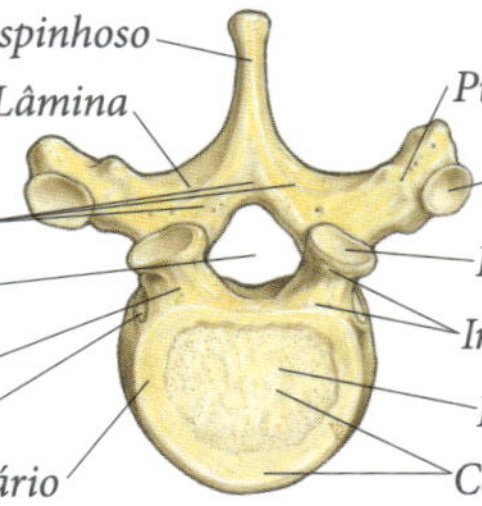

VÉRTEBRAS LOMBARES

VISTA POSTERIOR

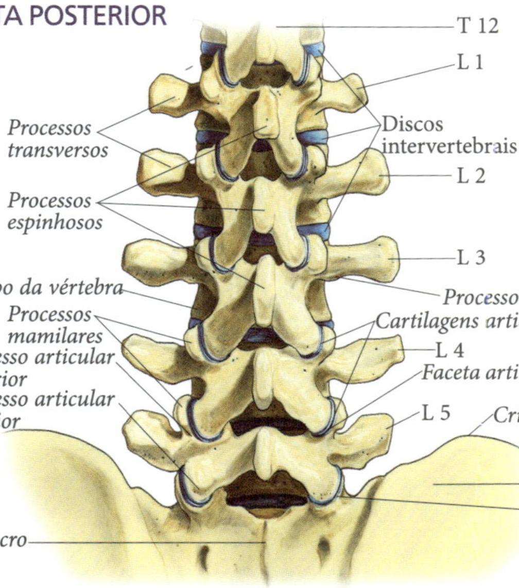

VÉRTEBRA LOMBAR 2

VISTA SUPERIOR

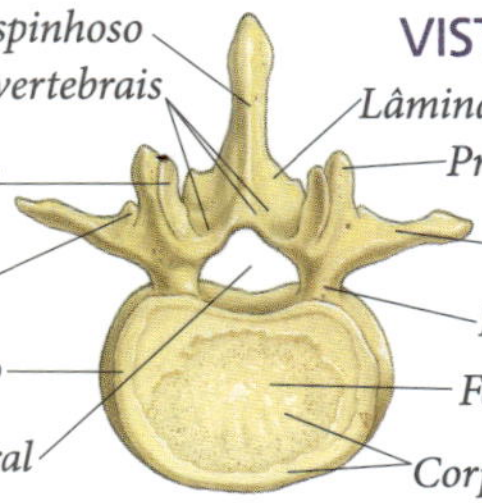

VÉRTEBRA TORÁCICA 6

VISTA LATERAL

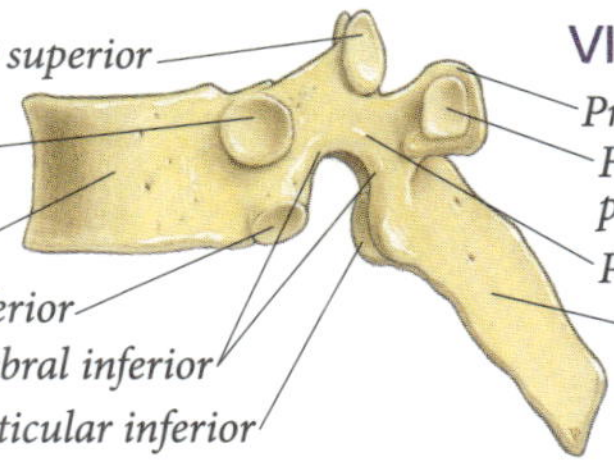

Osso hioide

VISTA SUPERIOR

VISTA ANTERIOR

VISTA LATERAL

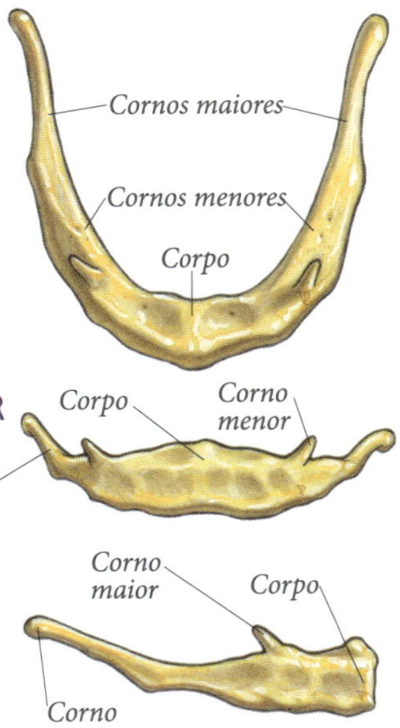

Clavícula

VISTA SUPERIOR

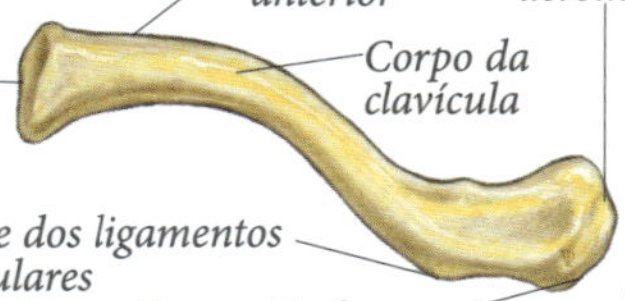

VISTA INFERIOR

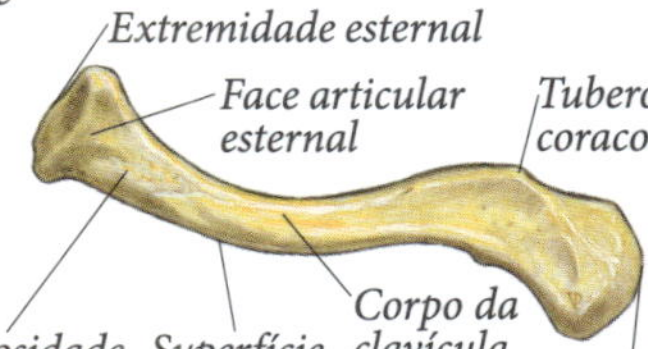

Clavícula posicionada

VISTA ANTERIOR

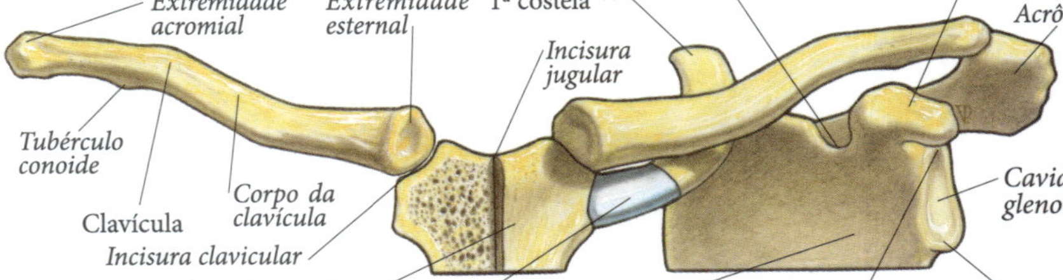

TÓRAX

VISTA ANTERIOR

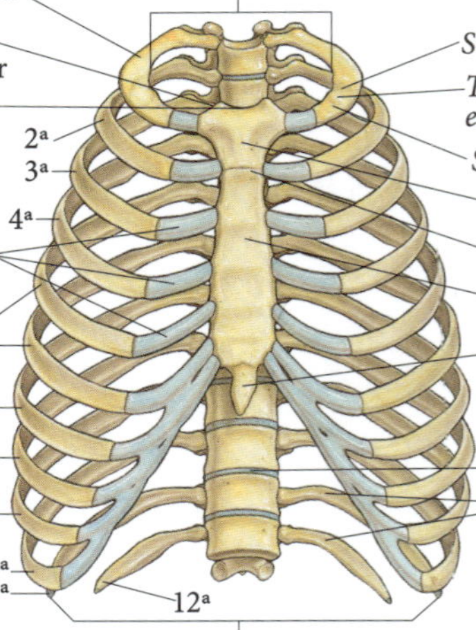

VISTA POSTERIOR

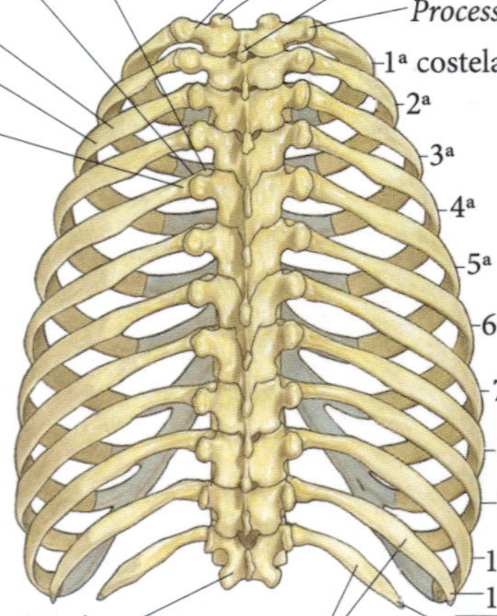

COTOVELO

VISTA ANTERIOR

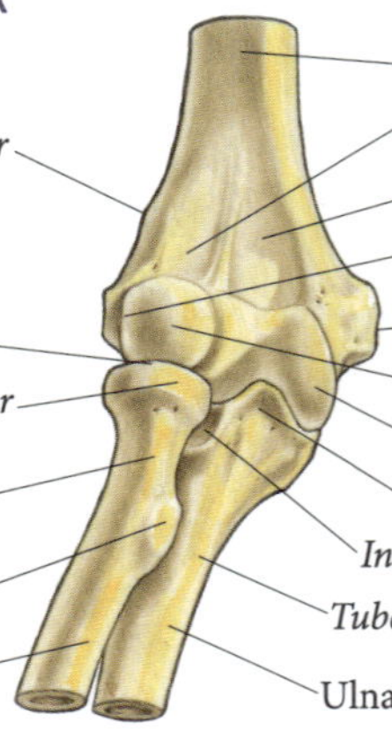

VISTA POSTERIOR

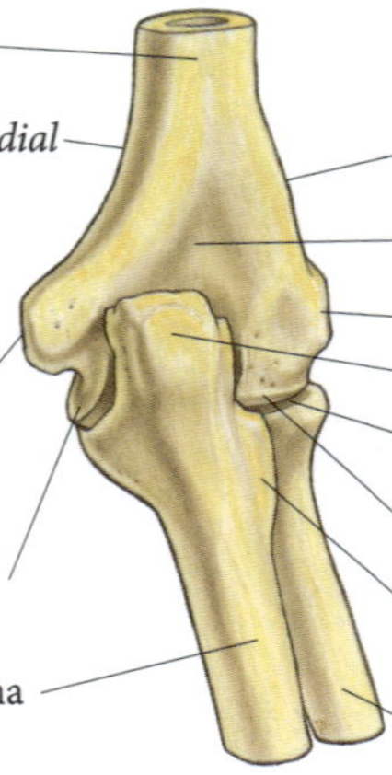

QUADRIL ESQUERDO

VISTA POSTERIOR

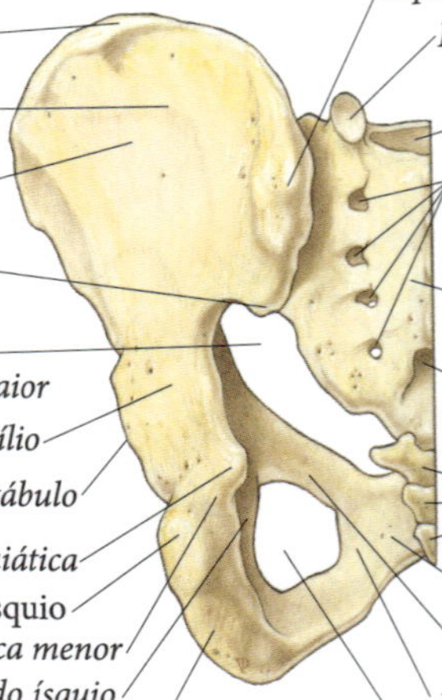

VISTA ANTERIOR

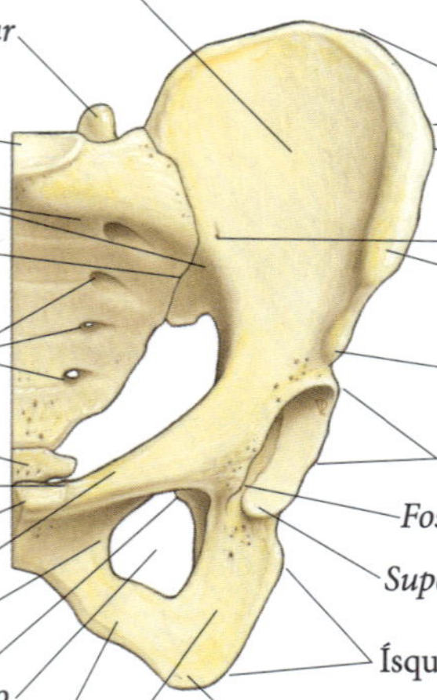

JOELHO DIREITO

VISTA ANTERIOR

VISTA POSTERIOR

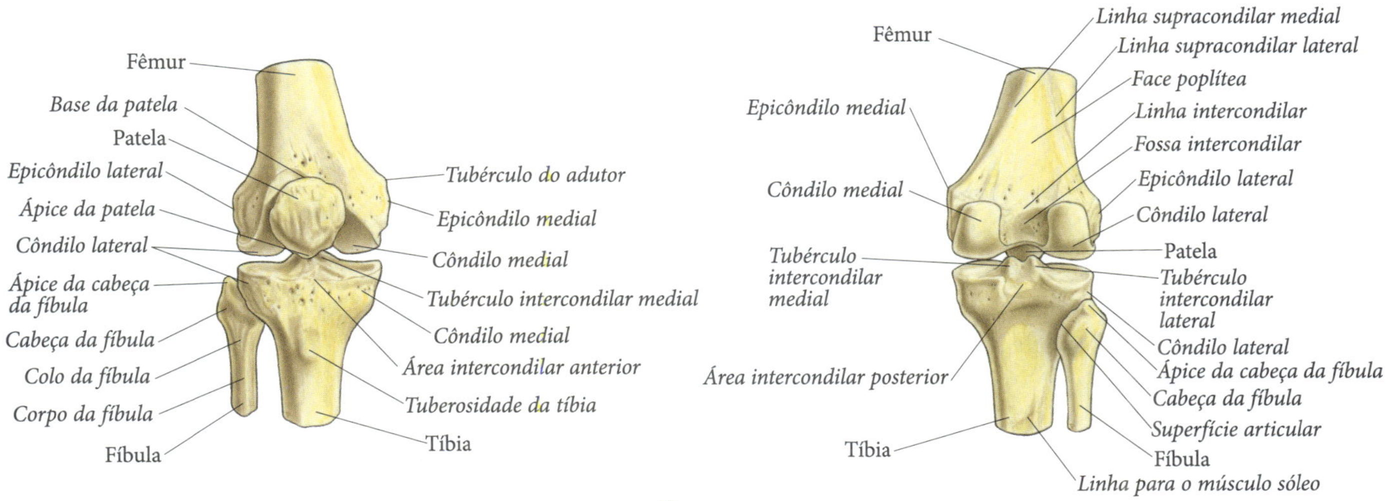

MÃO DIREITA

VISTA DORSAL

VISTA PALMAR

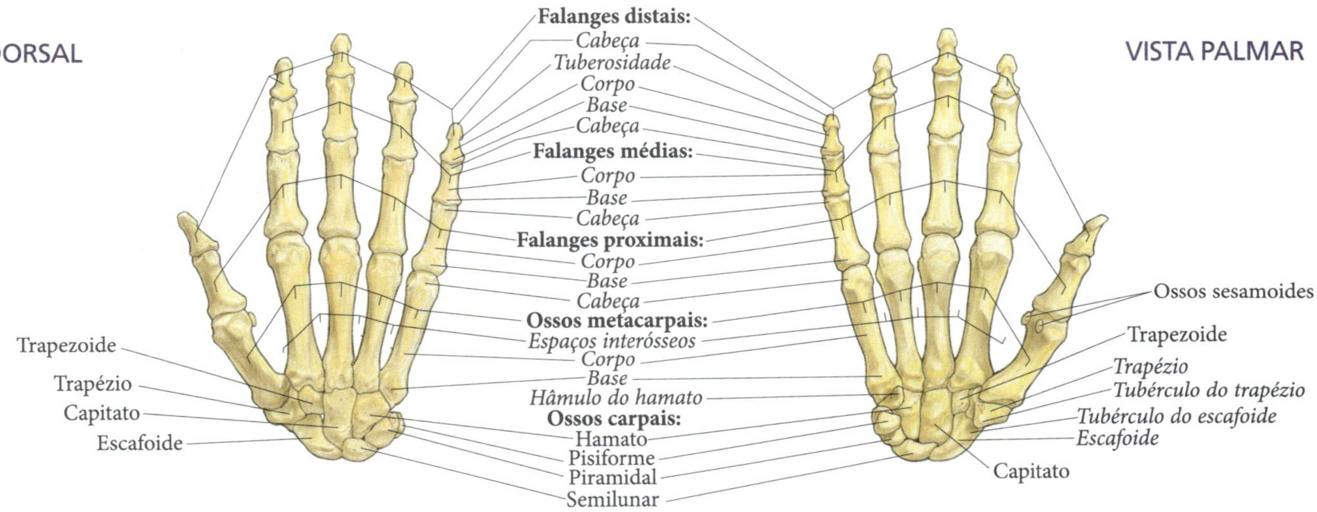

PÉ

VISTA DORSAL

VISTA PLANTAR

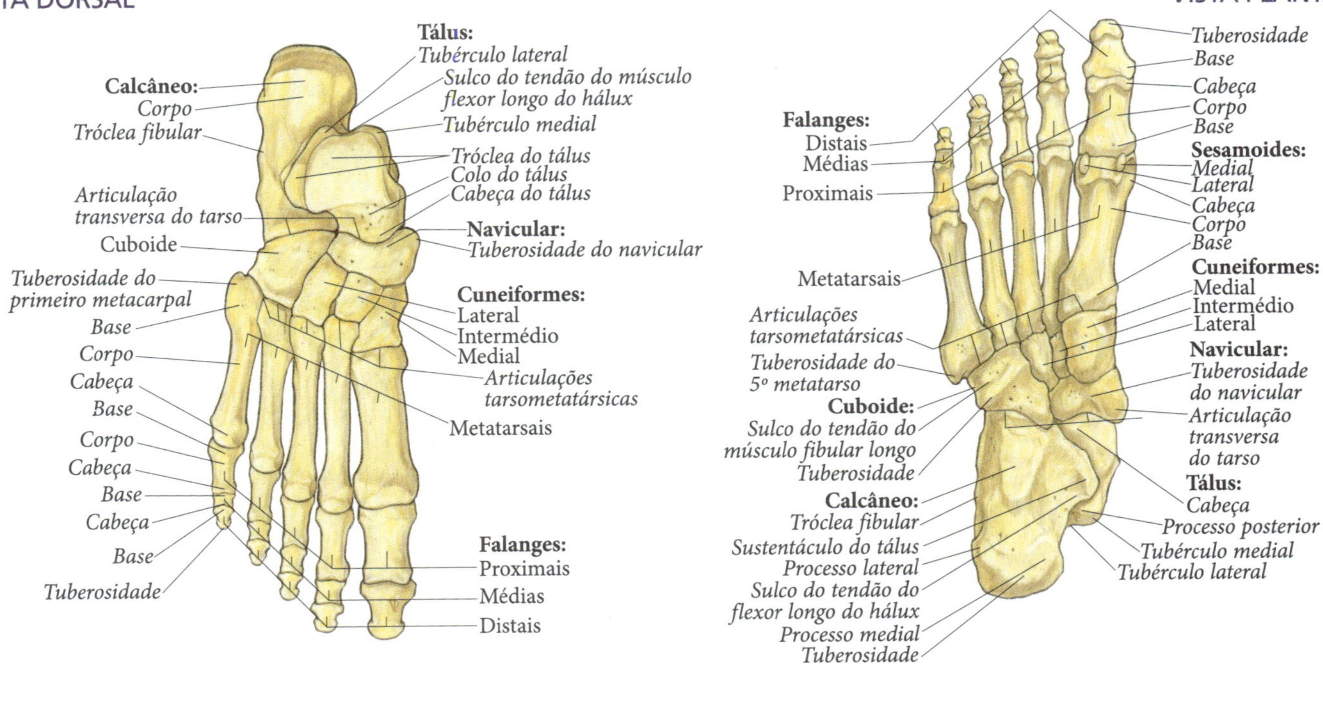

3 ARTICULAÇÕES & Ligamentos

COLUNA VERTEBRAL

VISTA LATERAL

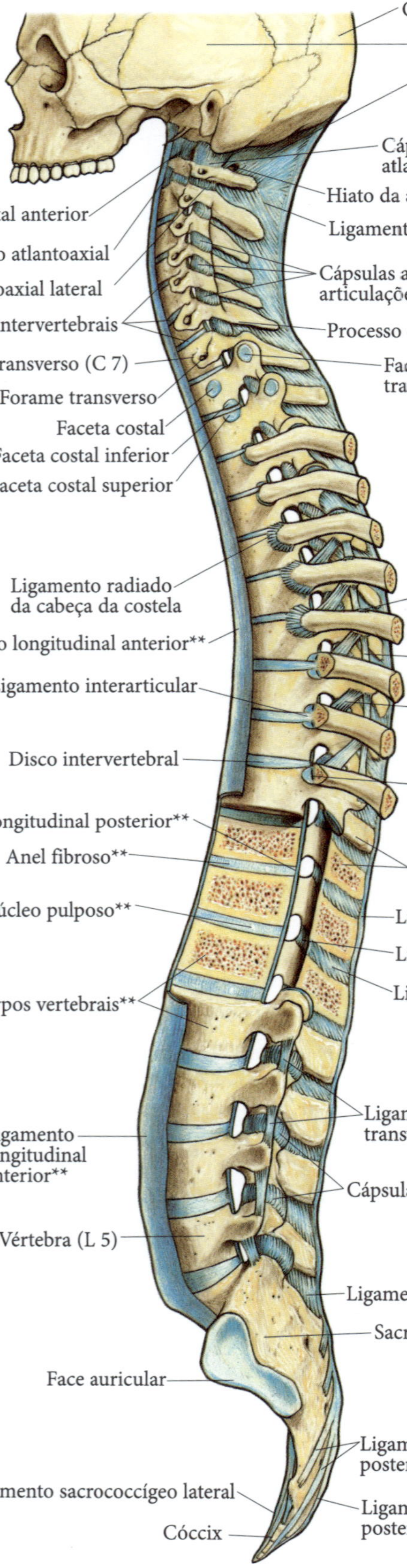

Temporomandibular e hioide

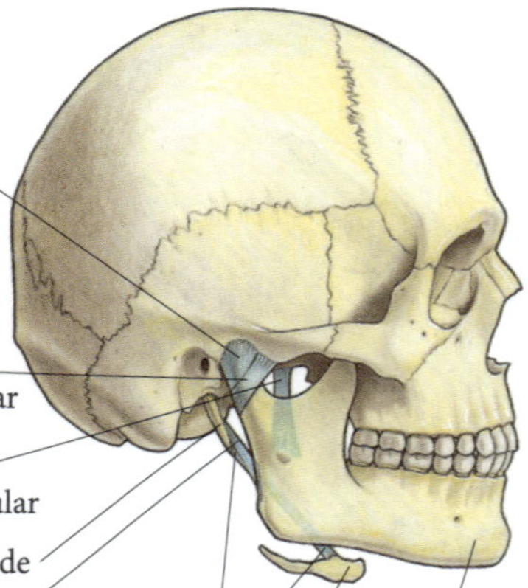

Articulação temporomandibular

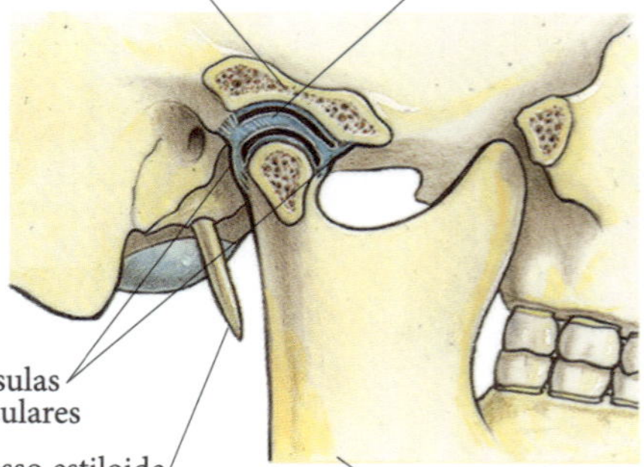

ARTICULAÇÃO CRANIOCERVICAL

VISTA POSTERIOR

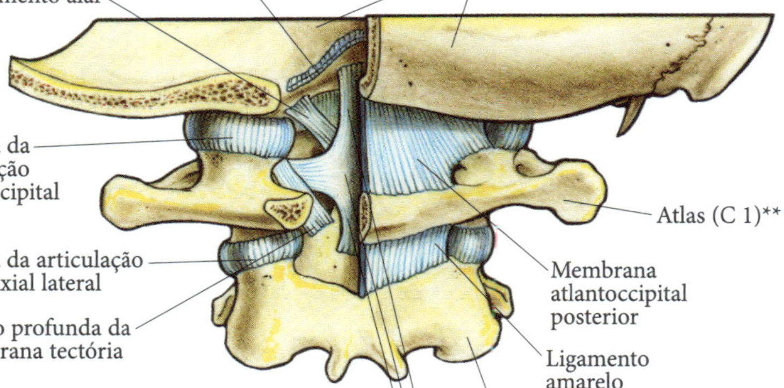

COLUNA VERTEBRAL LOMBAR

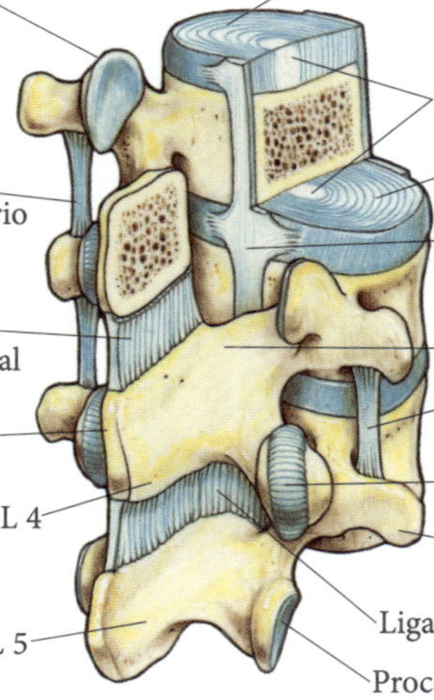

ESTERNOCLAVICULAR E OMBRO

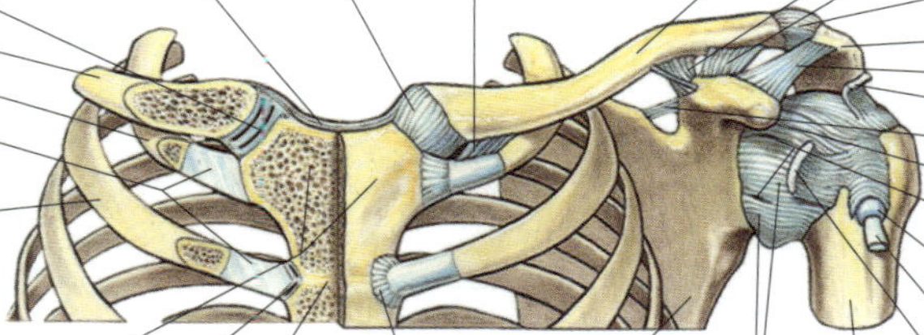

Pelve

VISTA POSTERIOR

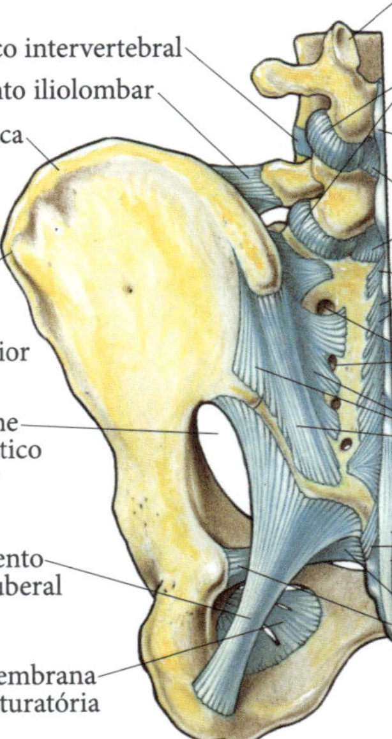

VISTA ANTEROSSUPERIOR

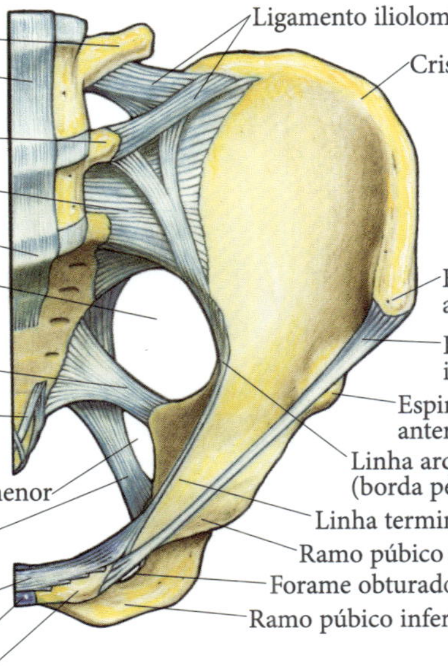

QUADRIL

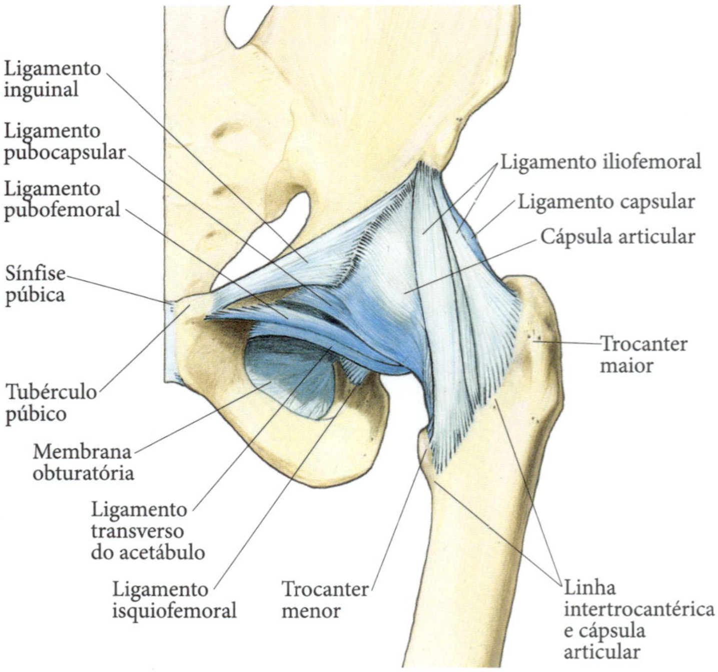

QUADRIL ABERTO

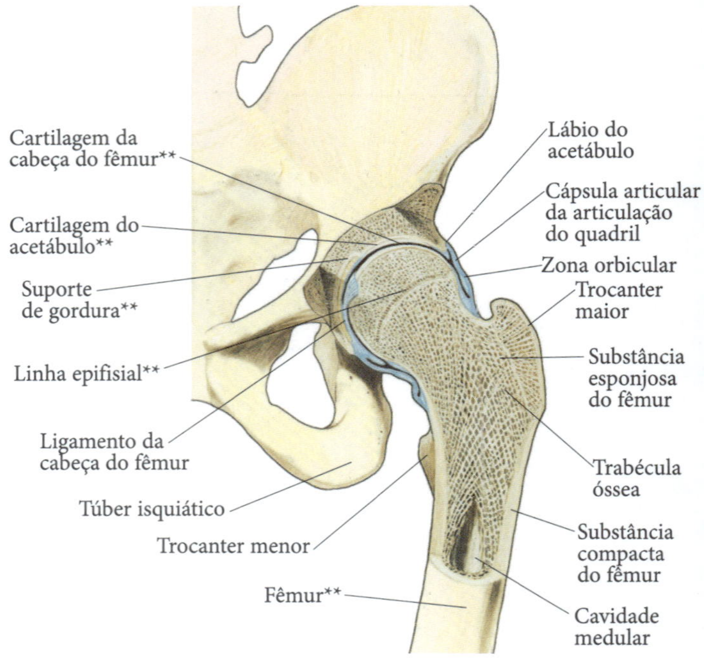

JOELHO

VISTA POSTERIOR

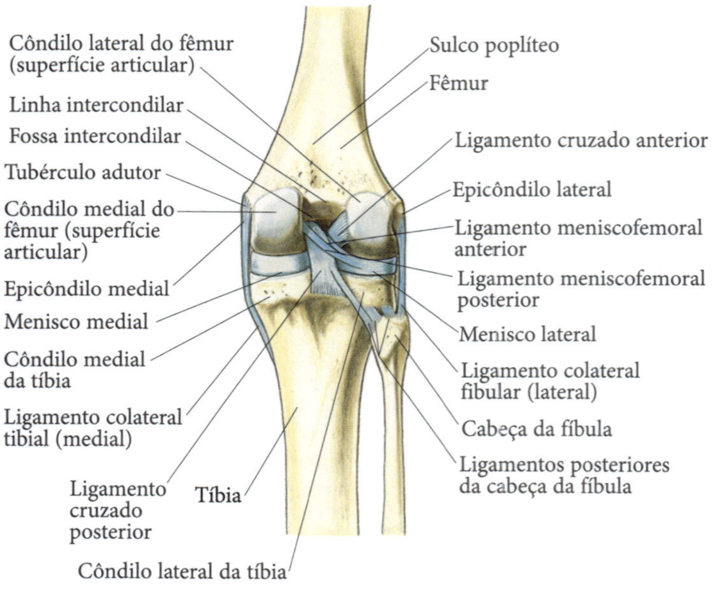

VISTA ANTERIOR

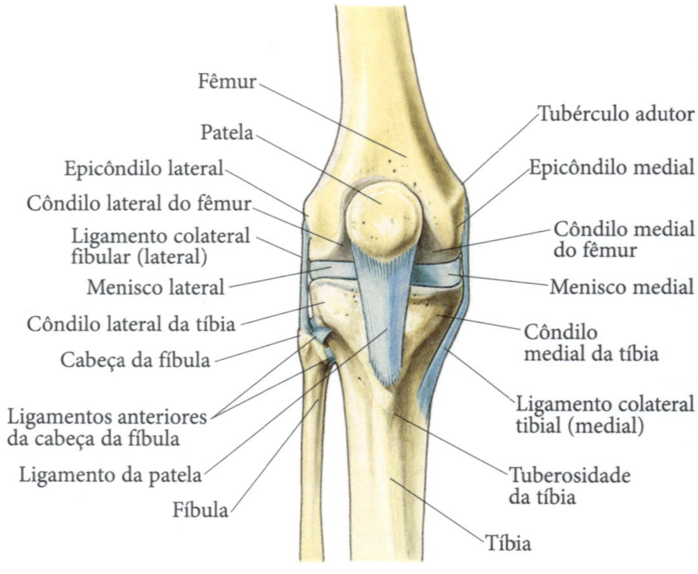

COTOVELO

VISTA LATERAL

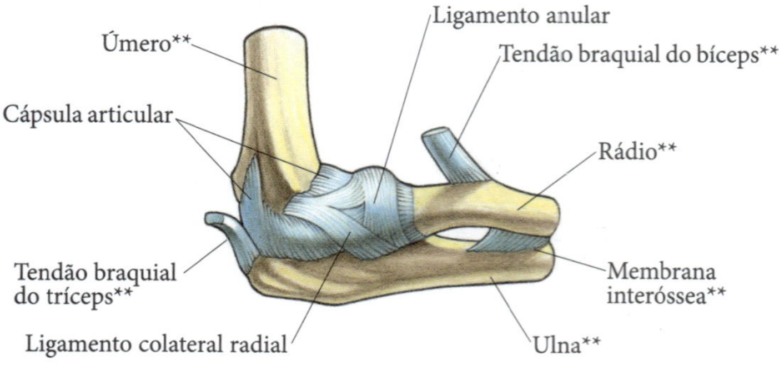

VISTA ANTERIOR

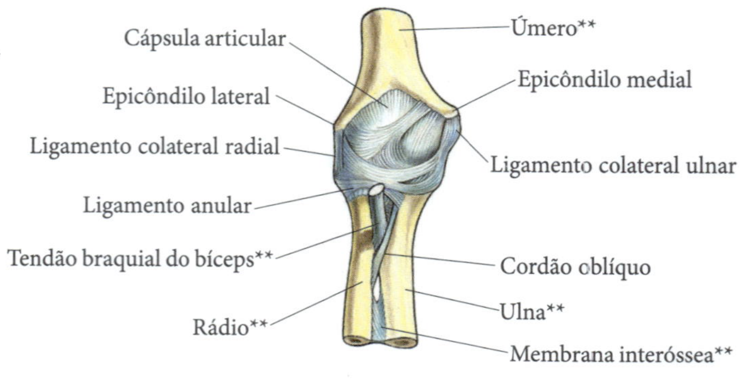

MÃO

VISTA PALMAR

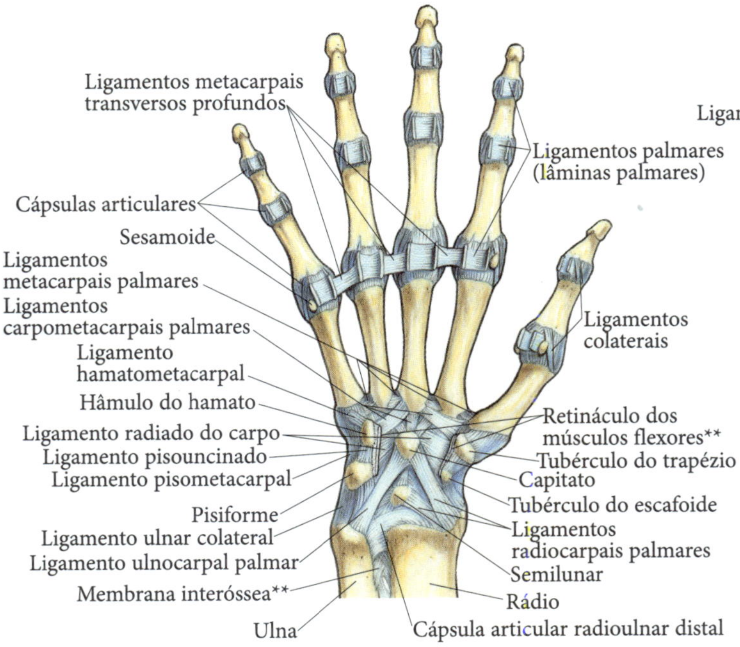

PÉ DIREITO

VISTA PLANTAR

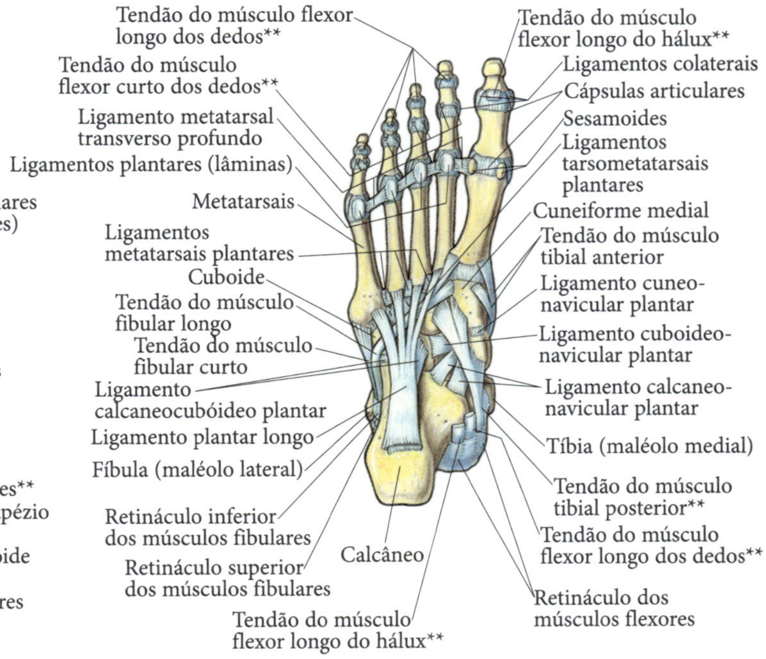

VISTA LATERAL

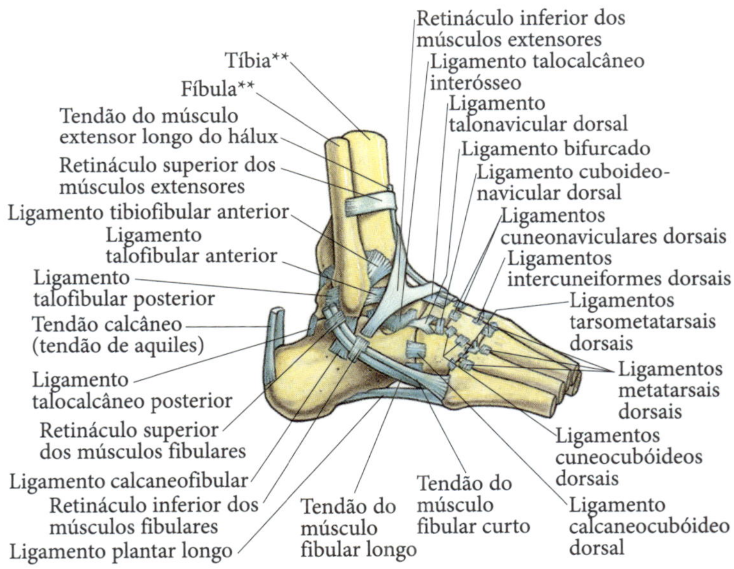

PUNHO

VISTA DORSAL

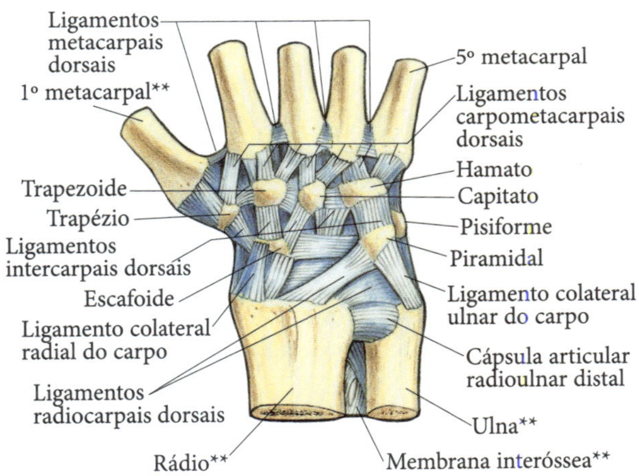

Dedo

VISTA MEDIAL

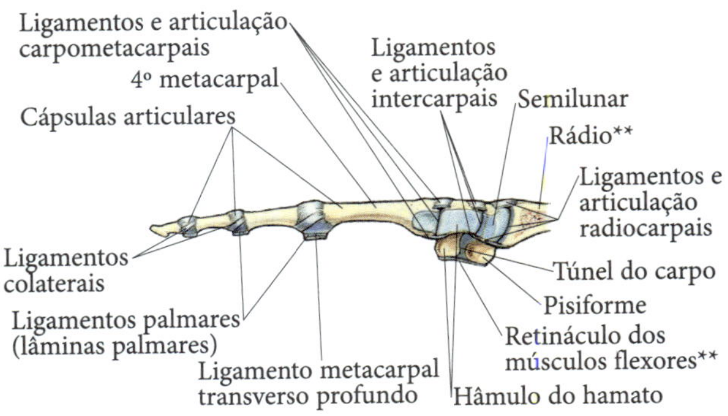

VISTA MEDIAL

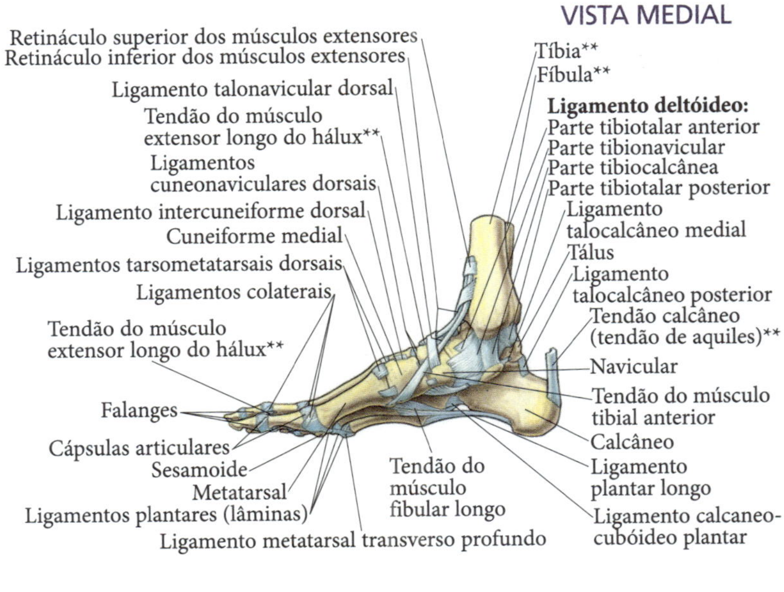

4 SISTEMA Muscular

VISTA ANTERIOR

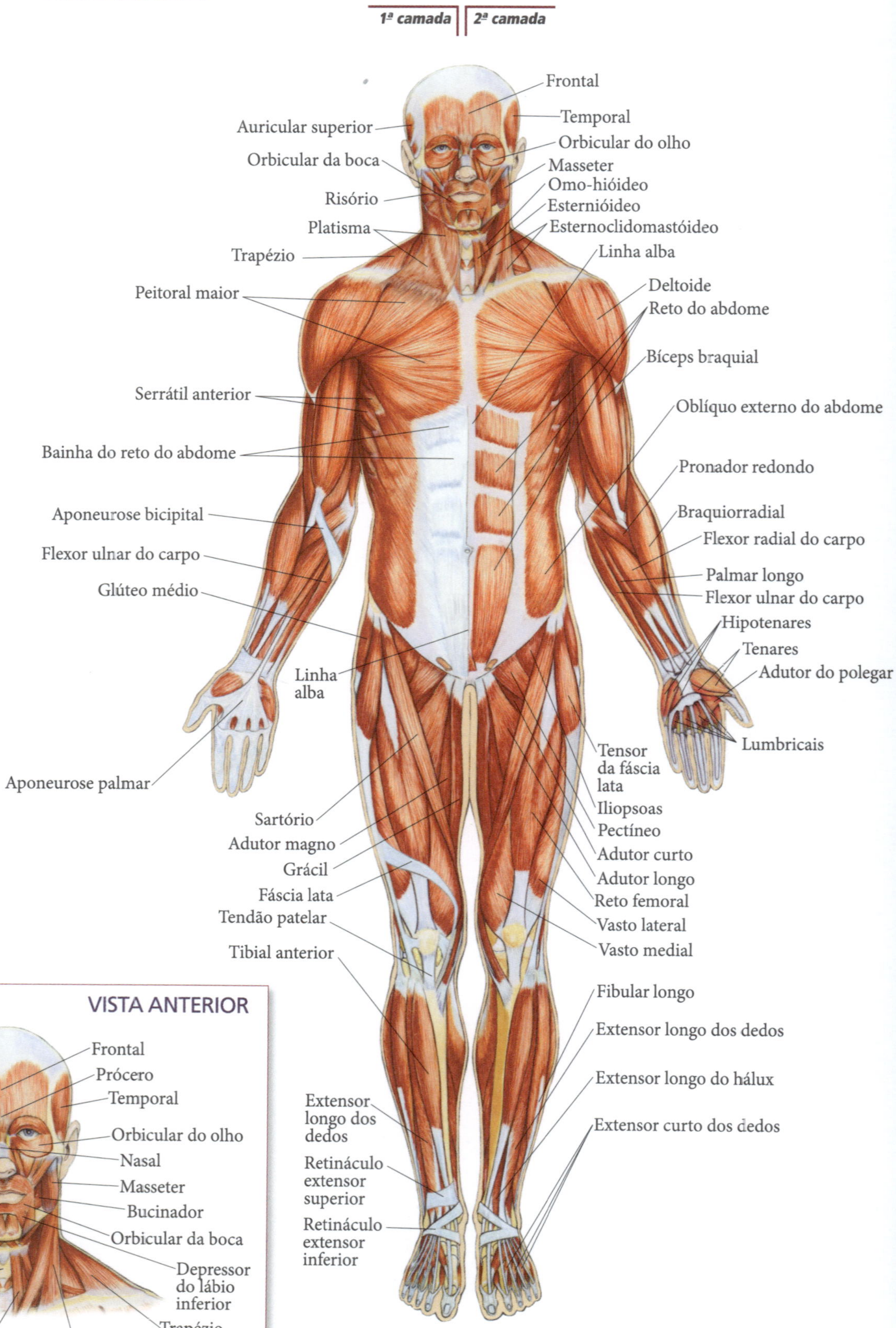

Cabeça

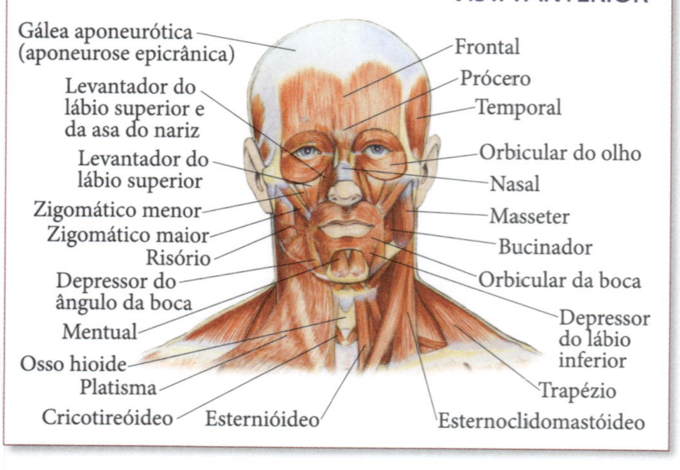

VISTA ANTERIOR

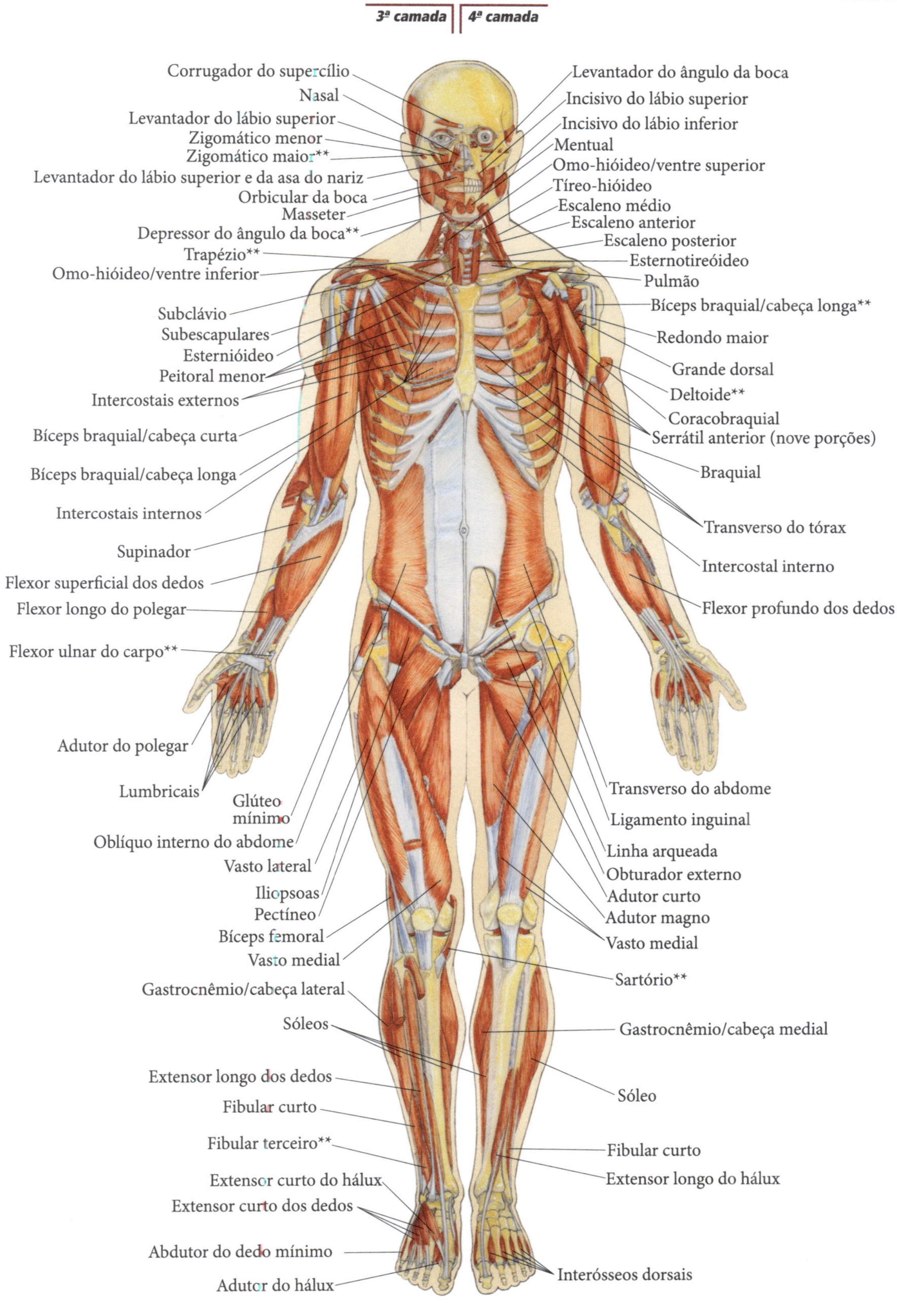

SISTEMA MUSCULAR

VISTA POSTERIOR

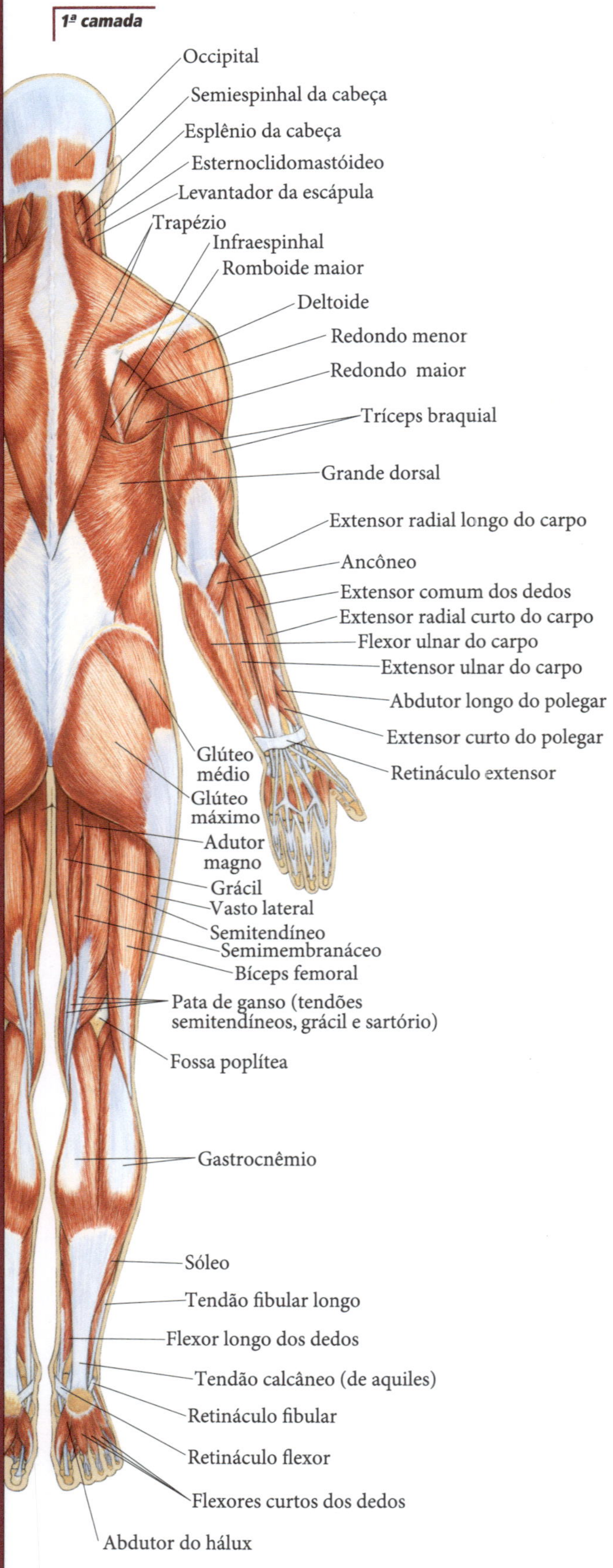

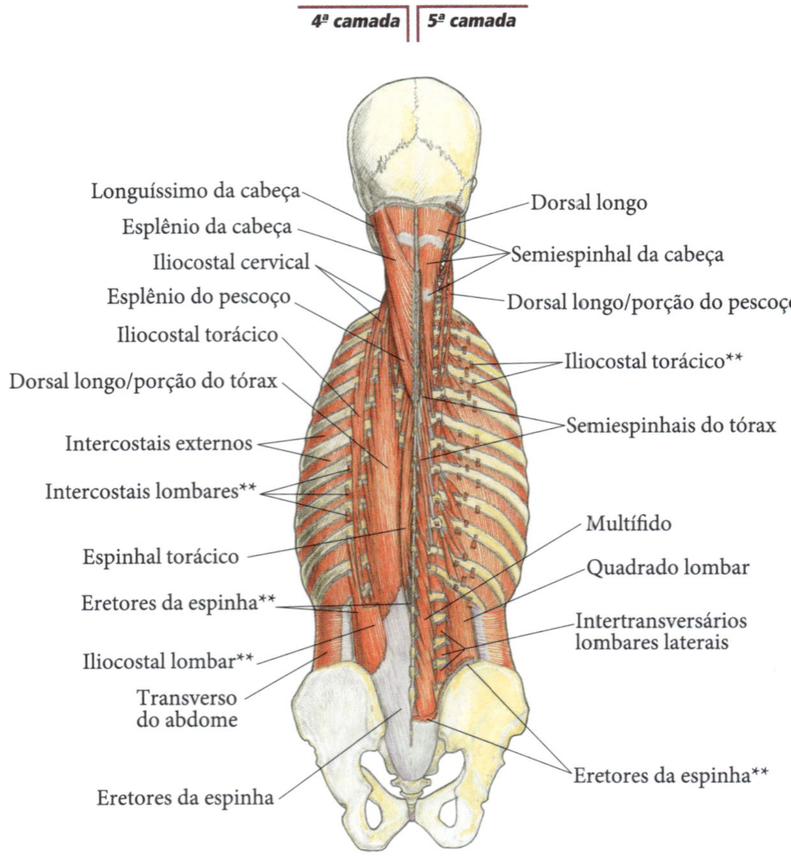

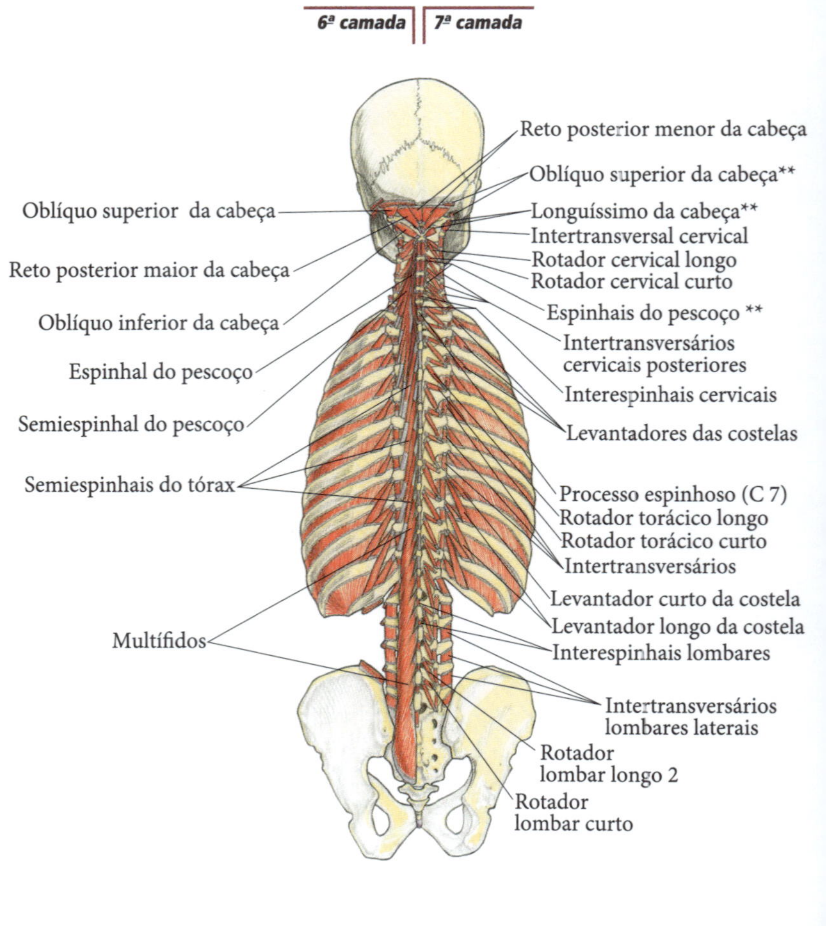

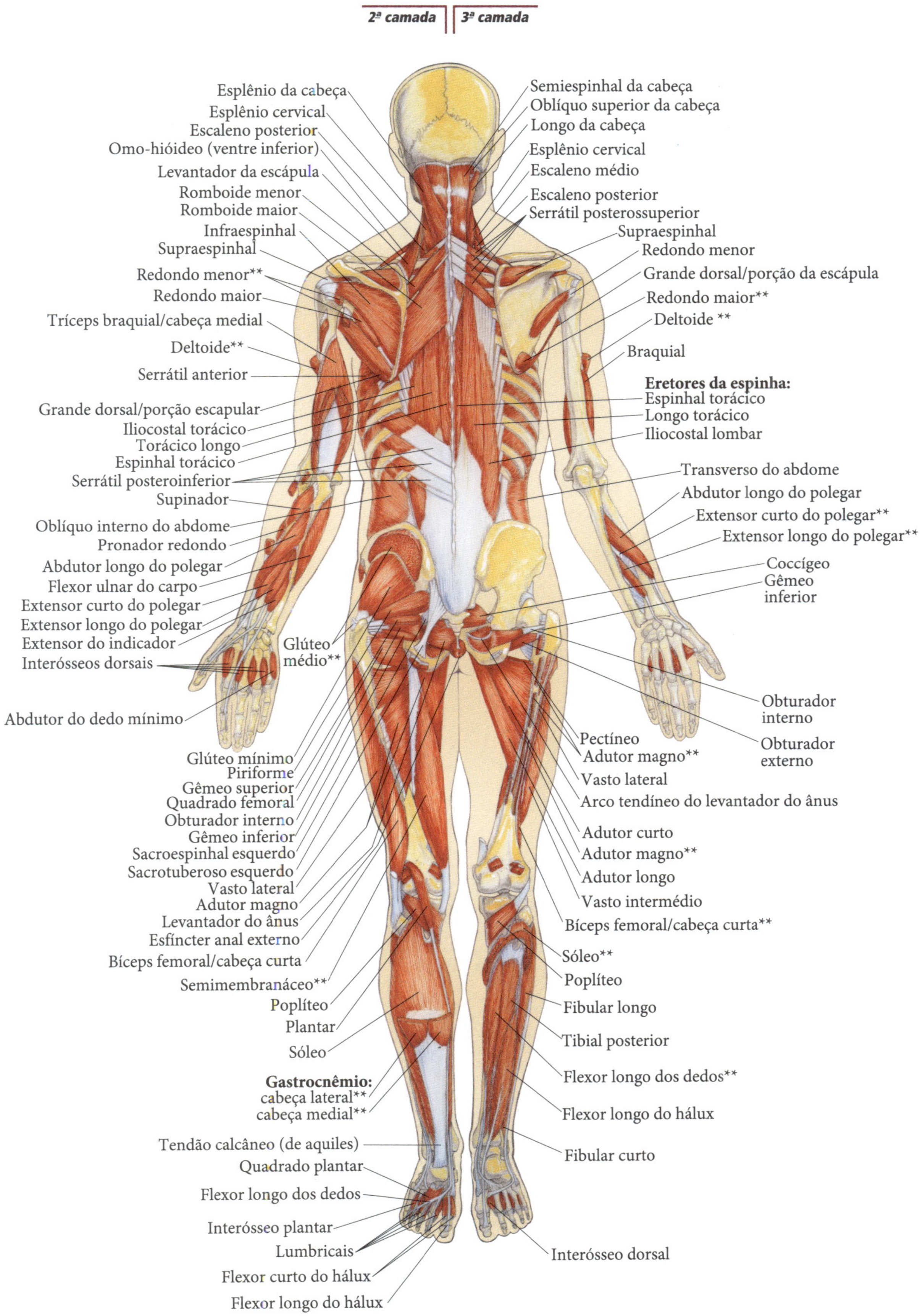
2ª camada
3ª camada
Esplênio da cabeça
Esplênio cervical
Escaleno posterior
Omo-hióideo (ventre inferior)
Levantador da escápula
Romboide menor
Romboide maior
Infraespinhal
Supraespinhal
Redondo menor**
Redondo maior
Tríceps braquial/cabeça medial
Deltoide**
Serrátil anterior
Grande dorsal/porção escapular
Iliocostal torácico
Torácico longo
Espinhal torácico
Serrátil posteroinferior
Supinador
Oblíquo interno do abdome
Pronador redondo
Abdutor longo do polegar
Flexor ulnar do carpo
Extensor curto do polegar
Extensor longo do polegar
Extensor do indicador
Interósseos dorsais
Abdutor do dedo mínimo
Glúteo médio**
Glúteo mínimo
Piriforme
Gêmeo superior
Quadrado femoral
Obturador interno
Gêmeo inferior
Sacroespinhal esquerdo
Sacrotuberoso esquerdo
Vasto lateral
Adutor magno
Levantador do ânus
Esfíncter anal externo
Bíceps femoral/cabeça curta
Semimembranáceo**
Poplíteo
Plantar
Sóleo
Gastrocnêmio:
cabeça lateral**
cabeça medial**
Tendão calcâneo (de aquiles)
Quadrado plantar
Flexor longo dos dedos
Interósseo plantar
Lumbricais
Flexor curto do hálux
Flexor longo do hálux
Semiespinhal da cabeça
Oblíquo superior da cabeça
Longo da cabeça
Esplênio cervical
Escaleno médio
Escaleno posterior
Serrátil posterossuperior
Supraespinhal
Redondo menor
Grande dorsal/porção da escápula
Redondo maior**
Deltoide **
Braquial
Eretores da espinha:
Espinhal torácico
Longo torácico
Iliocostal lombar
Transverso do abdome
Abdutor longo do polegar
Extensor curto do polegar**
Extensor longo do polegar**
Coccígeo
Gêmeo inferior
Obturador interno
Obturador externo
Pectíneo
Adutor magno**
Vasto lateral
Arco tendíneo do levantador do ânus
Adutor curto
Adutor magno**
Adutor longo
Vasto intermédio
Bíceps femoral/cabeça curta**
Sóleo**
Poplíteo
Fibular longo
Tibial posterior
Flexor longo dos dedos**
Flexor longo do hálux
Fibular curto
Interósseo dorsal

SISTEMA MUSCULAR

VISTA LATERAL

1ª camada

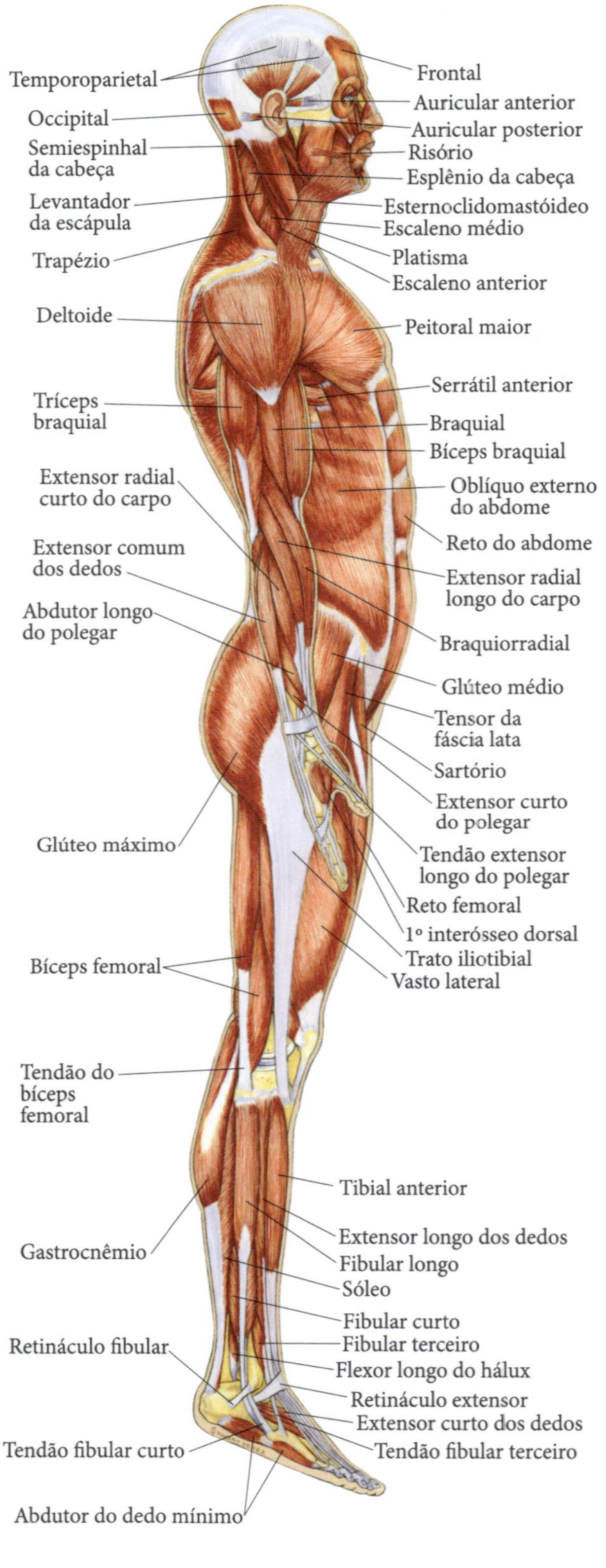

2ª camada

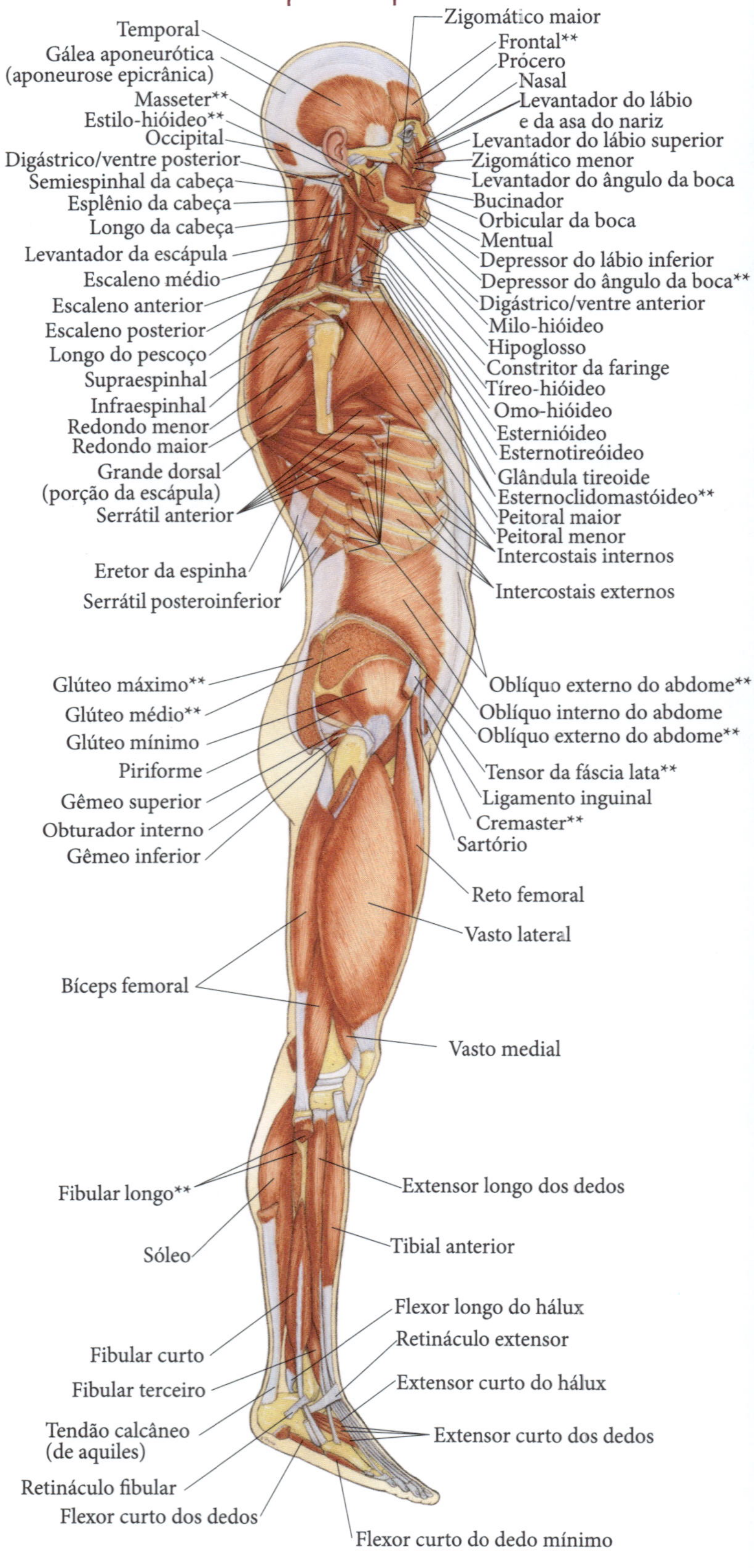

VISTA LATERAL

3ª camada

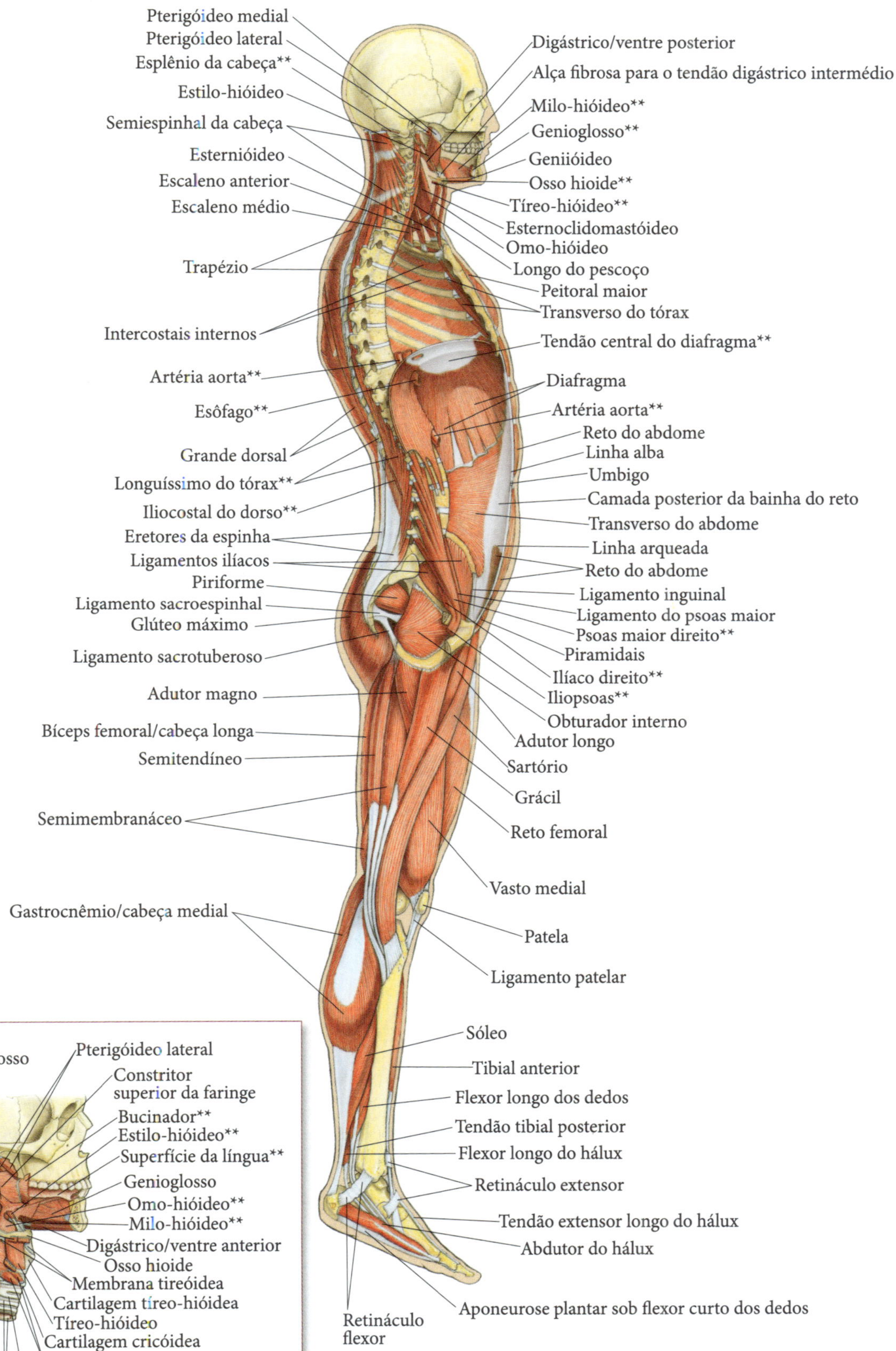

Cabeça

VISTA LATERAL

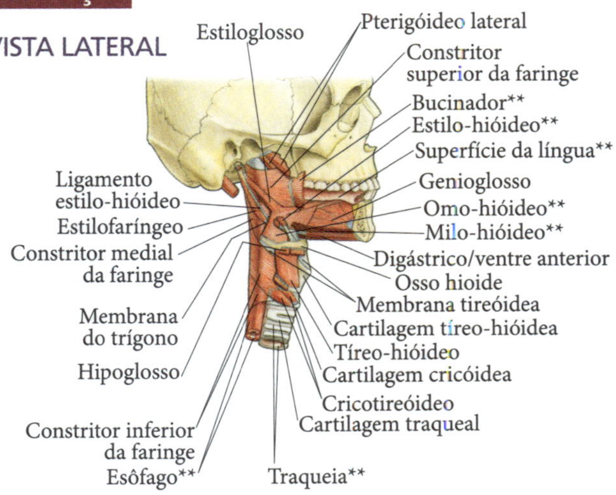

MEMBROS SUPERIORES

VISTA ANTERIOR

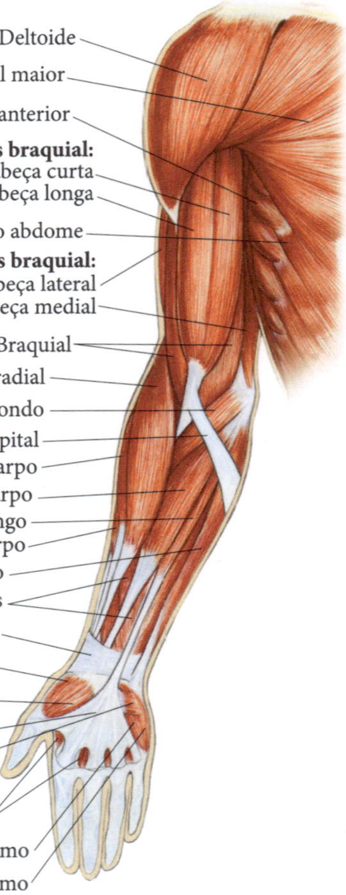

VISTA POSTERIOR

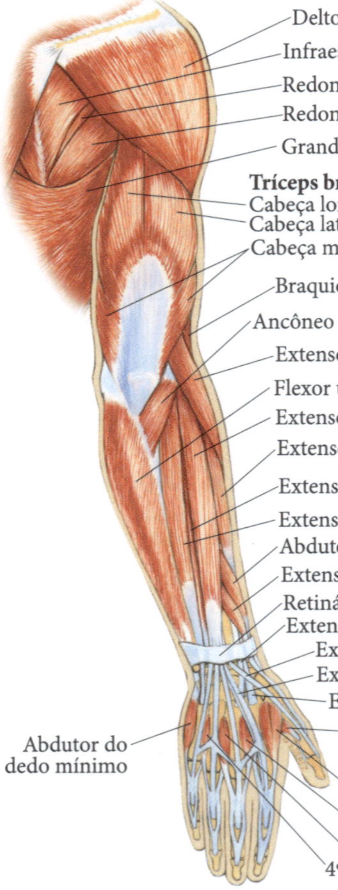

VISTA MEDIAL

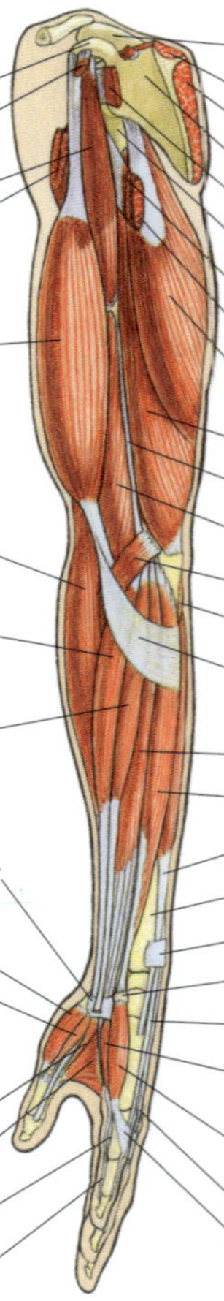

VISTA LATERAL

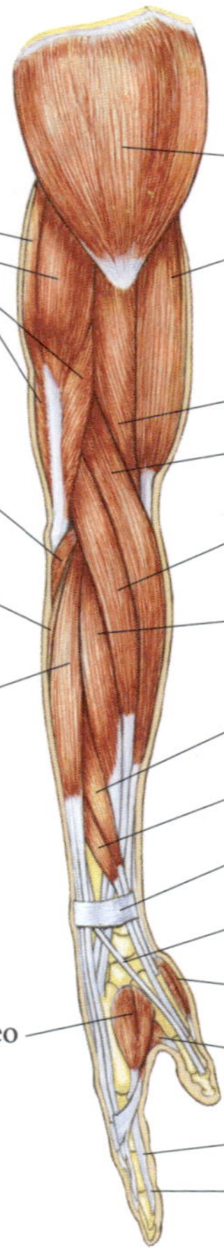

MÃO

VISTA PALMAR

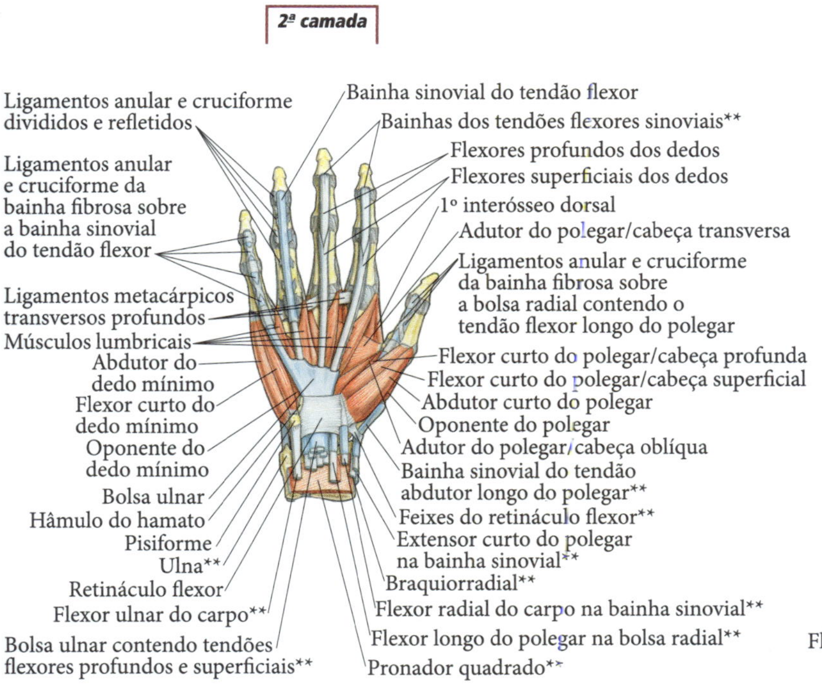

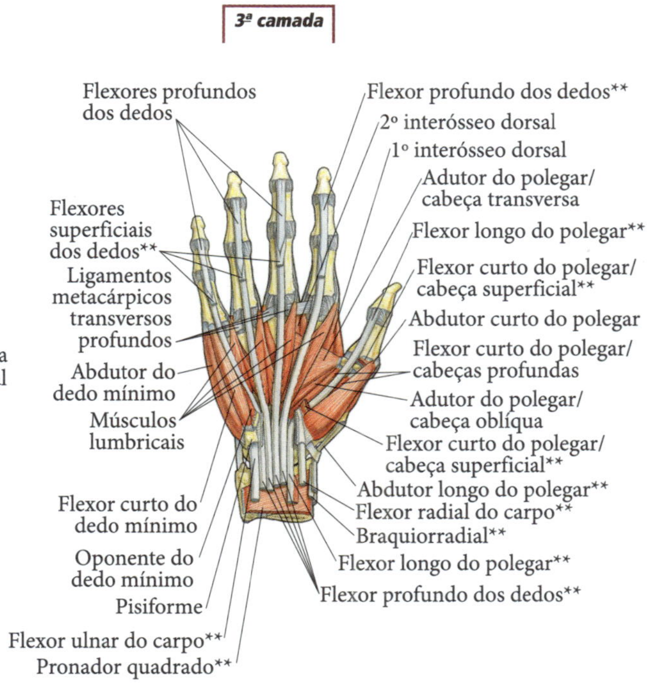

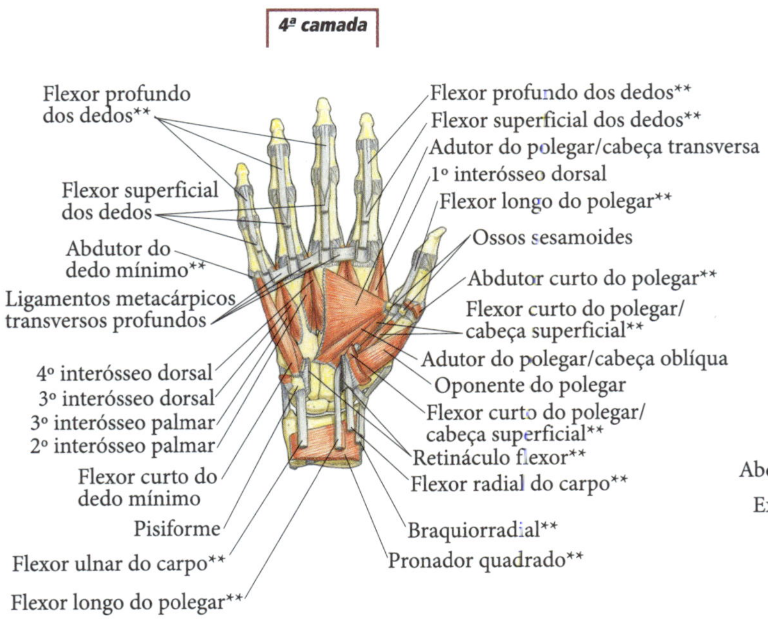

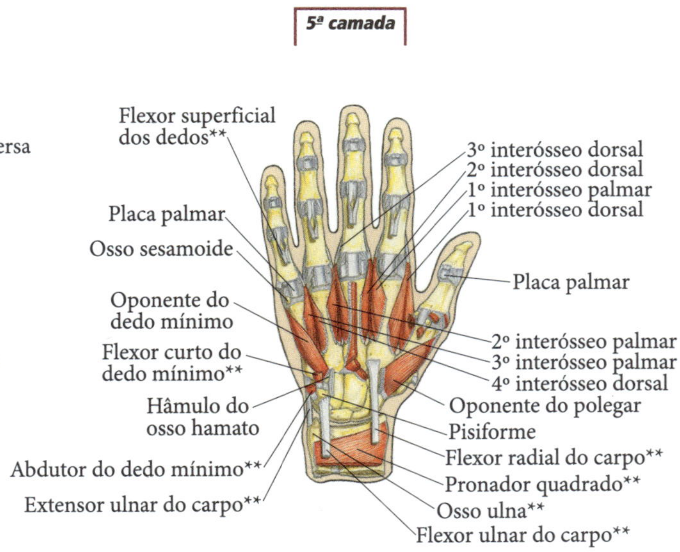

MÃO

VISTA DORSAL

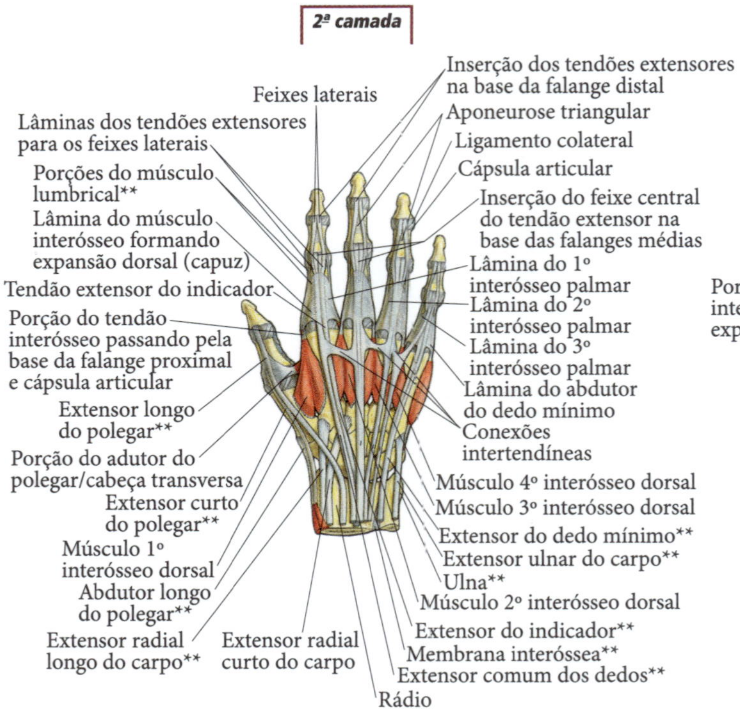

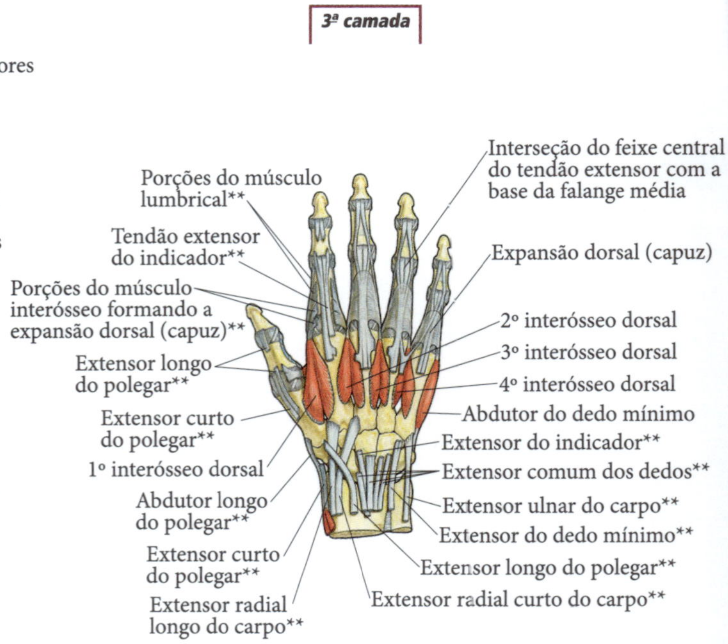

Mão

VISTA MEDIAL

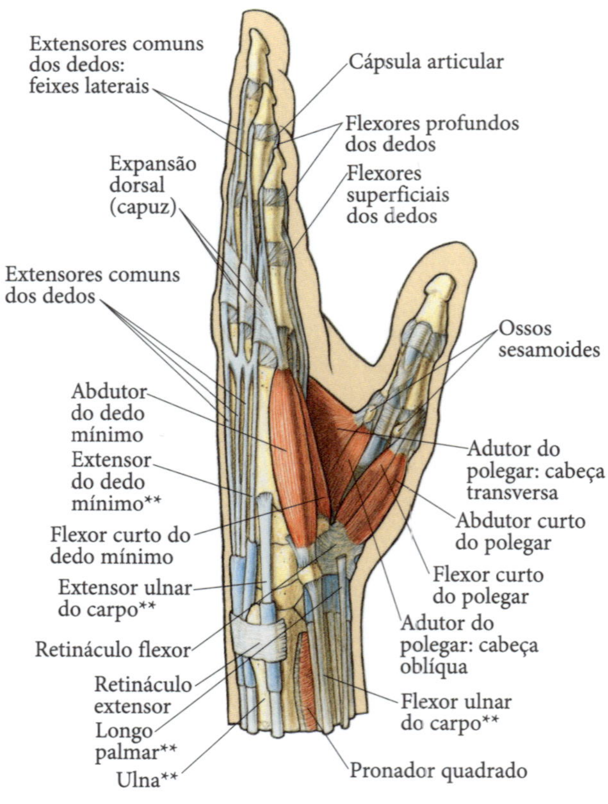

VISTA LATERAL

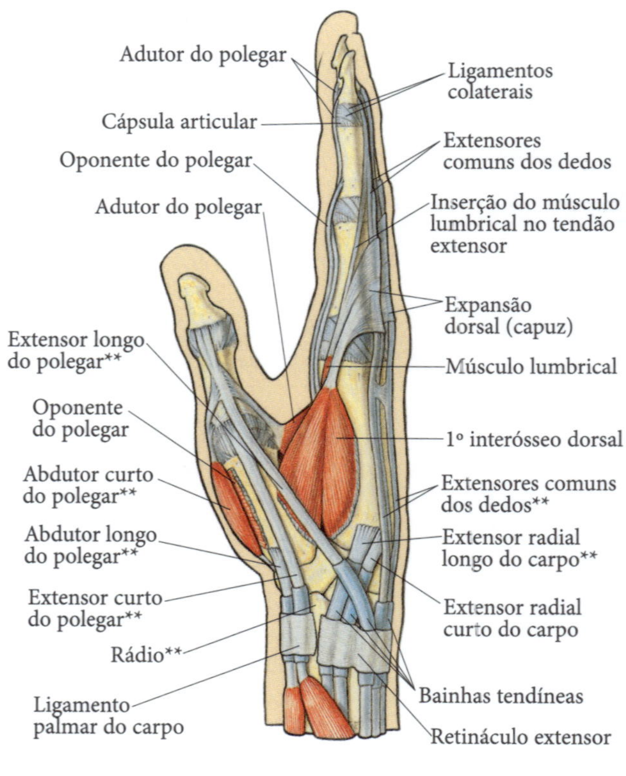

MEMBROS INFERIORES

VISTA ANTERIOR

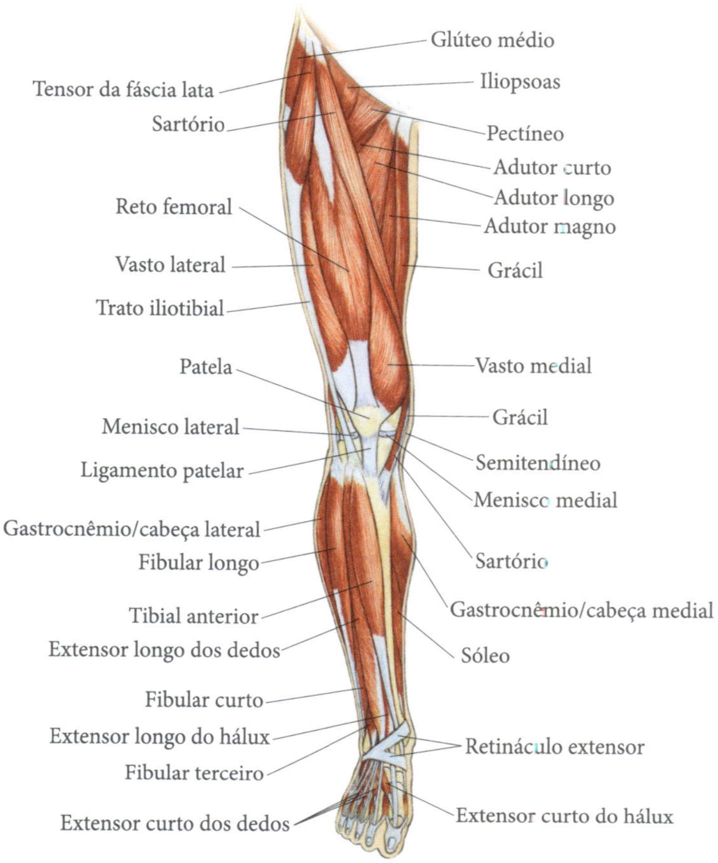

VISTA POSTERIOR

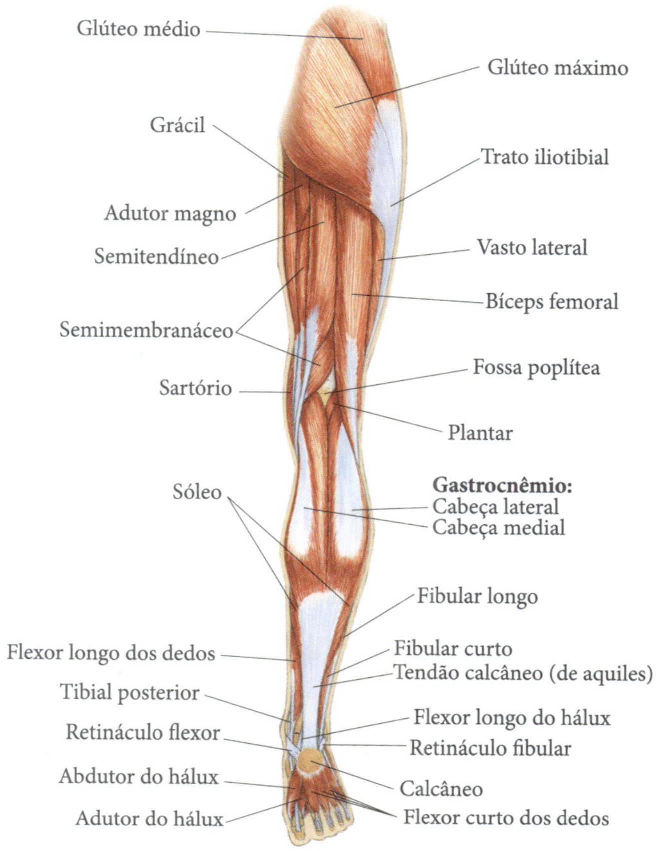

VISTA MEDIAL

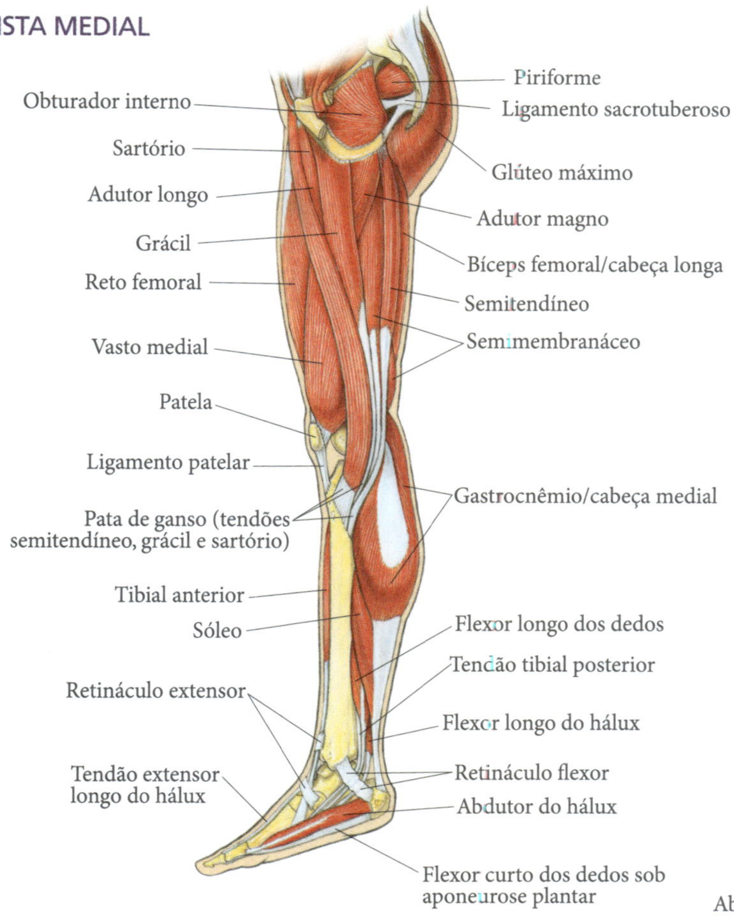

VISTA LATERAL

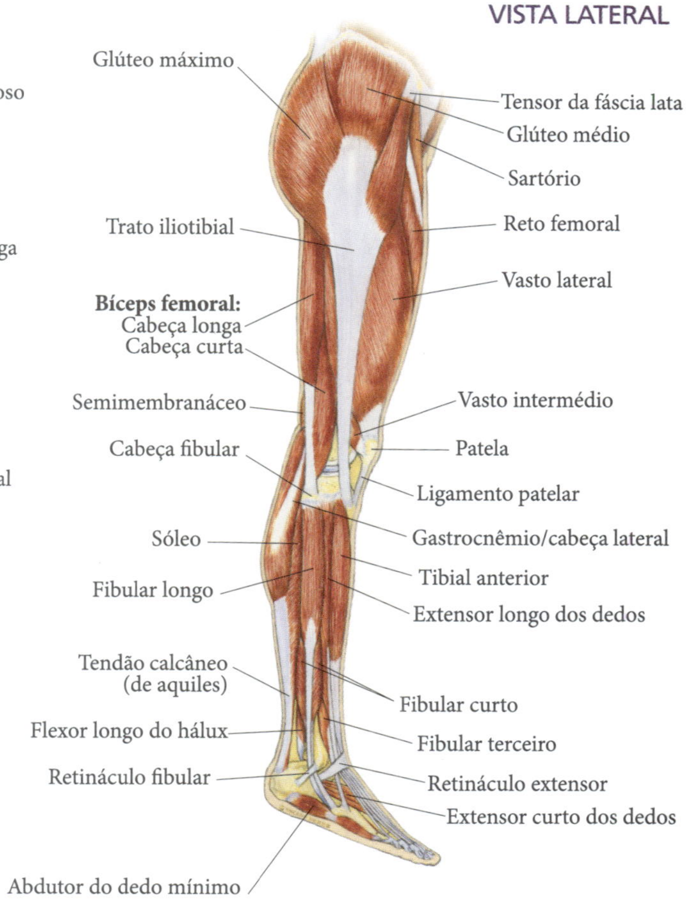

PÉ

VISTA PLANTAR

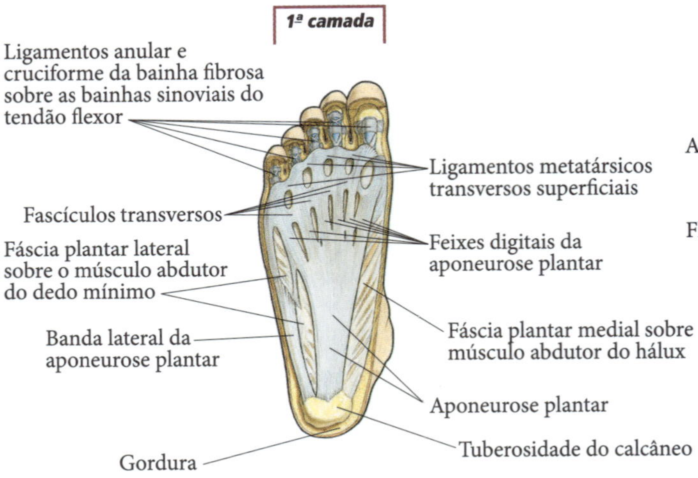

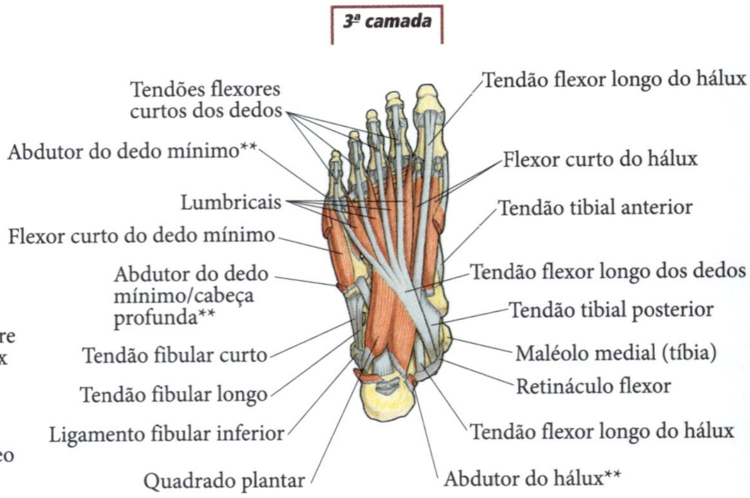

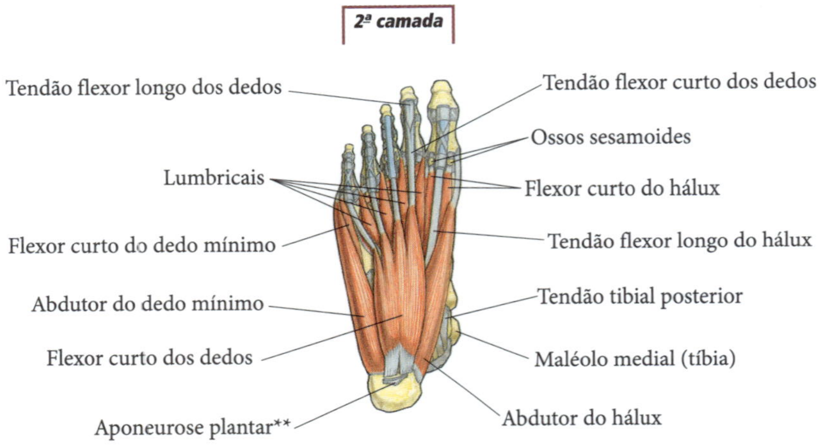

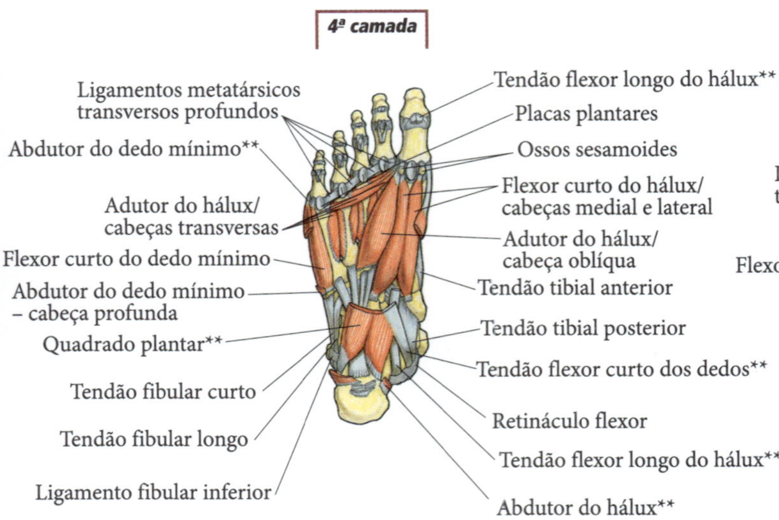

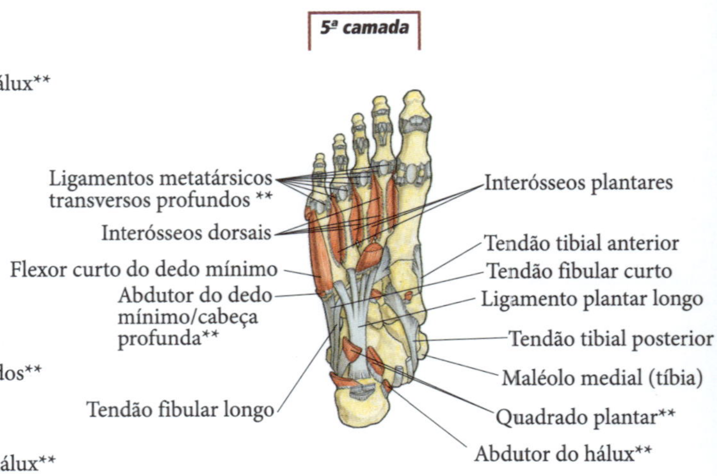

PÉ

VISTA DORSAL

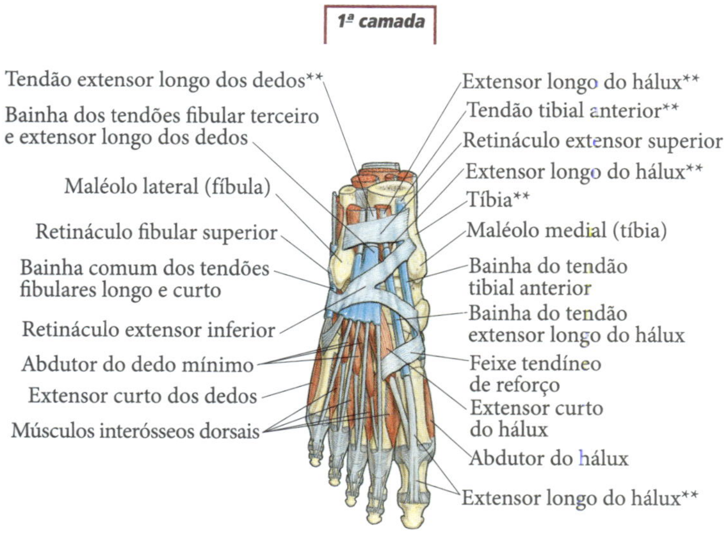

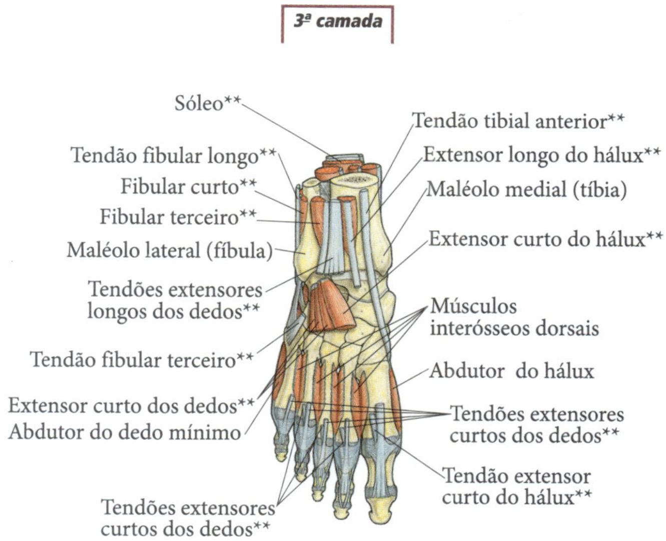

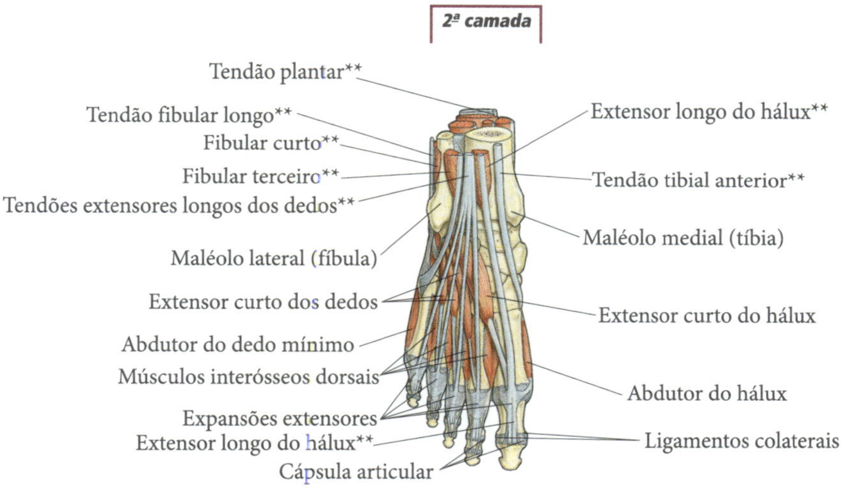

Pé

VISTA LATERAL

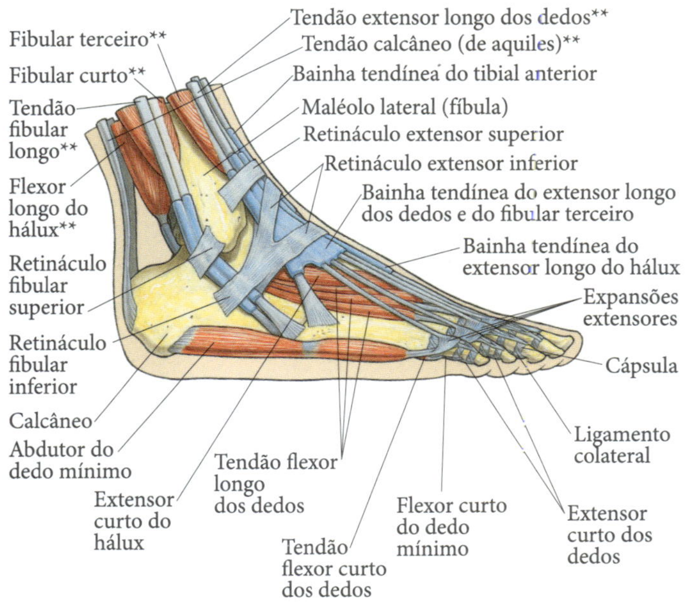

VISTA MEDIAL

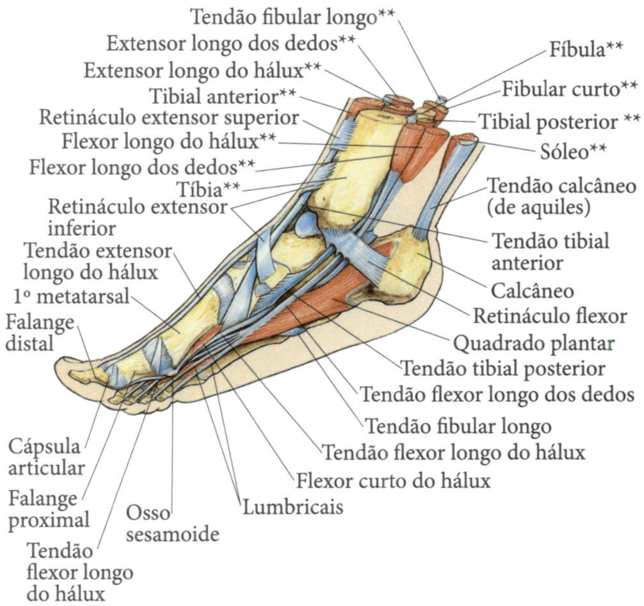

5 Músculos ORIGENS & INSERÇÕES

CABEÇA E TRONCO

VISTA ANTERIOR

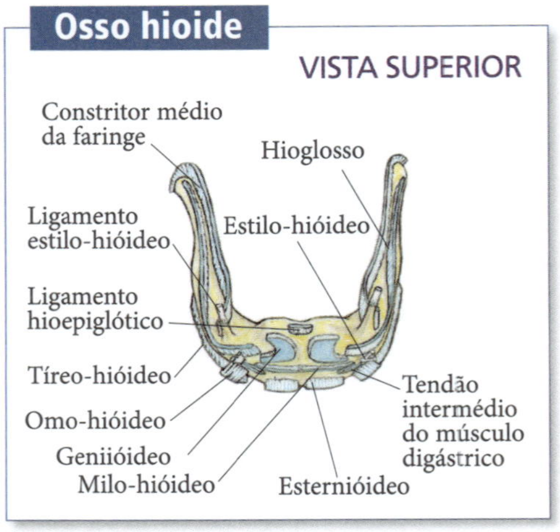

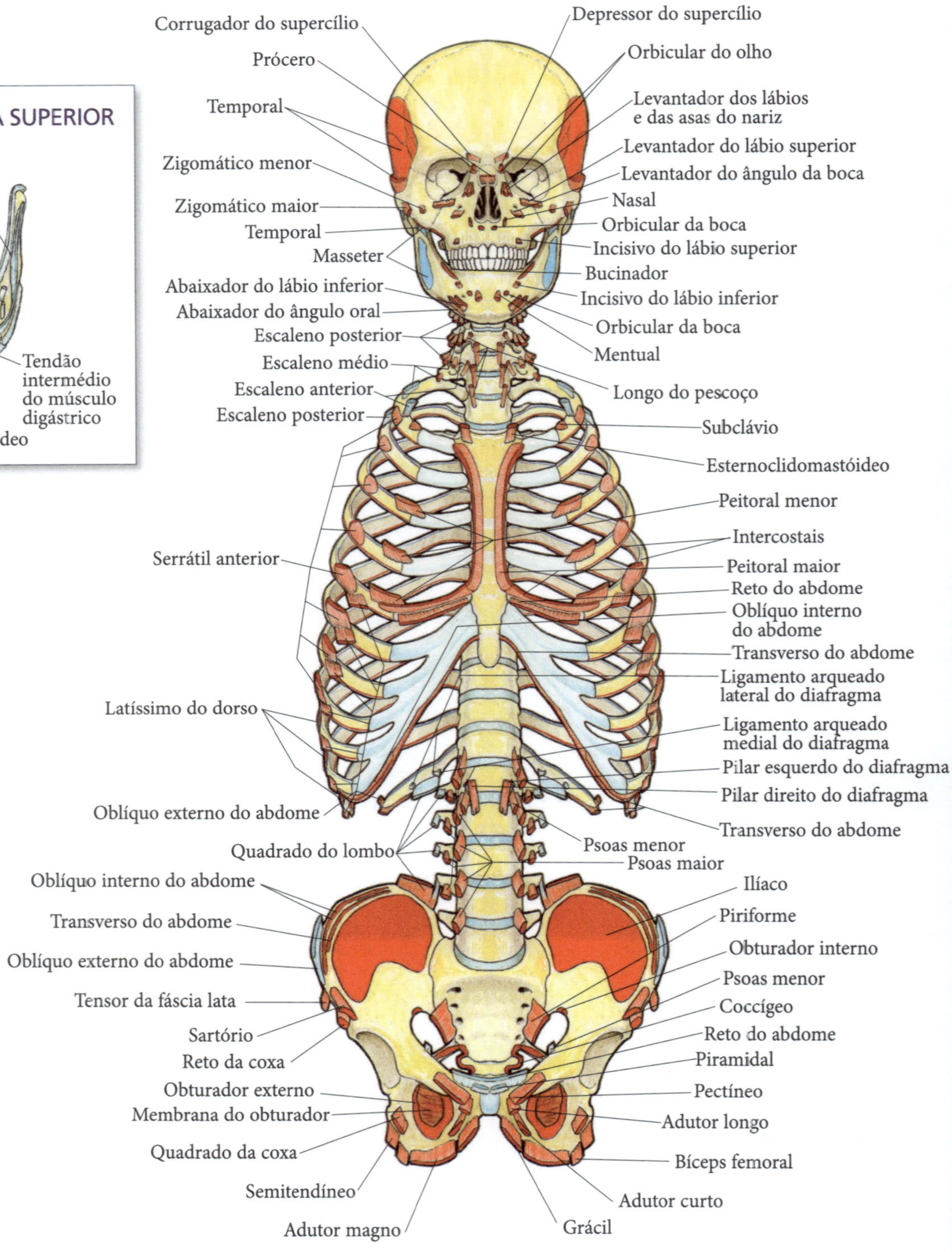

Vermelho = origens
Azul = inserções

CABEÇA E TRONCO

VISTA POSTERIOR

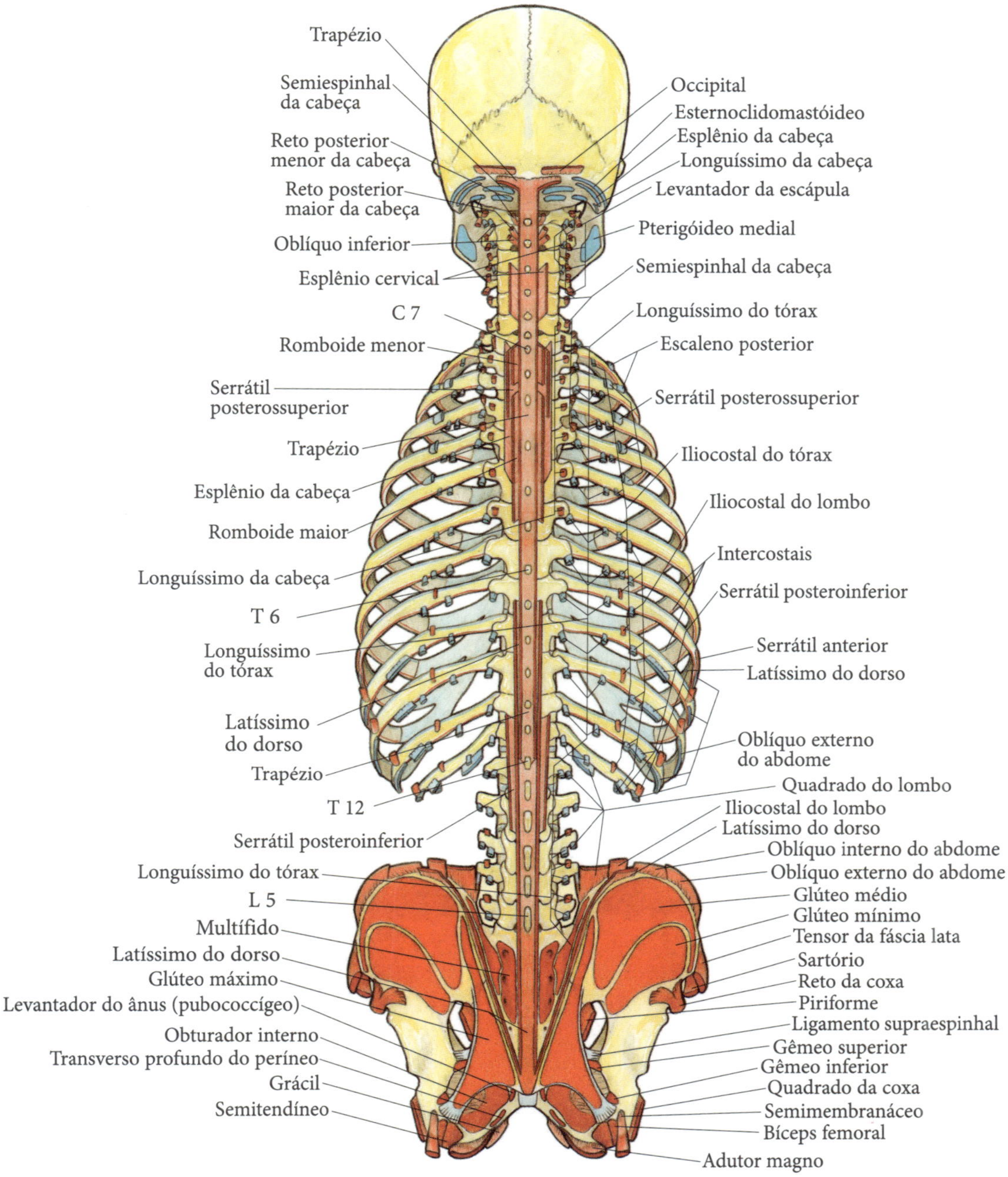

BASE DA CABEÇA

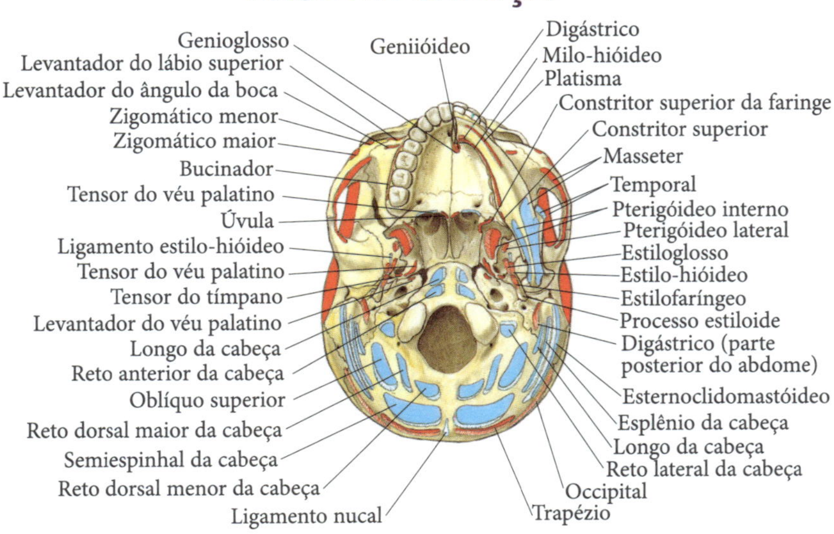

Clavícula

VISTA ANTERIOR SUPERIOR

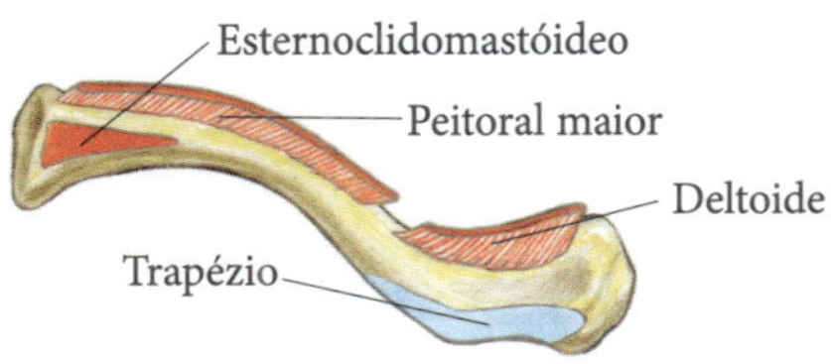

VISTA POSTERIOR INFERIOR

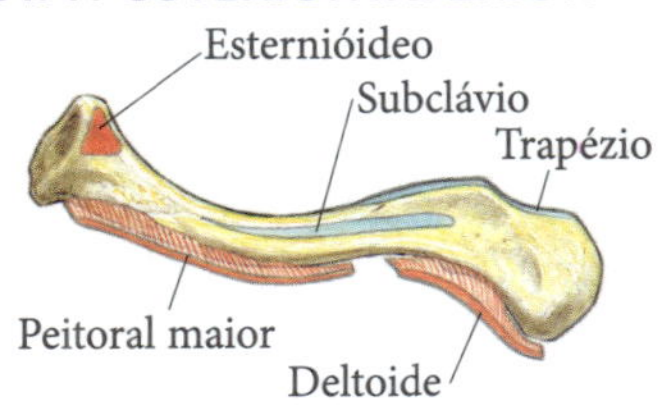

BRAÇO E MÃO

VISTA ANTERIOR

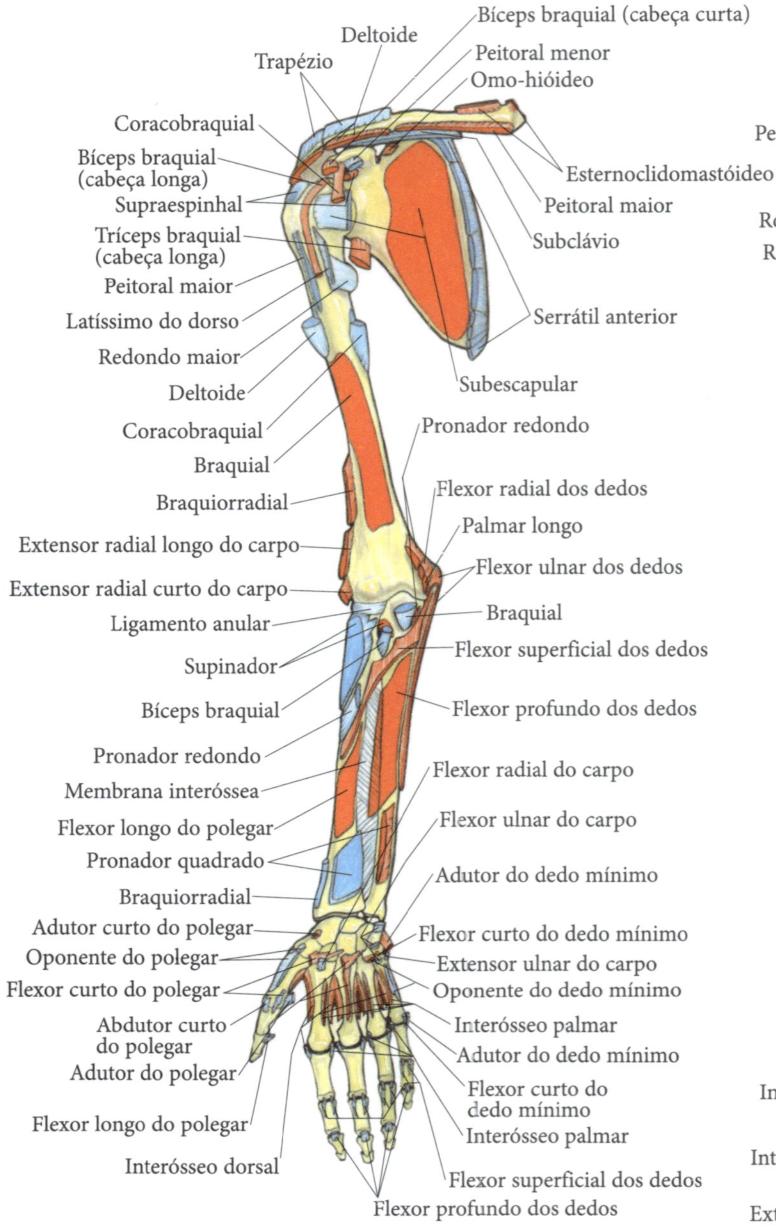

VISTA POSTERIOR

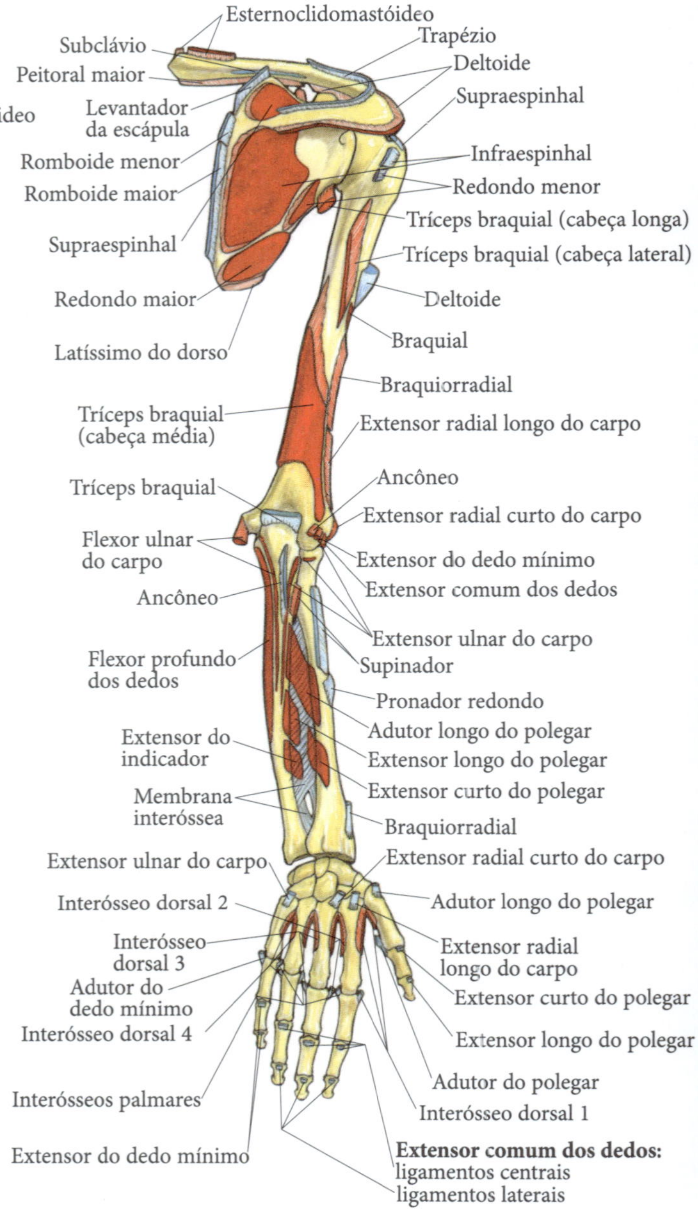

VISTA PALMAR

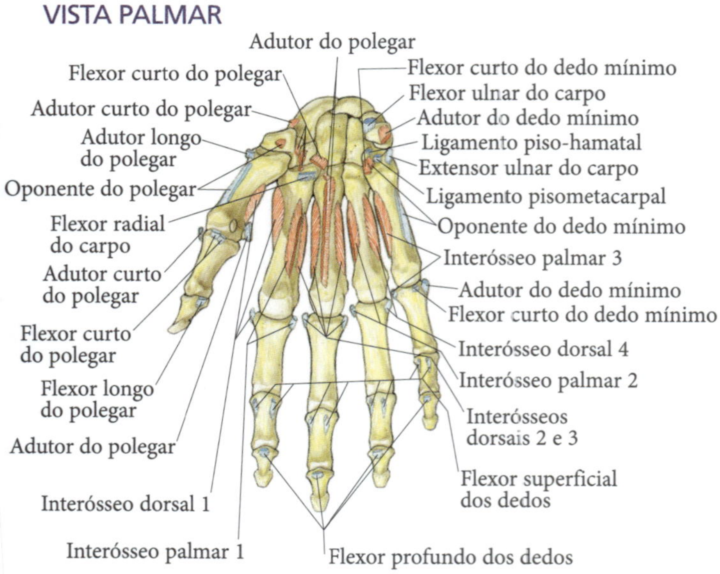

VISTA DORSAL

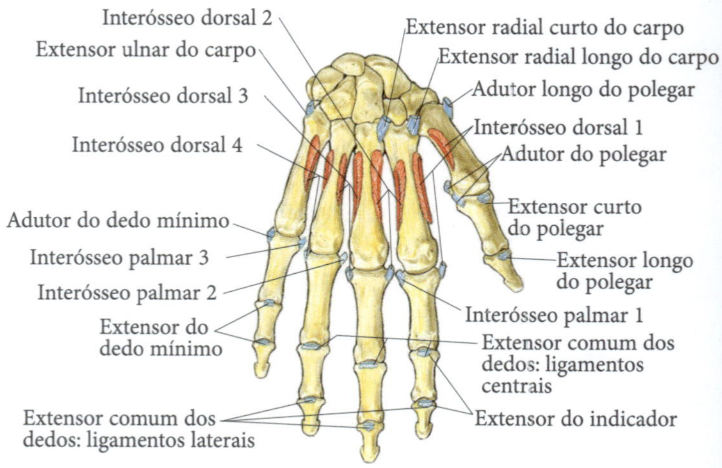

Vermelho = origens
Azul = inserções

PERNA E PÉ

VISTA ANTERIOR

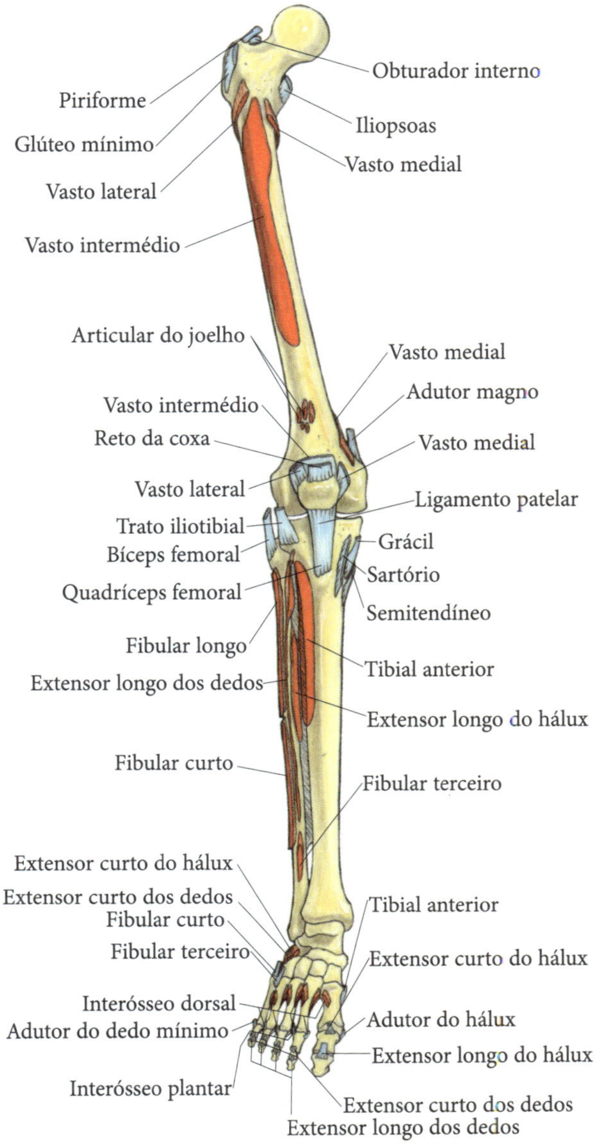

VISTA POSTERIOR

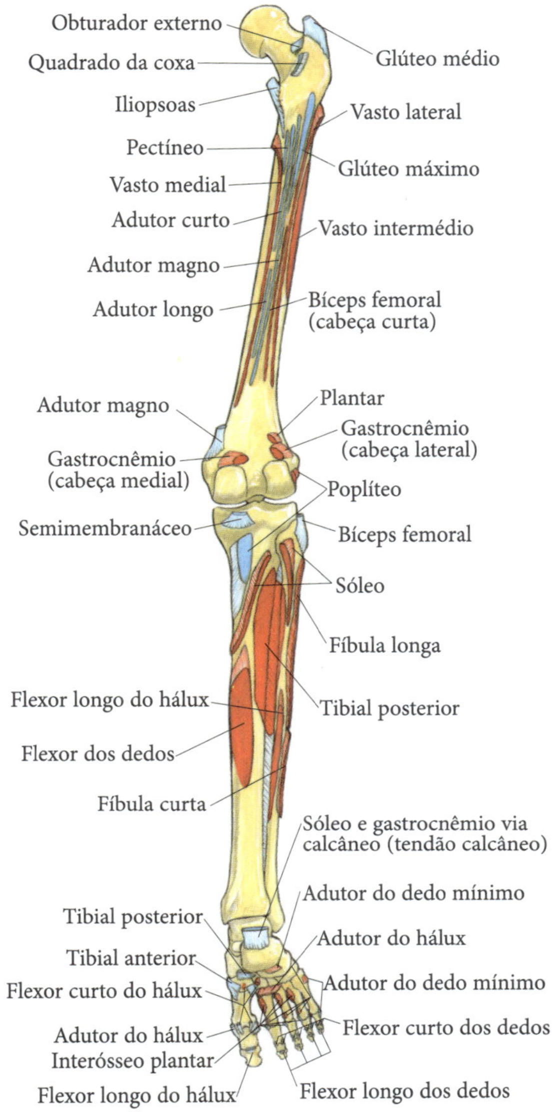

VISTA PALMAR

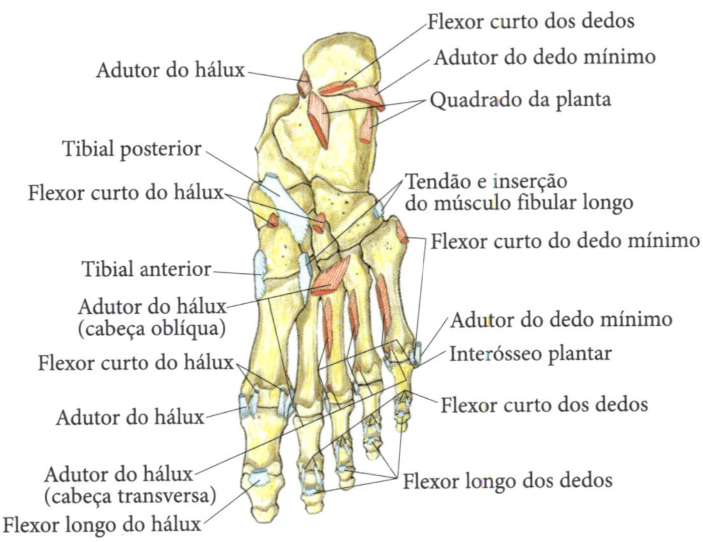

VISTA DORSAL

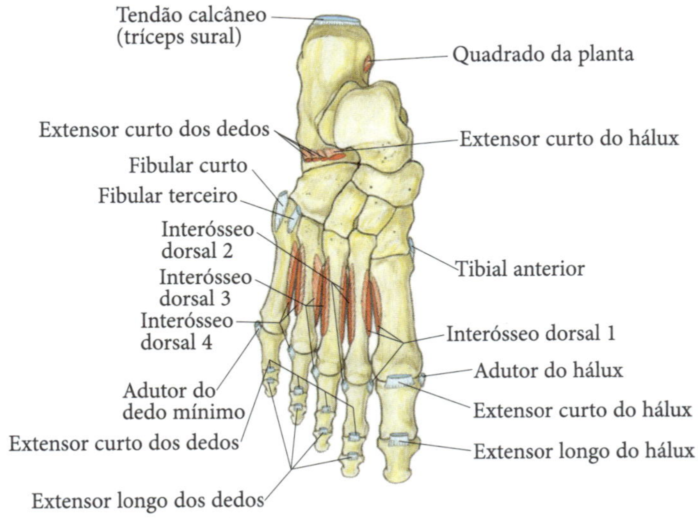

6 SISTEMA Nervoso

VISTA POSTERIOR

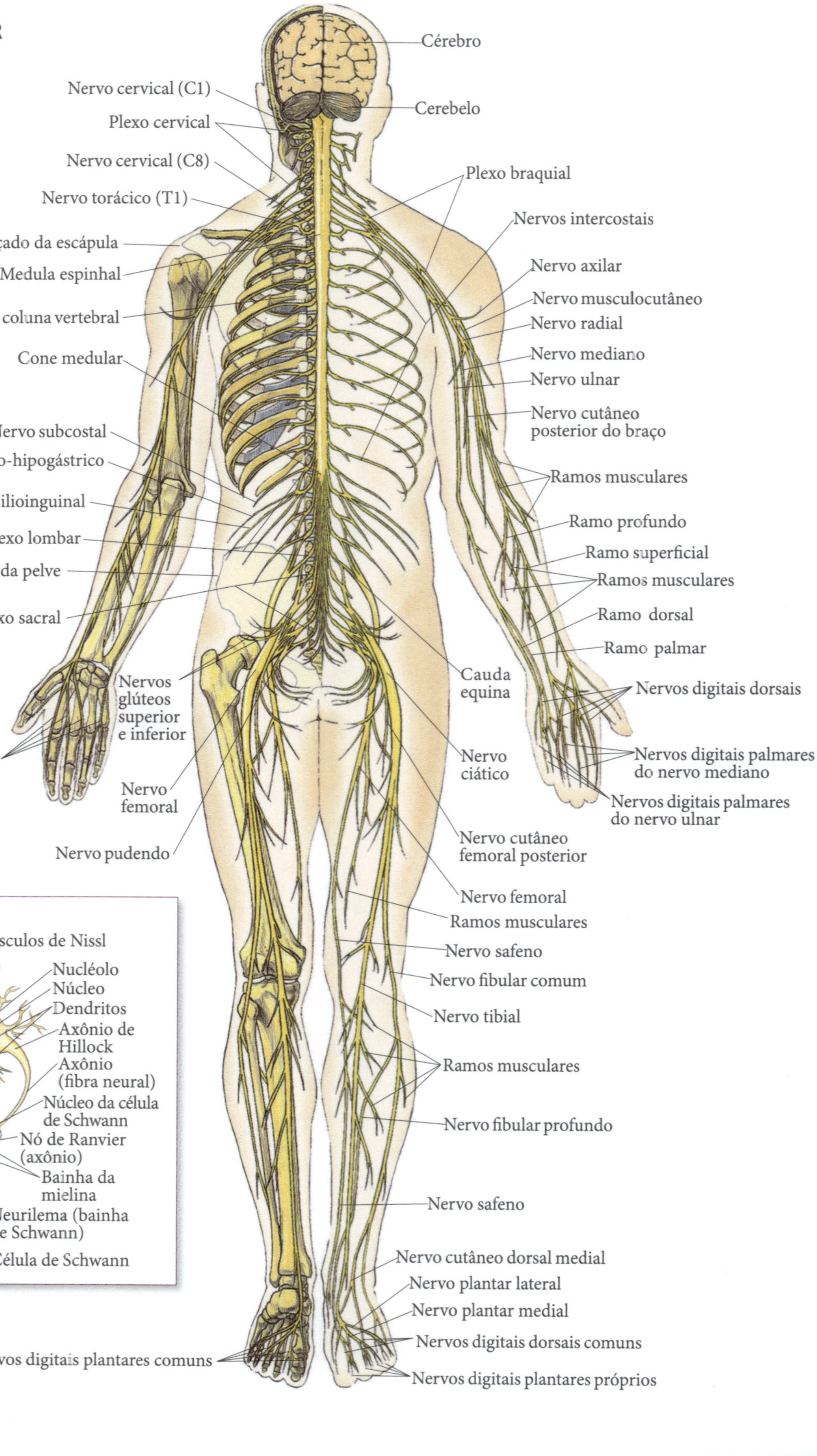

Estrutura do nervo

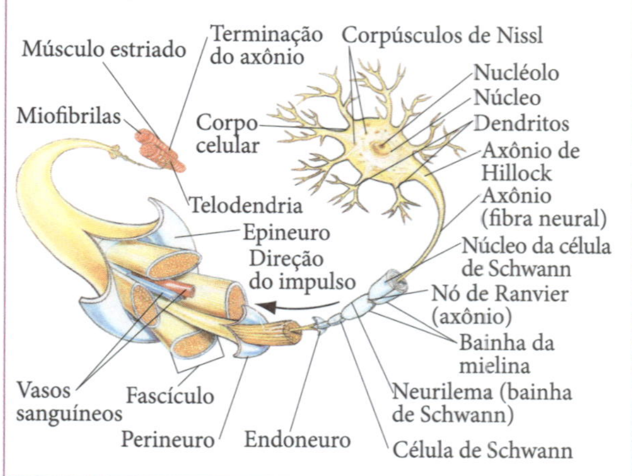

INERVAÇÃO CUTÂNEA
(distribuição dos nervos periféricos e dermátomos)

VISTA ANTERIOR

VISTA POSTERIOR

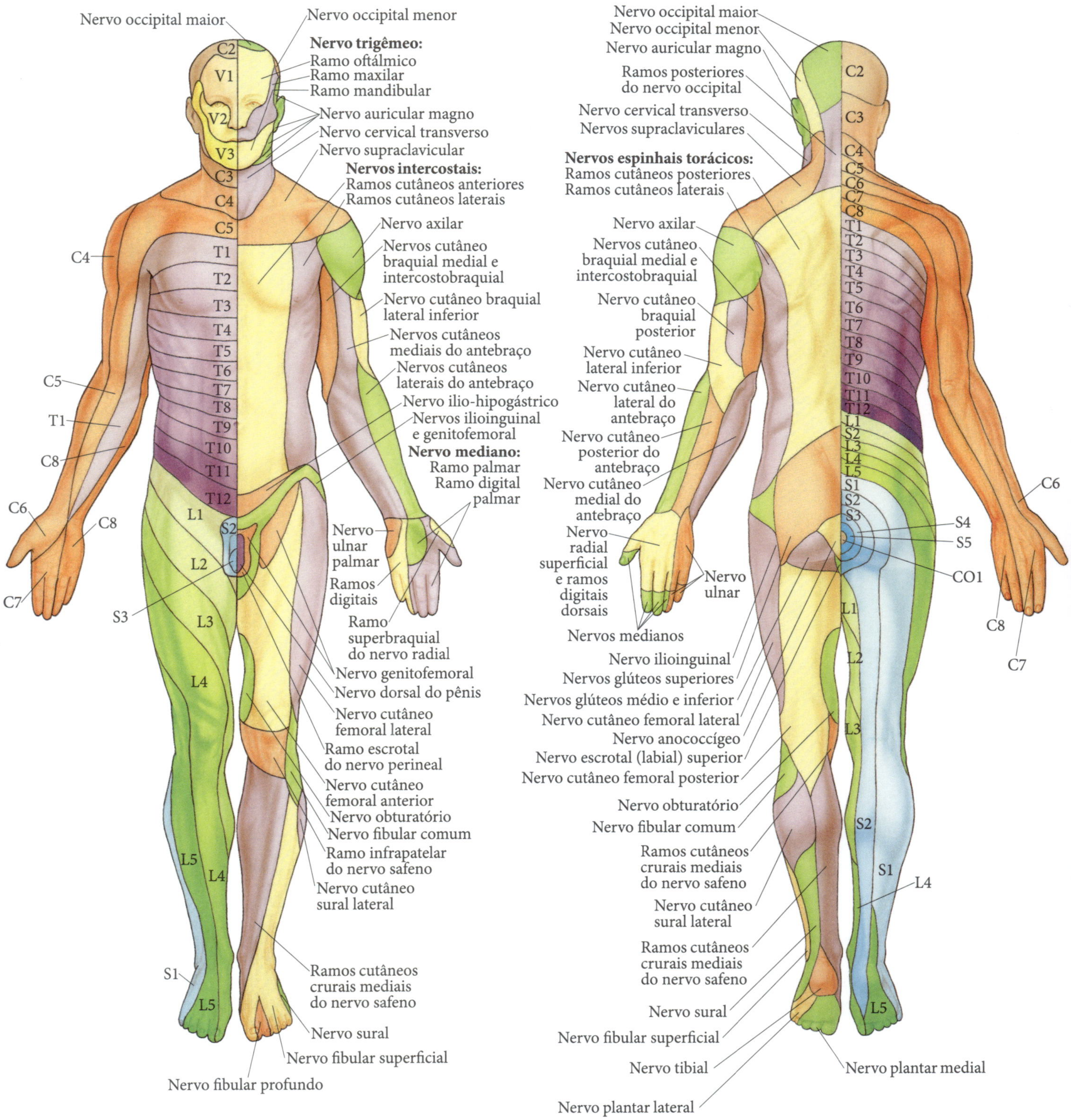

CABEÇA, ROSTO E PESCOÇO

VISTA FRONTAL

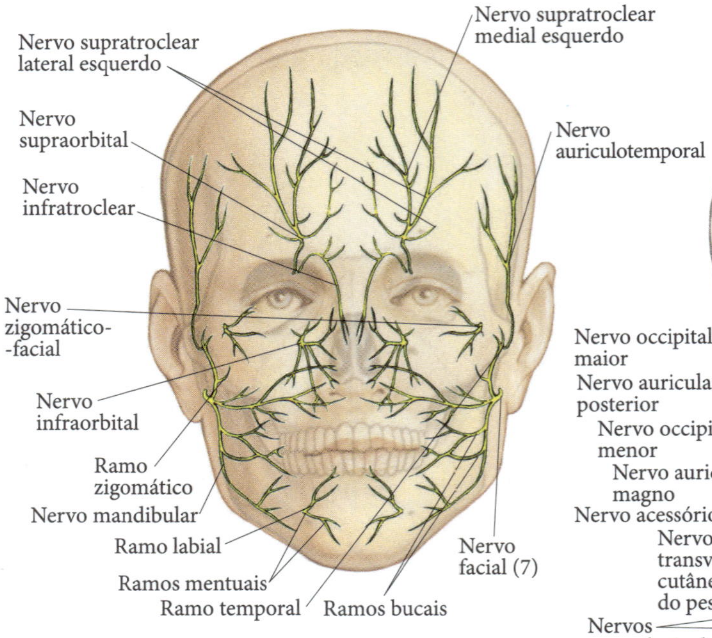

VISTA LATERAL

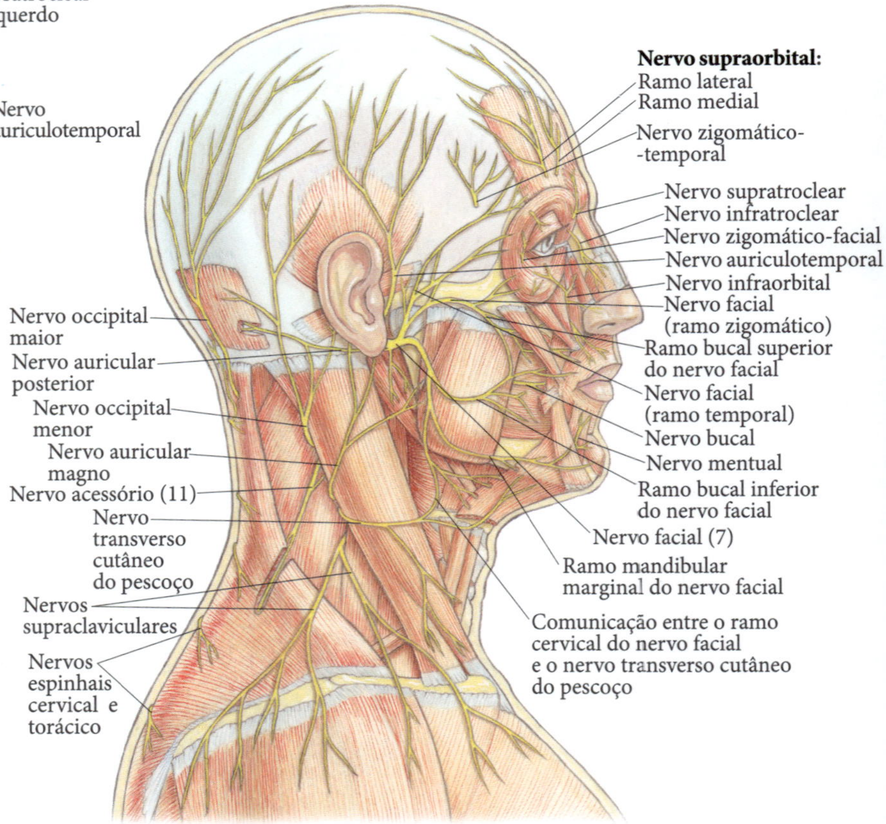

CÉREBRO

VISTA ANTERIOR

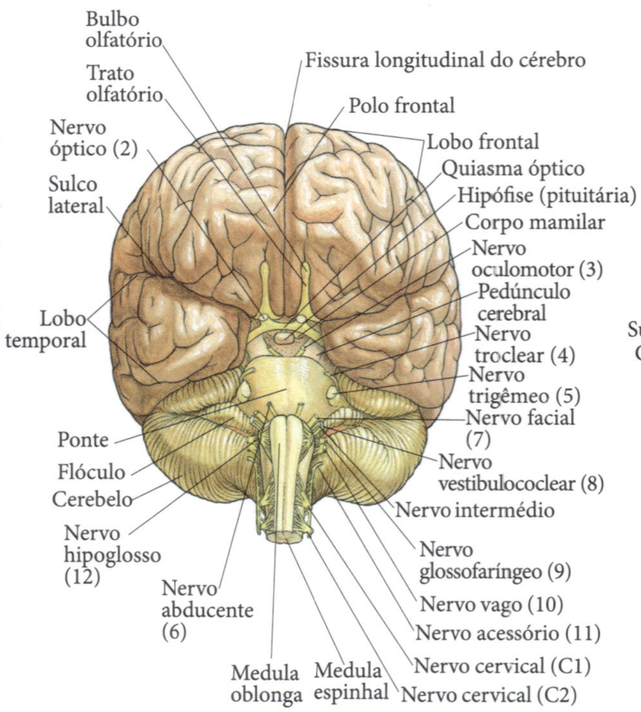

VISTA INFERIOR

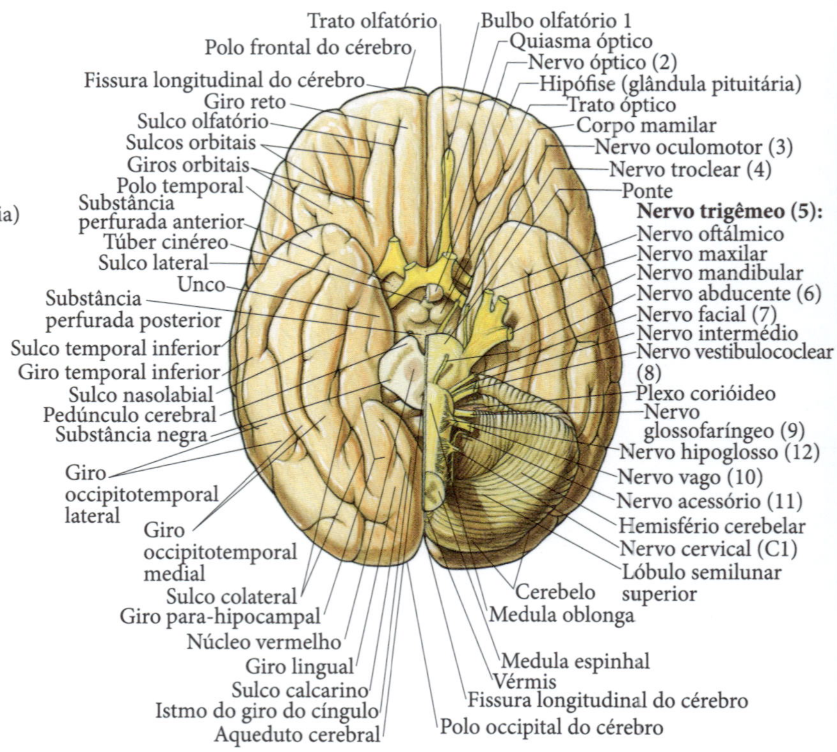

OUVIDO

PARTE INTERNA

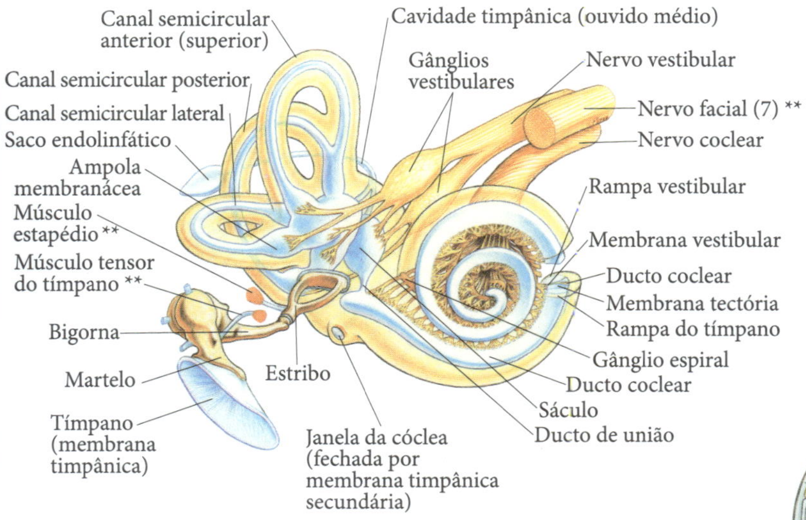

SEPTO NASAL

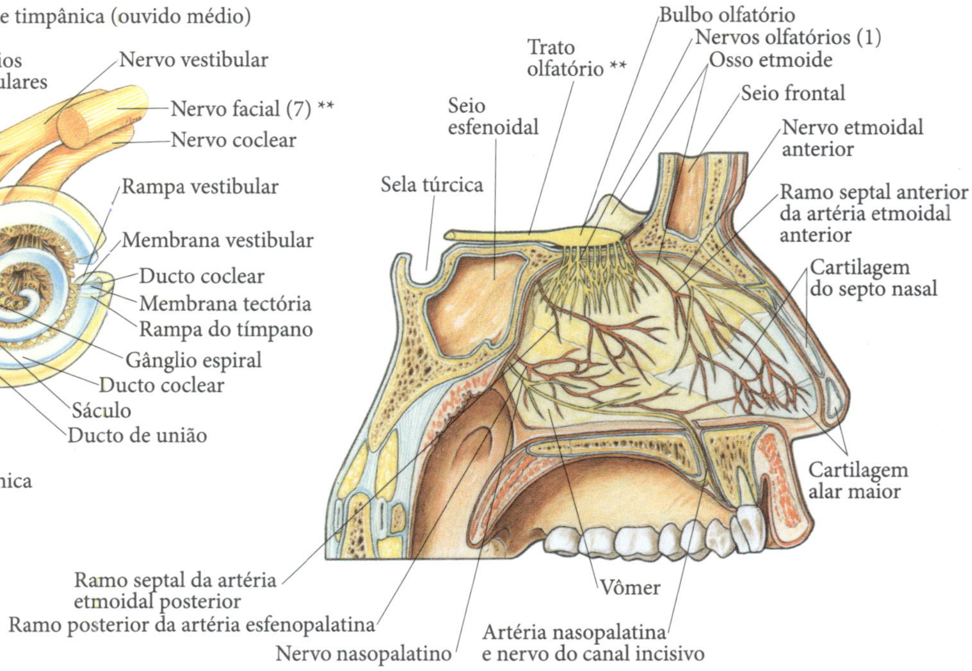

NERVO TRIGÊMEO

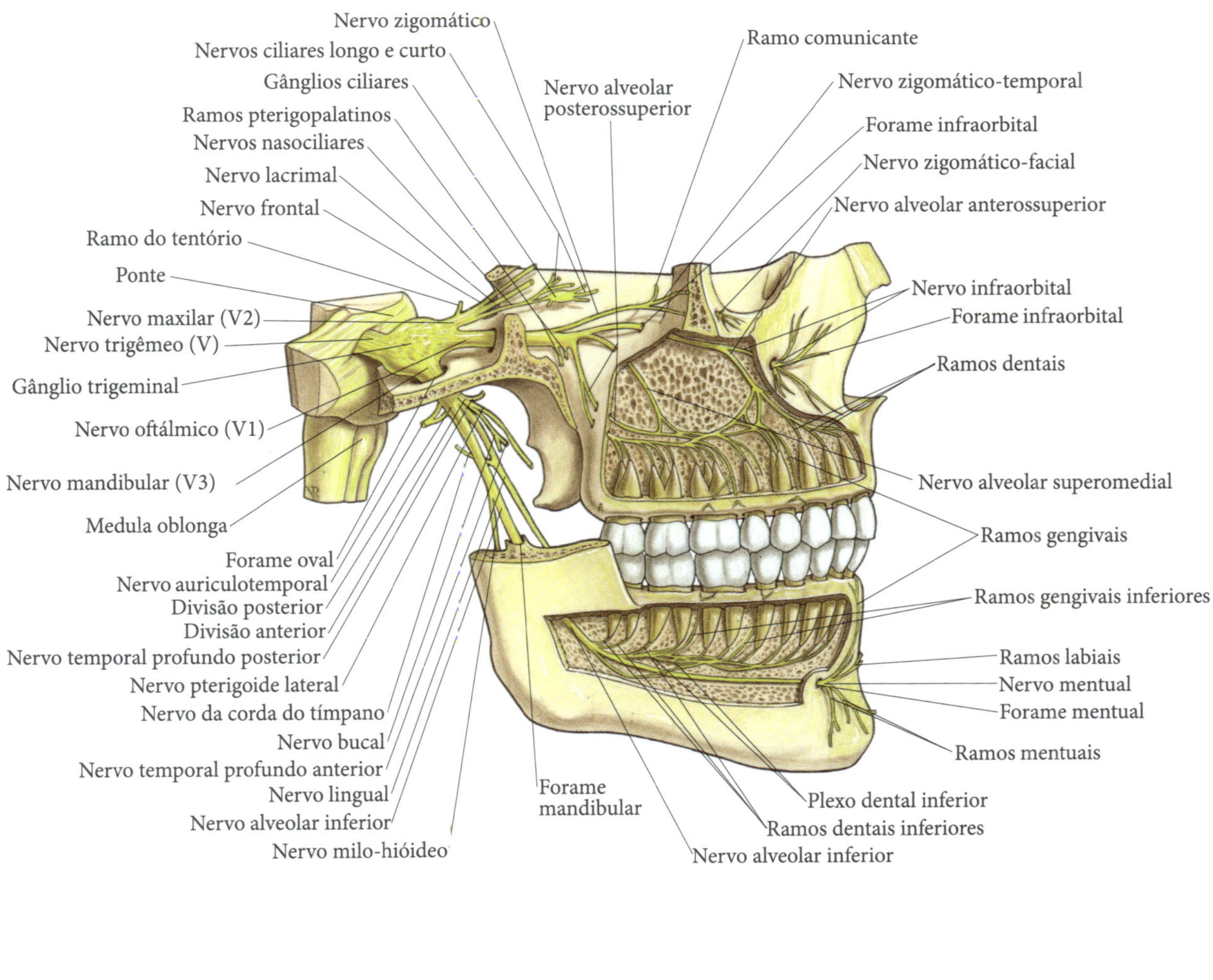

MEMBRO INFERIOR (nervos e músculos)

VISTA ANTERIOR

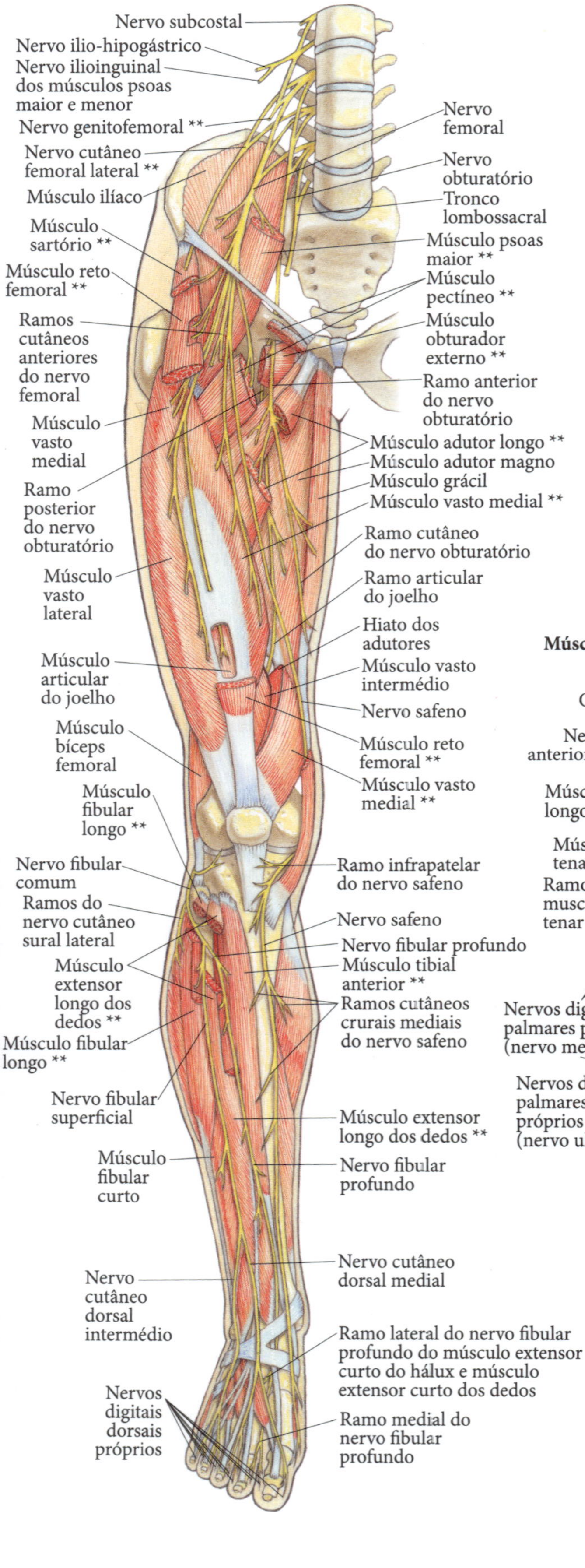

MEMBRO SUPERIOR (nervos e músculos)

VISTA ANTERIOR

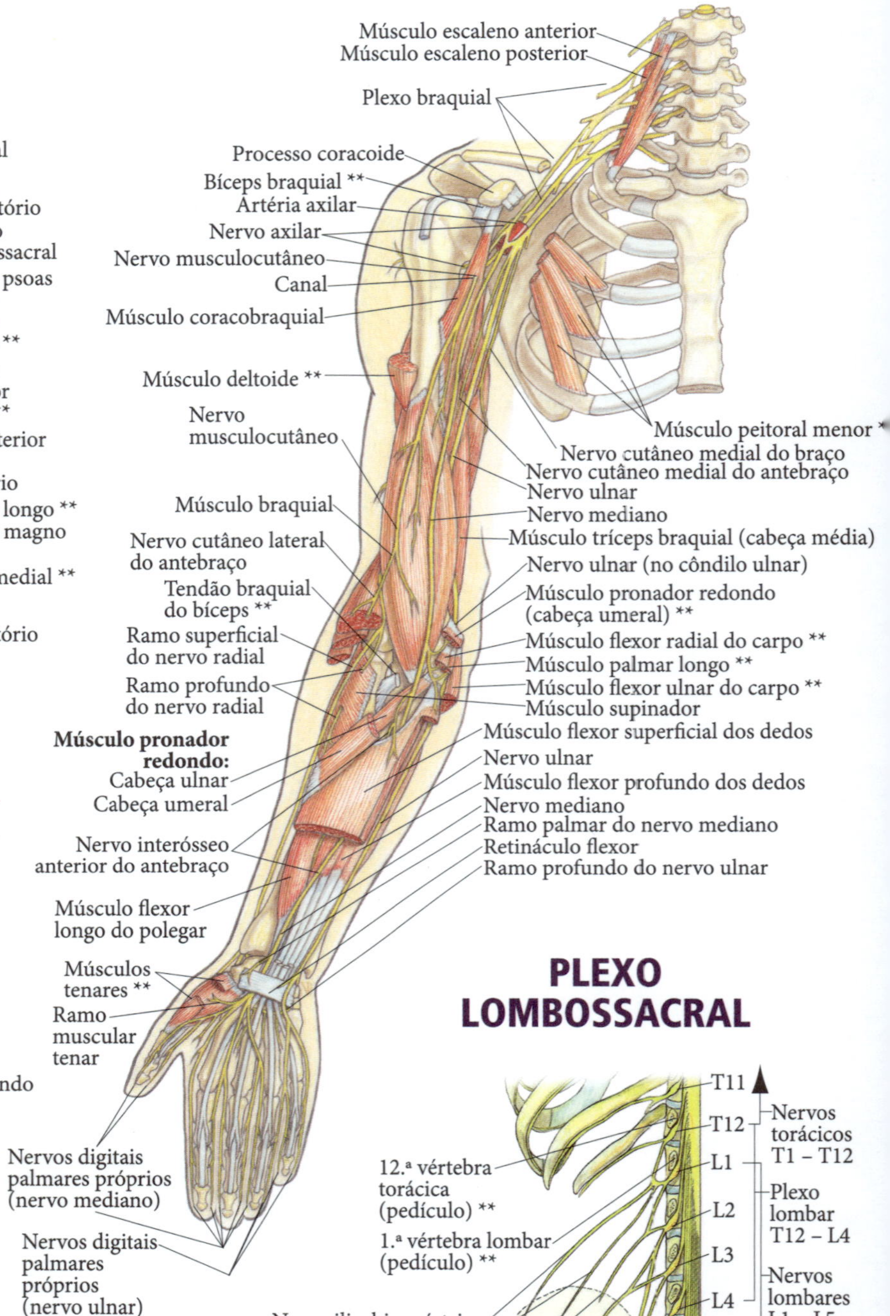

PLEXO LOMBOSSACRAL

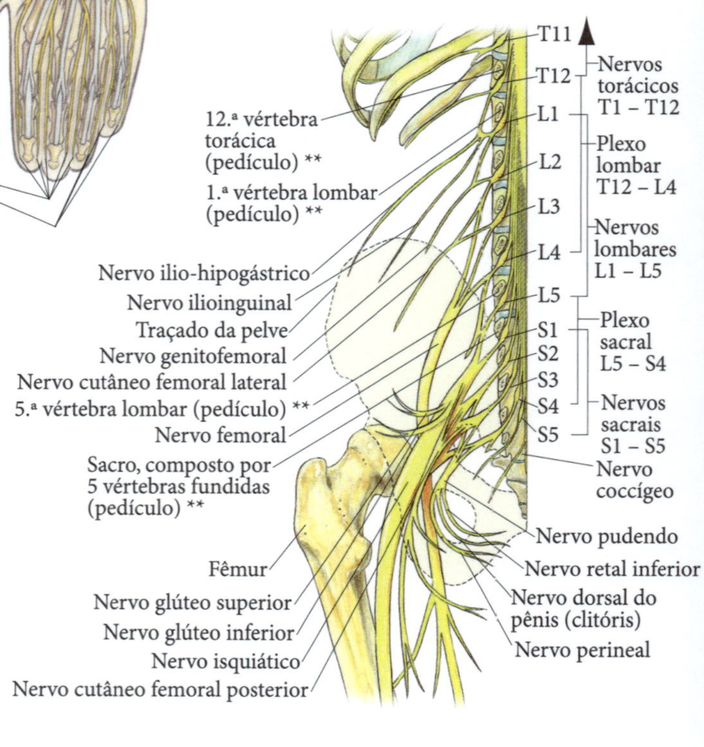

MEMBRO SUPERIOR (nervos e músculos)

VISTA POSTERIOR

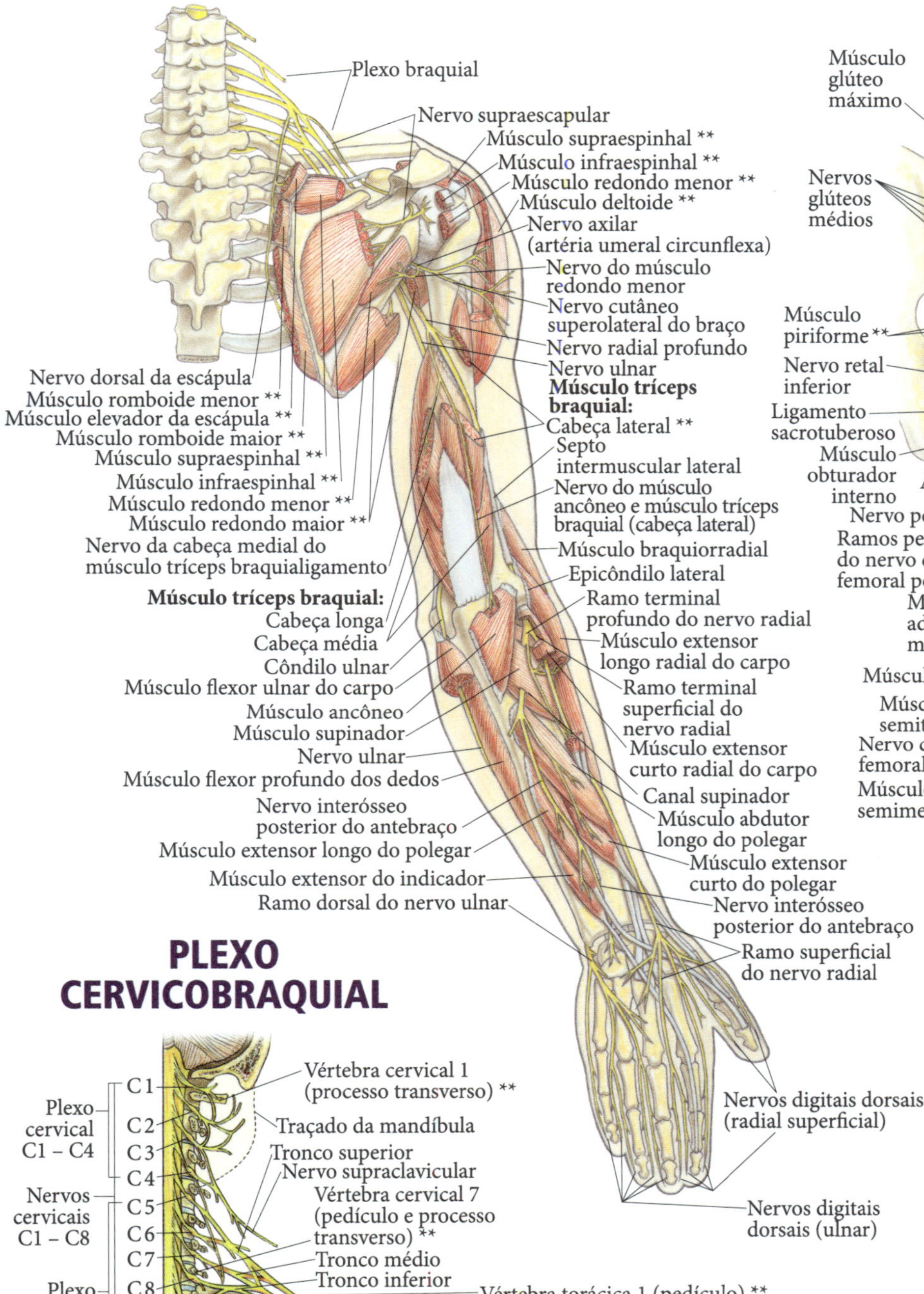

MEMBRO INFERIOR (nervos e músculos)

VISTA POSTERIOR

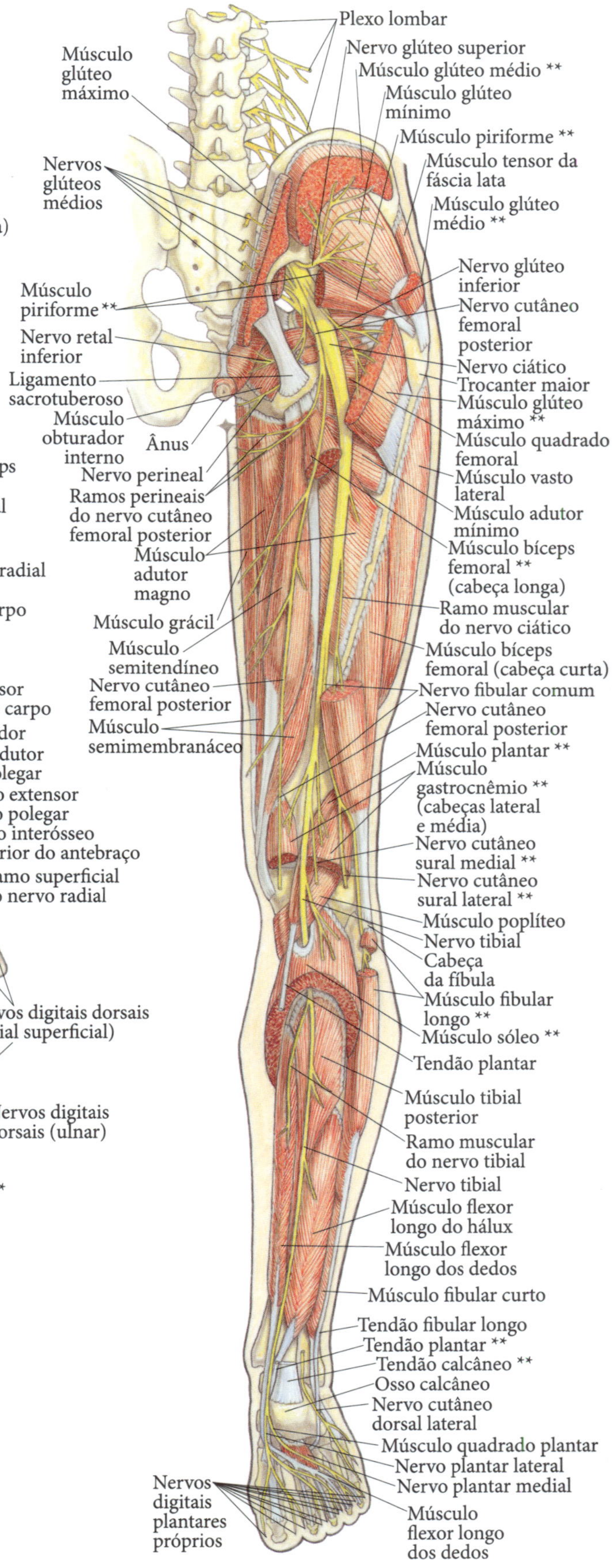

PLEXO CERVICOBRAQUIAL

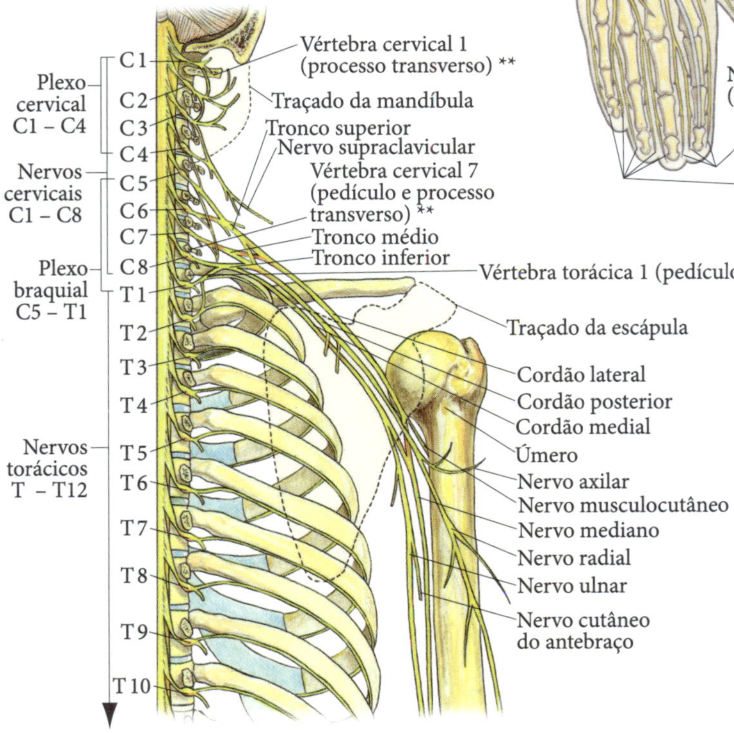

NERVOS FRÊNICO E VAGO

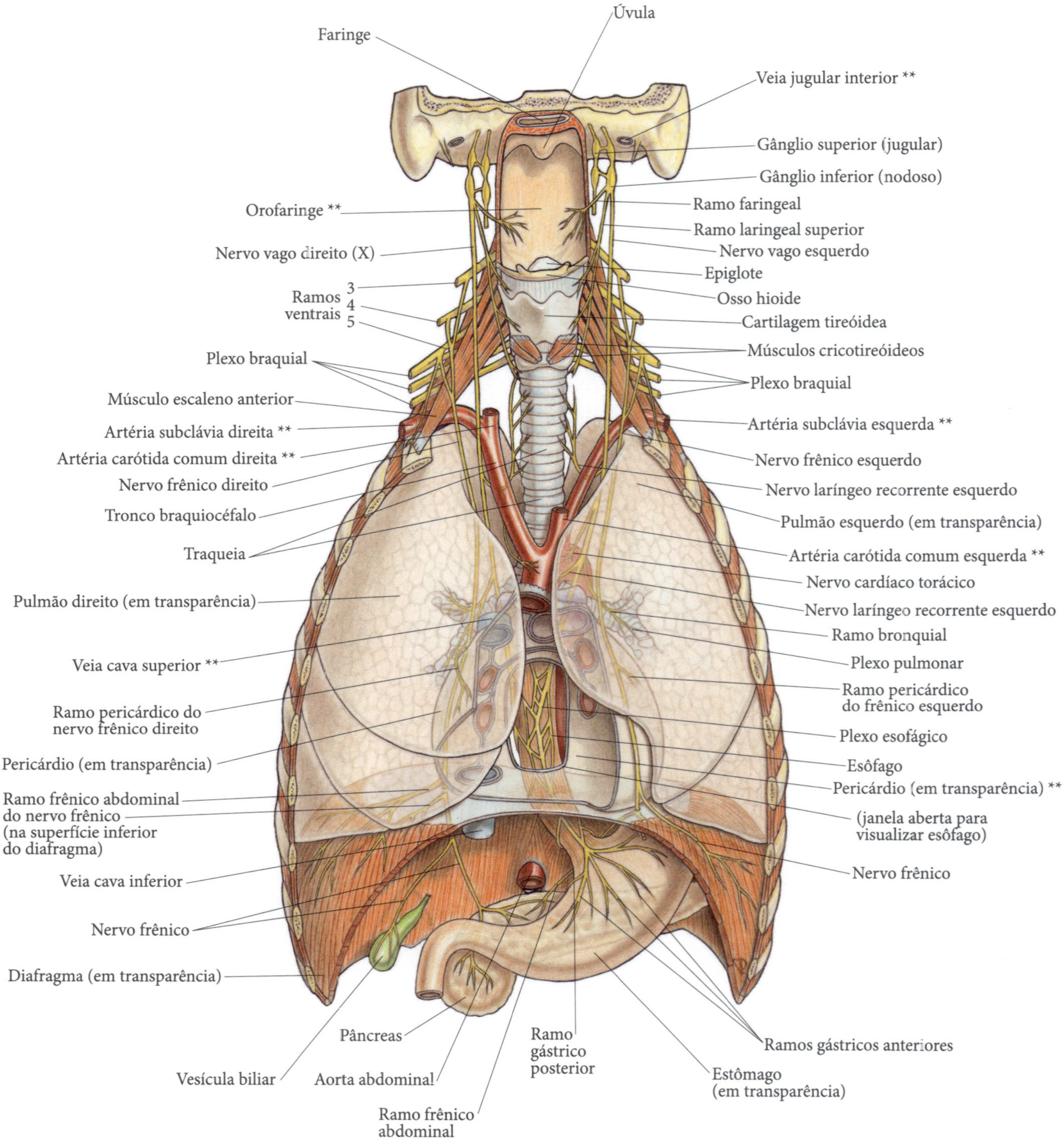

MEDULA ESPINHAL

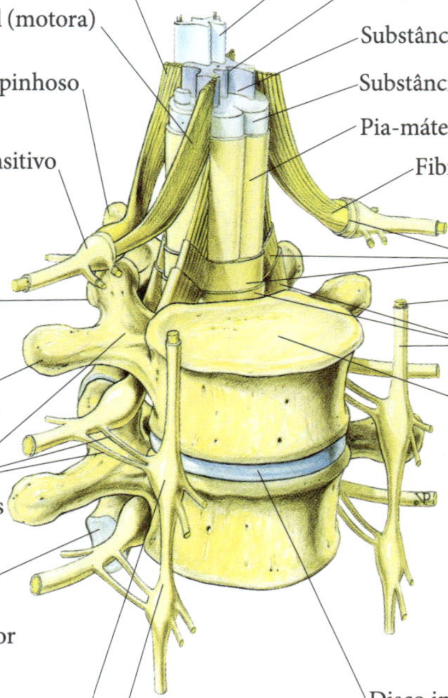

CORAÇÃO

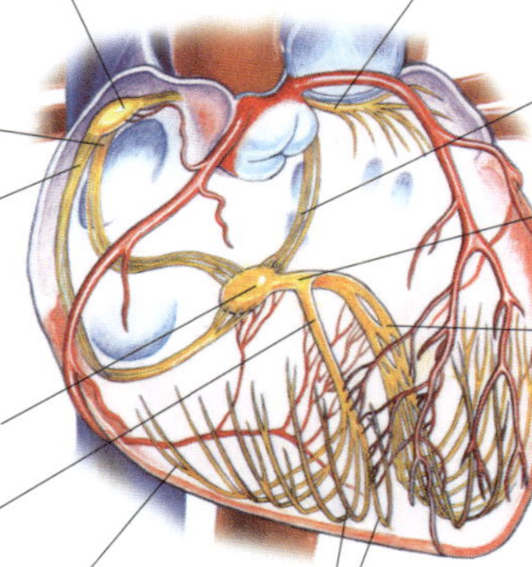

Pele

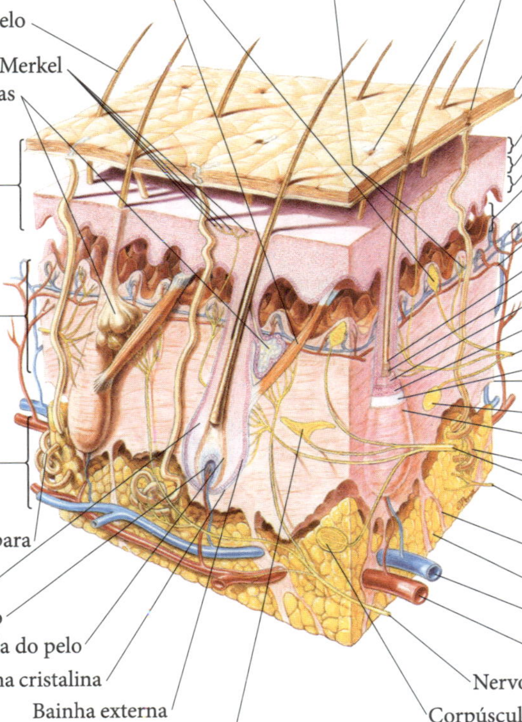

7 Cérebro

CÉREBRO POSICIONADO

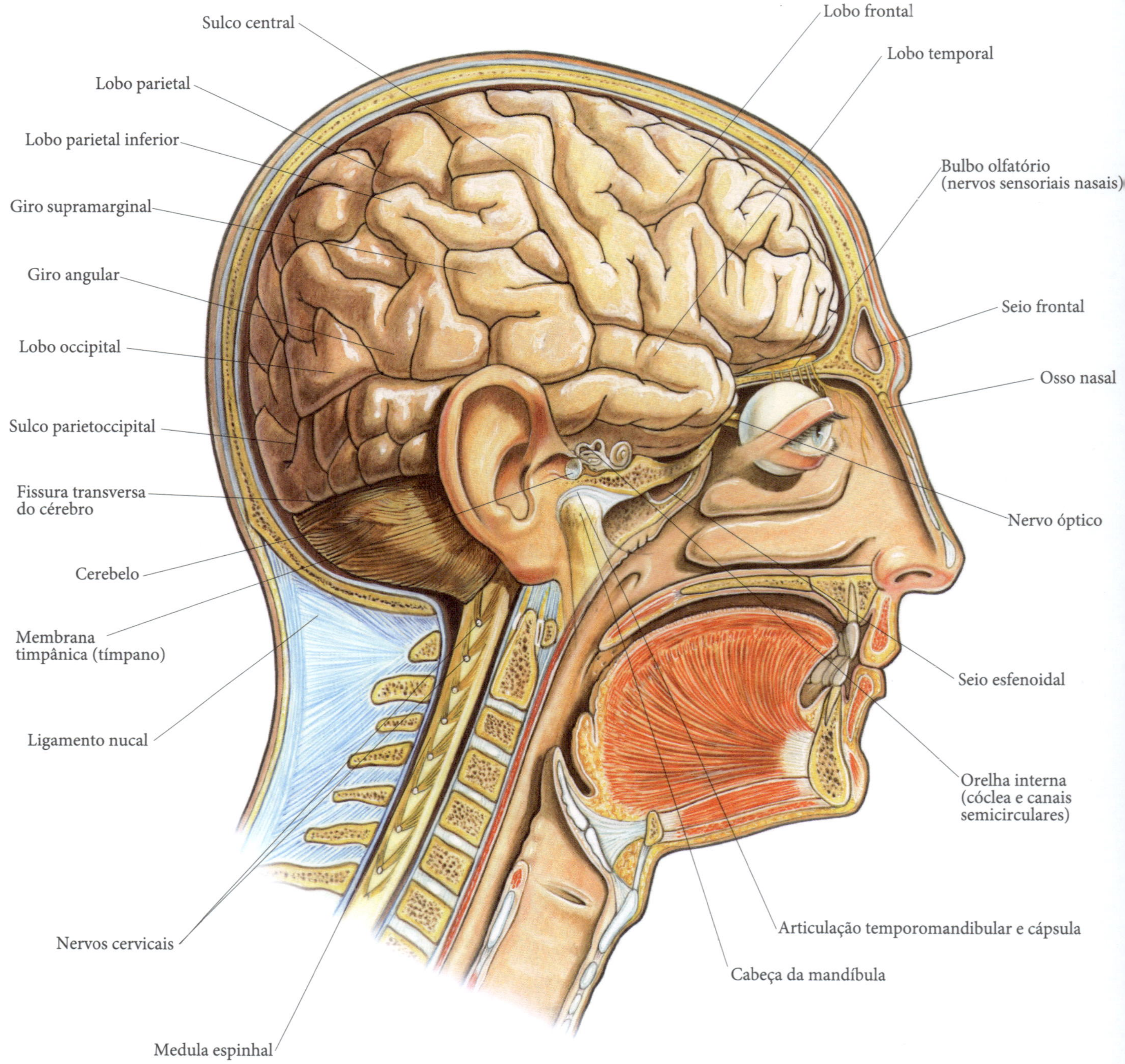

CÉREBRO

VISTA LATERAL

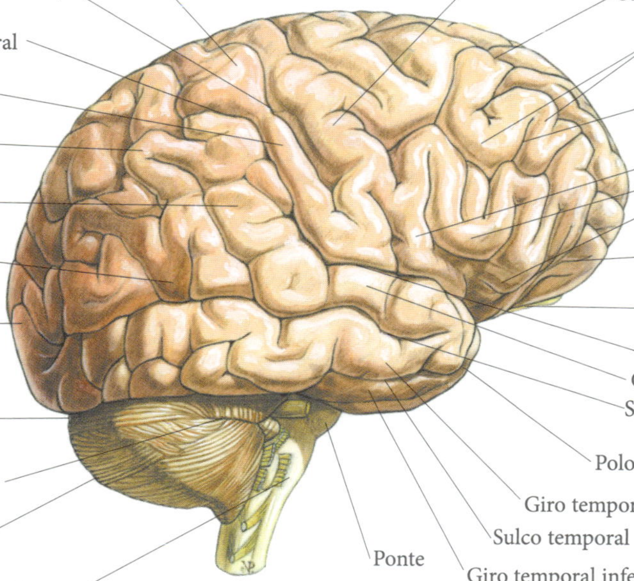

CORTE

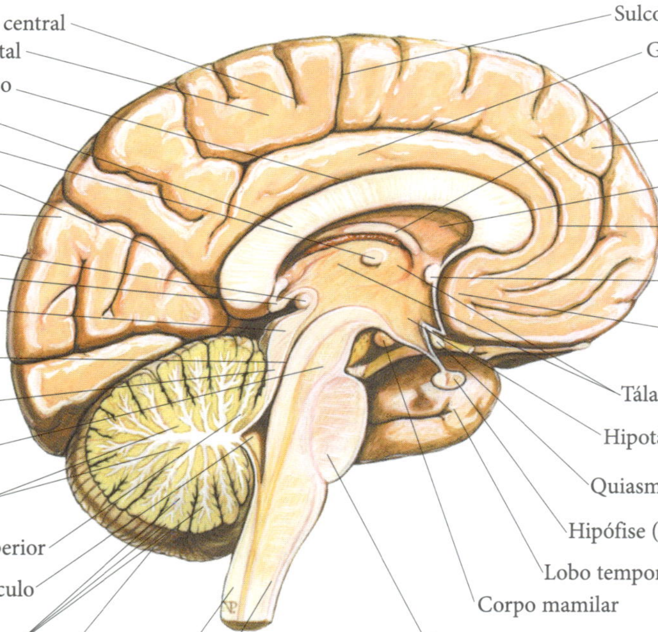

CÉREBRO

VISTA ANTERIOR

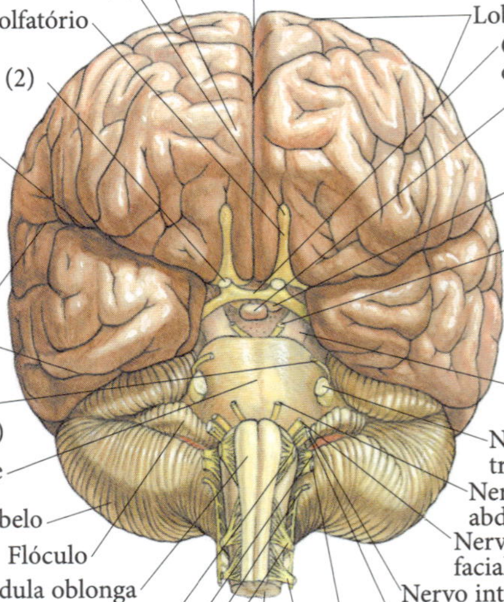

CORTE FRONTAL

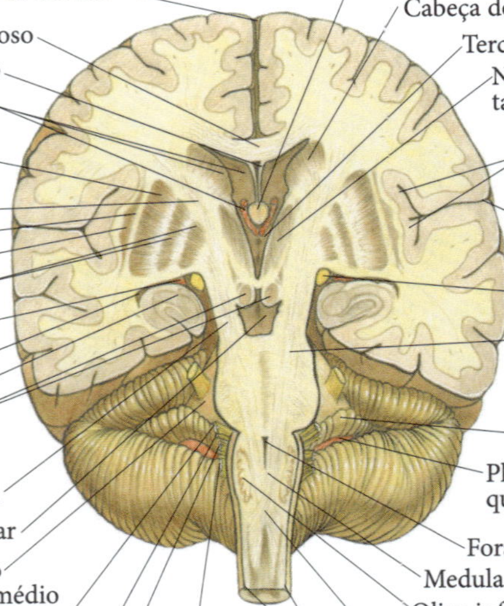

ARTÉRIAS DO CÉREBRO

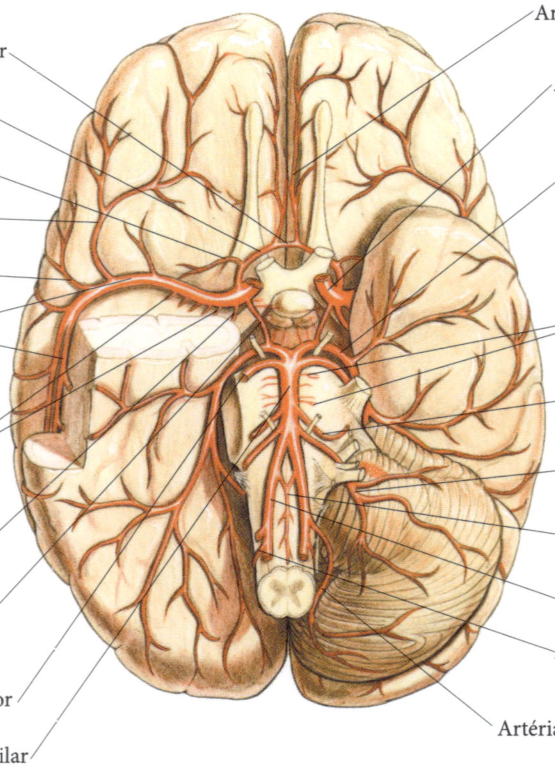

CÉREBRO

VISTA INFERIOR

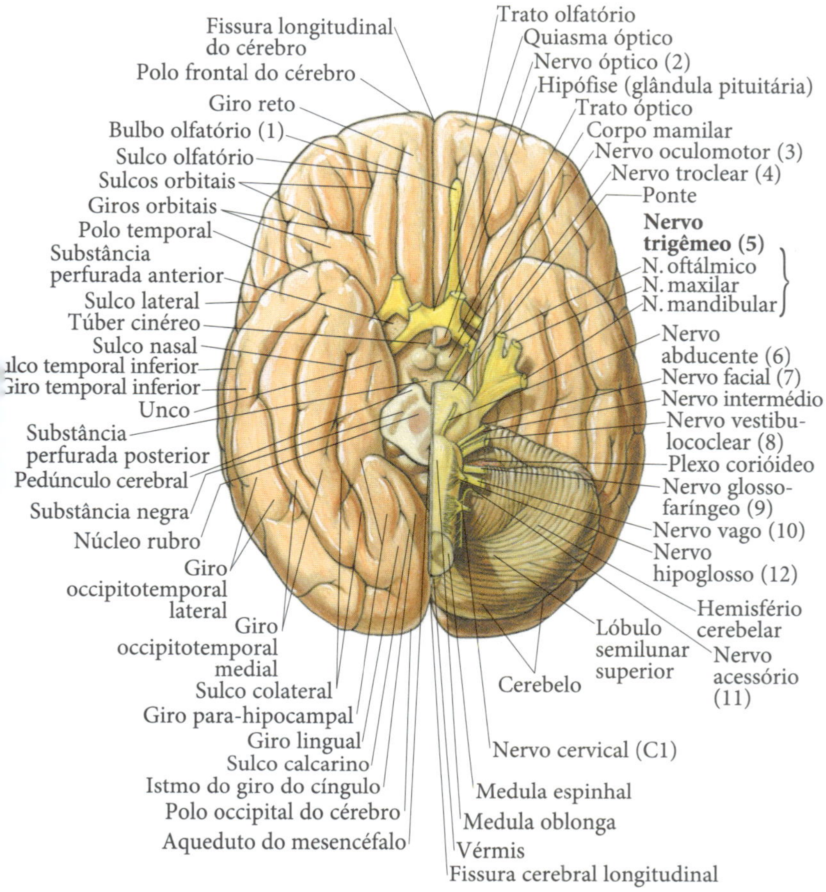

CORTE HORIZONTAL

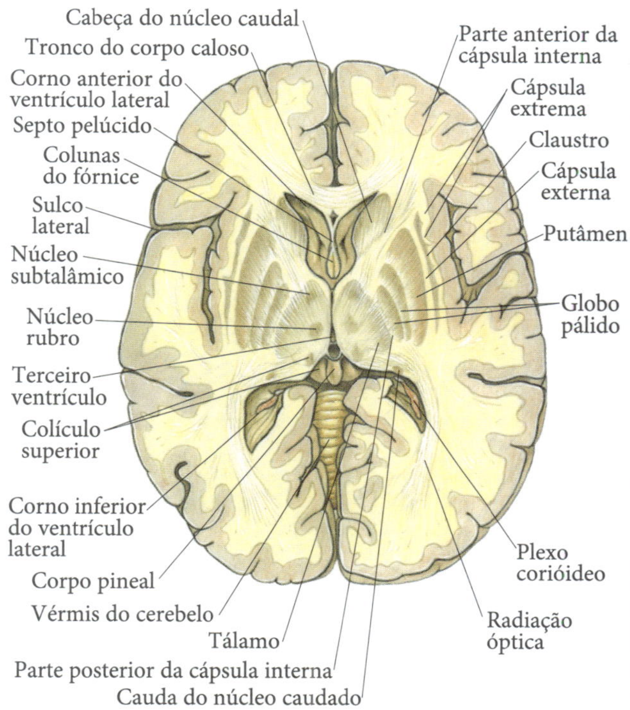

Ventrículos

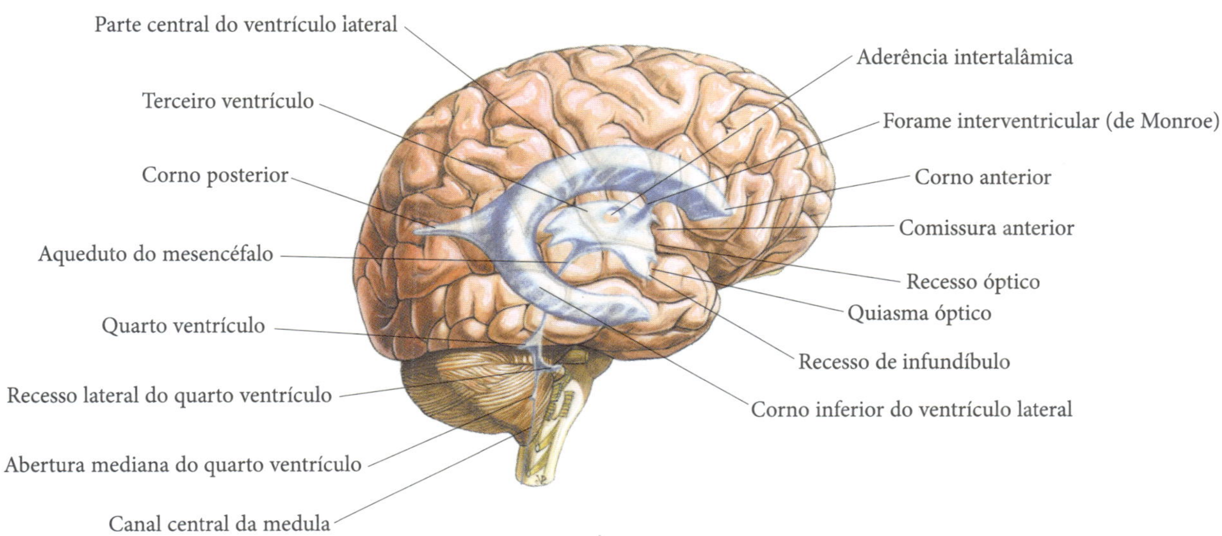

8 Sentidos

CABEÇA: OLHO, OUVIDO, NARIZ E BOCA

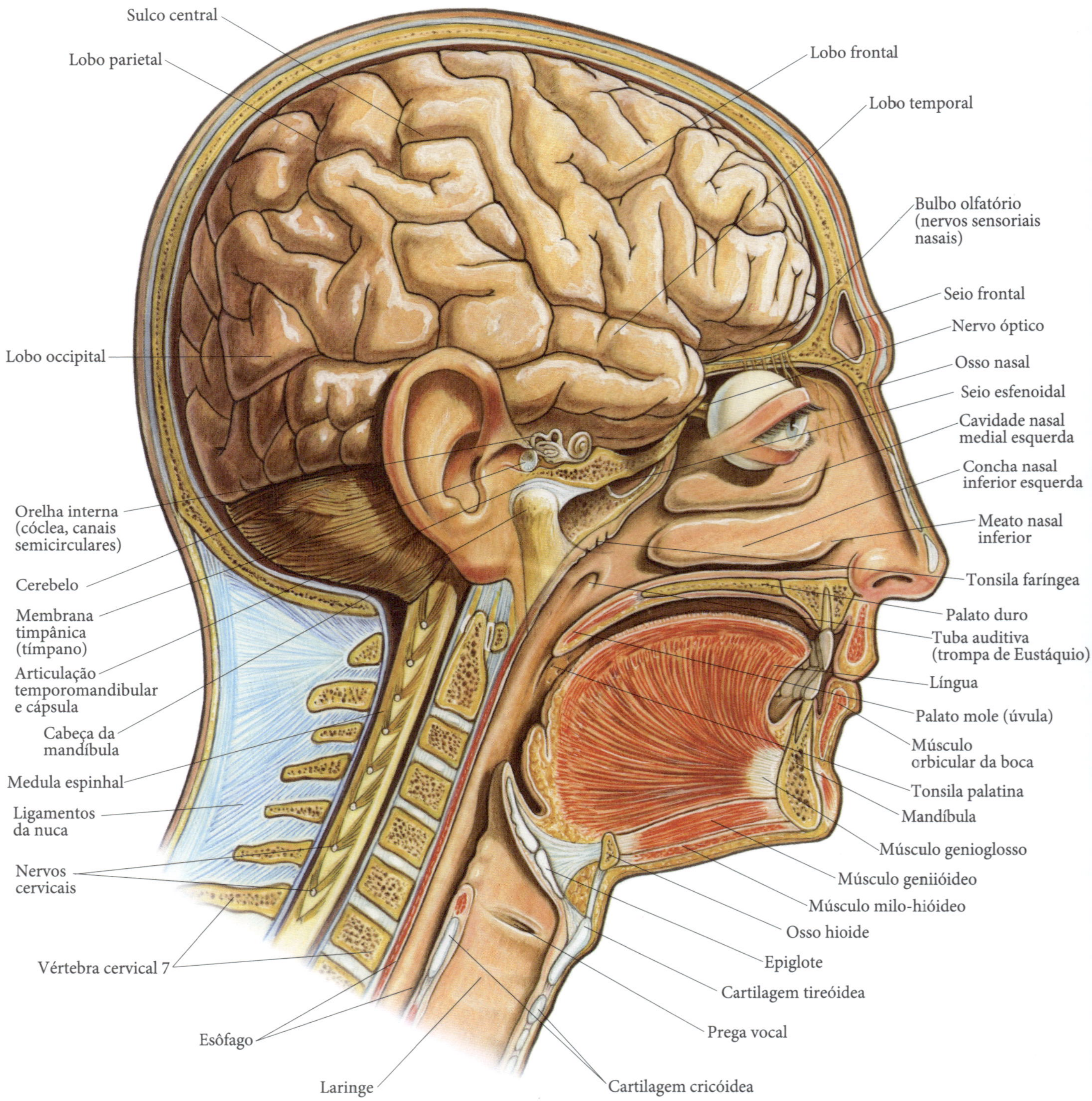

AUDIÇÃO

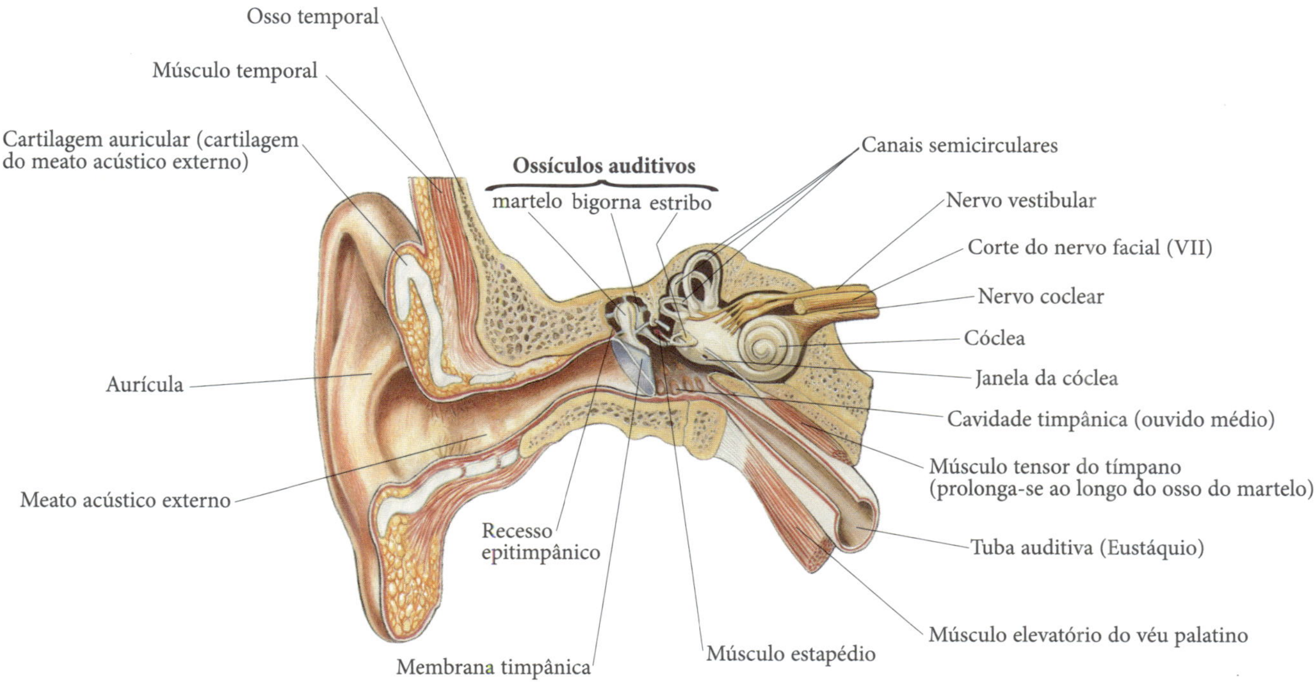
Osso temporal
Músculo temporal
Cartilagem auricular (cartilagem do meato acústico externo)
Ossículos auditivos
martelo bigorna estribo
Canais semicirculares
Nervo vestibular
Corte do nervo facial (VII)
Nervo coclear
Cóclea
Janela da cóclea
Cavidade timpânica (ouvido médio)
Músculo tensor do tímpano (prolonga-se ao longo do osso do martelo)
Tuba auditiva (Eustáquio)
Músculo elevatório do véu palatino
Aurícula
Meato acústico externo
Recesso epitimpânico
Membrana timpânica
Músculo estapédio

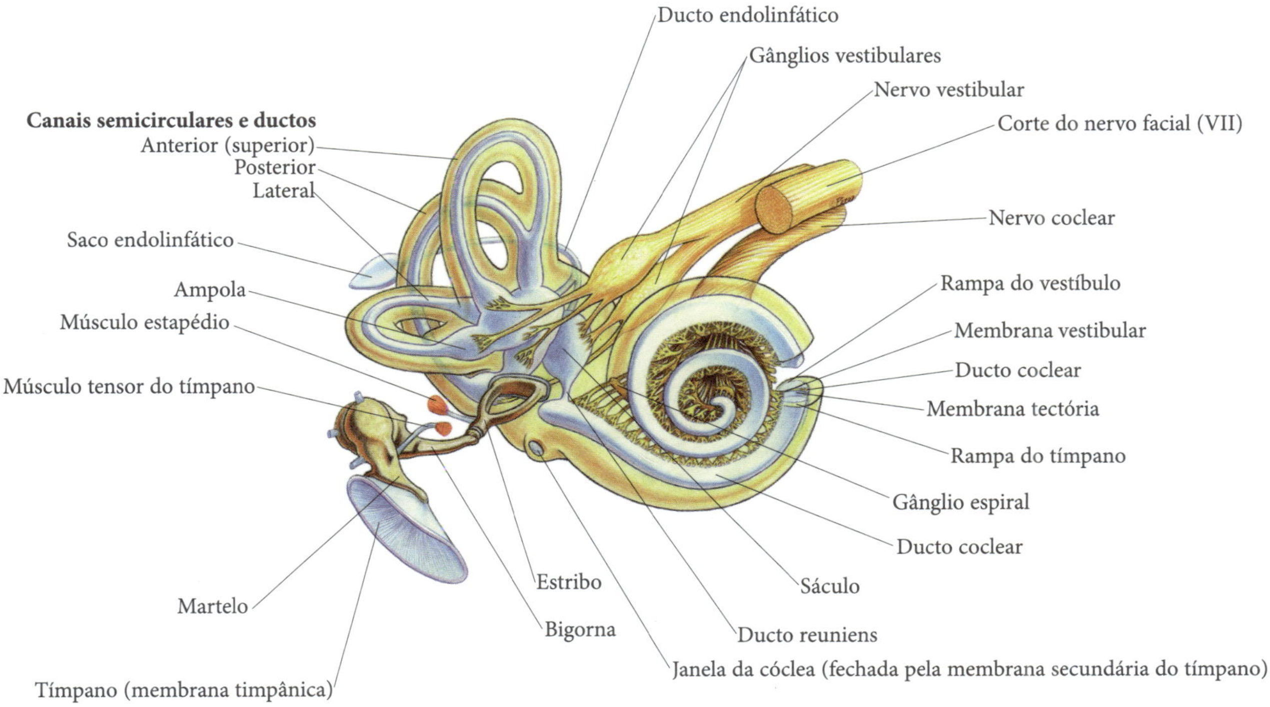
Ducto endolinfático
Gânglios vestibulares
Nervo vestibular
Corte do nervo facial (VII)
Nervo coclear
Canais semicirculares e ductos
Anterior (superior)
Posterior
Lateral
Saco endolinfático
Ampola
Músculo estapédio
Músculo tensor do tímpano
Rampa do vestíbulo
Membrana vestibular
Ducto coclear
Membrana tectória
Rampa do tímpano
Gânglio espiral
Ducto coclear
Sáculo
Ducto reuniens
Janela da cóclea (fechada pela membrana secundária do tímpano)
Estribo
Bigorna
Martelo
Tímpano (membrana timpânica)

VISÃO

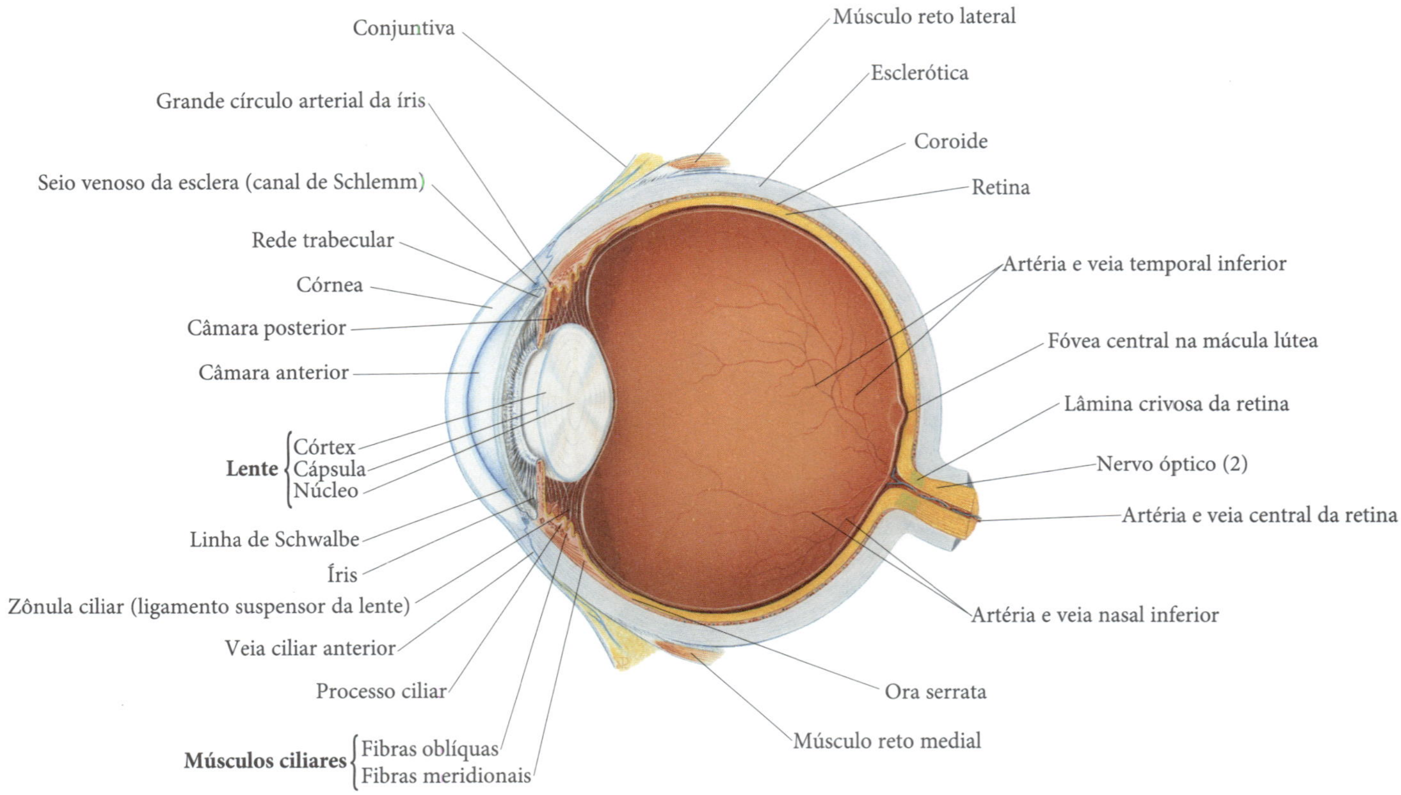

OLFATO

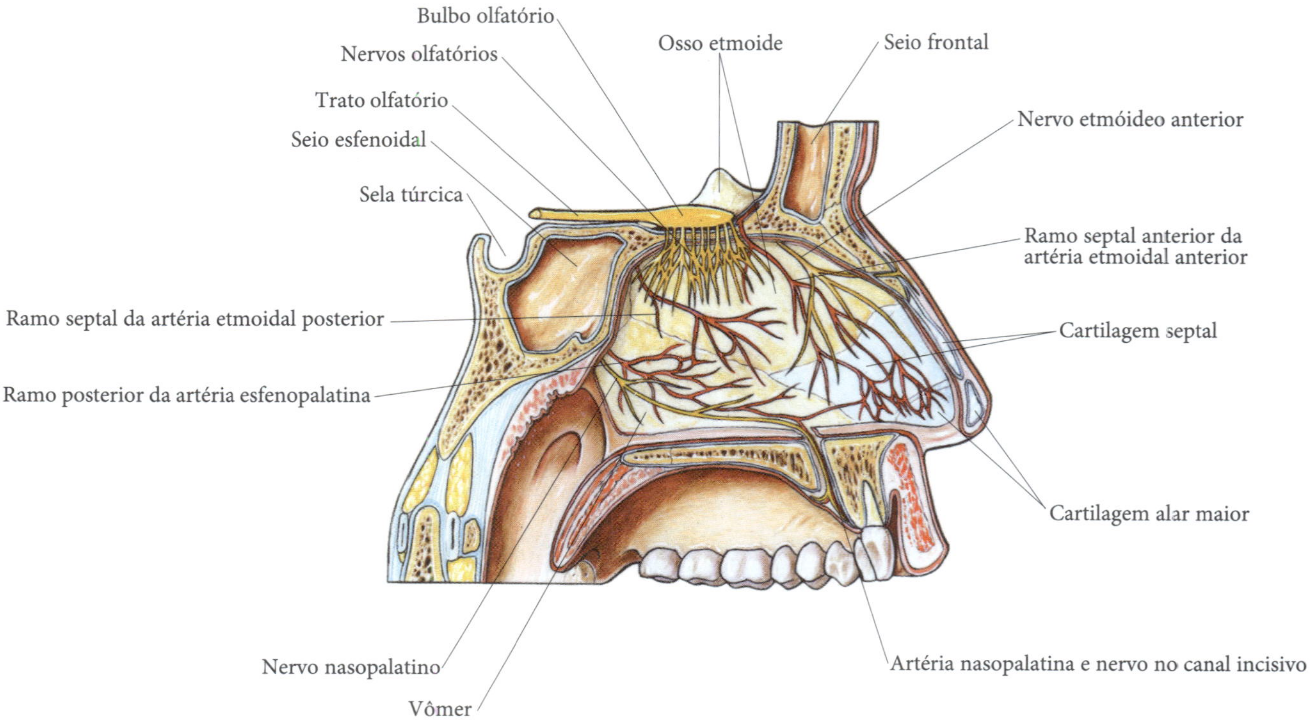

PALADAR

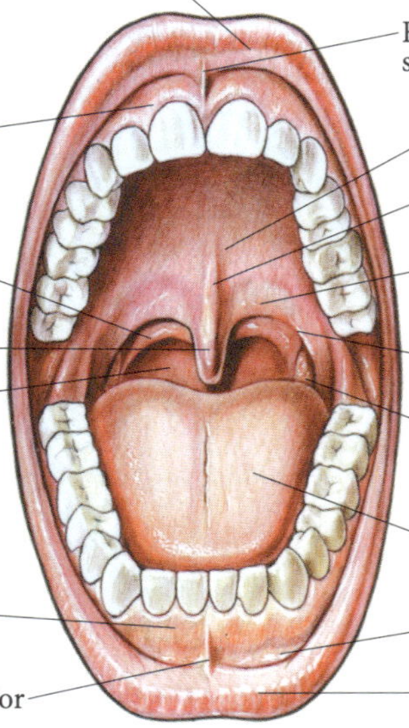

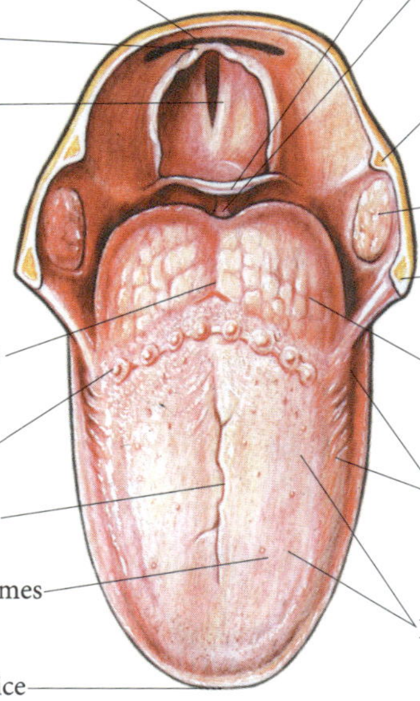

TATO

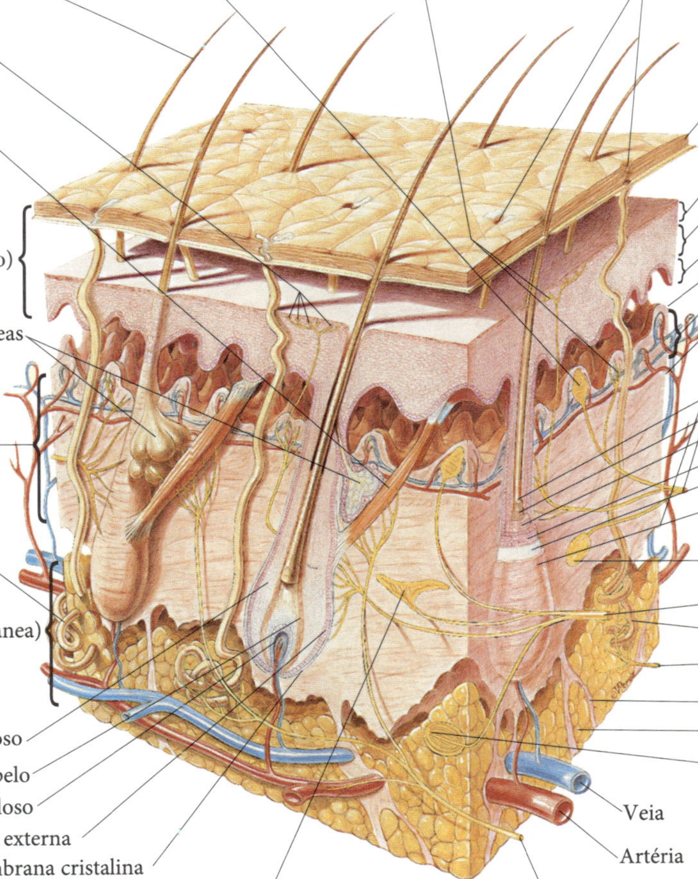

9 SISTEMA Respiratório

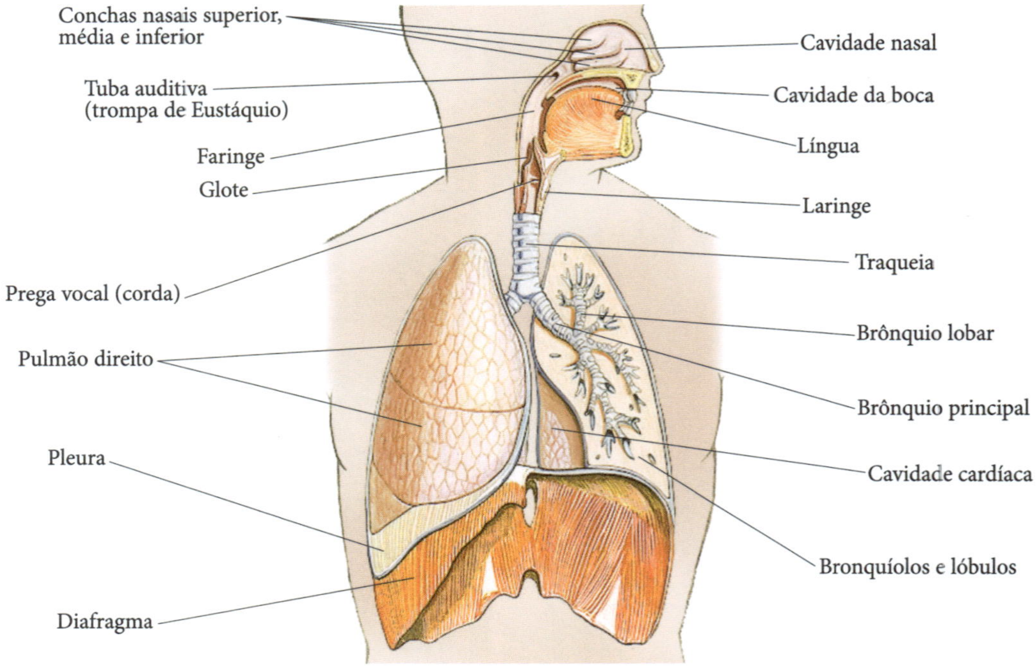

MÚSCULOS DA RESPIRAÇÃO

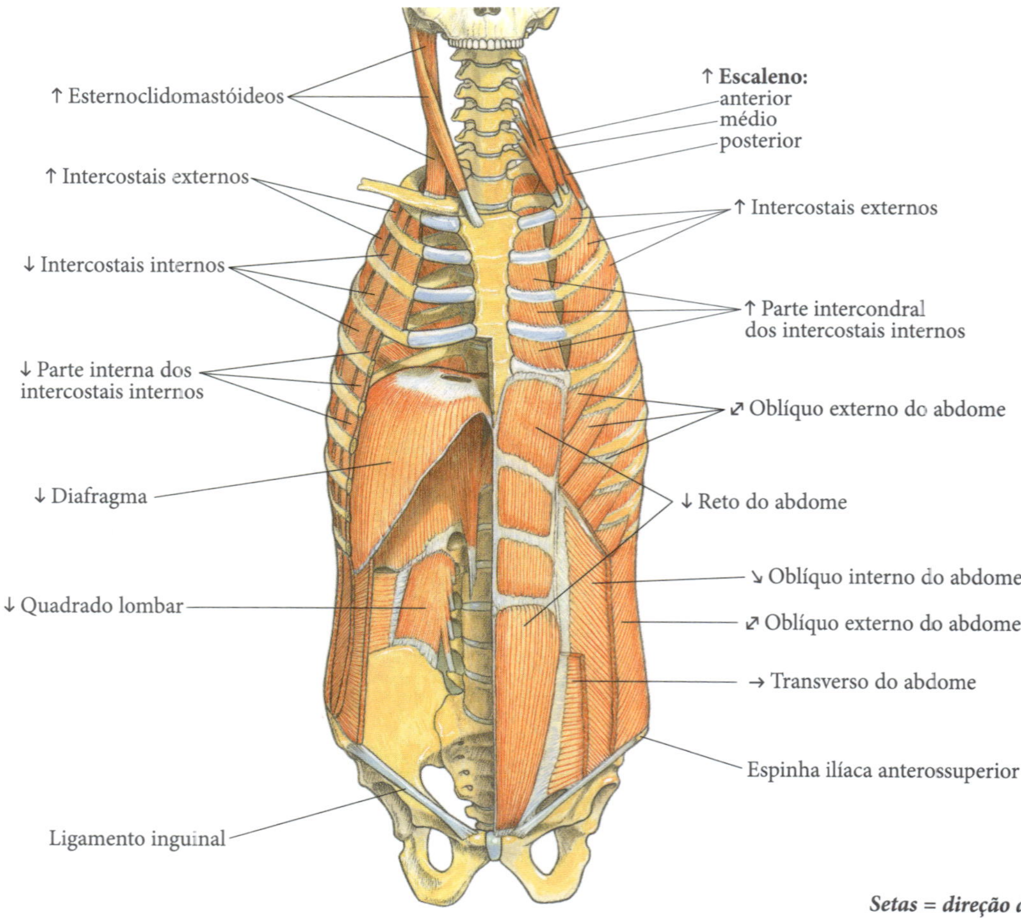

Setas = direção da contração

ÁRVORE BRÔNQUICA

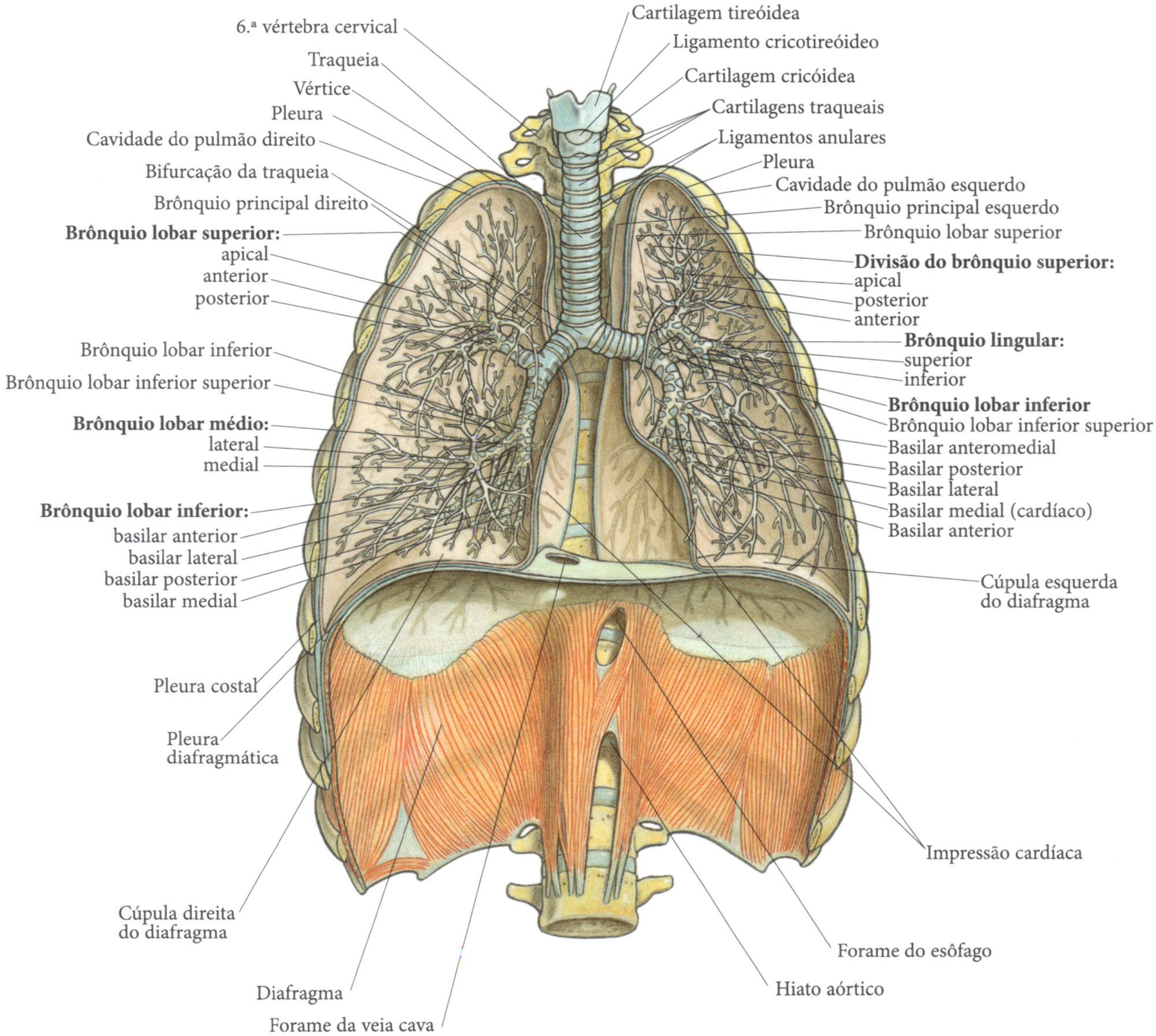

LARINGE

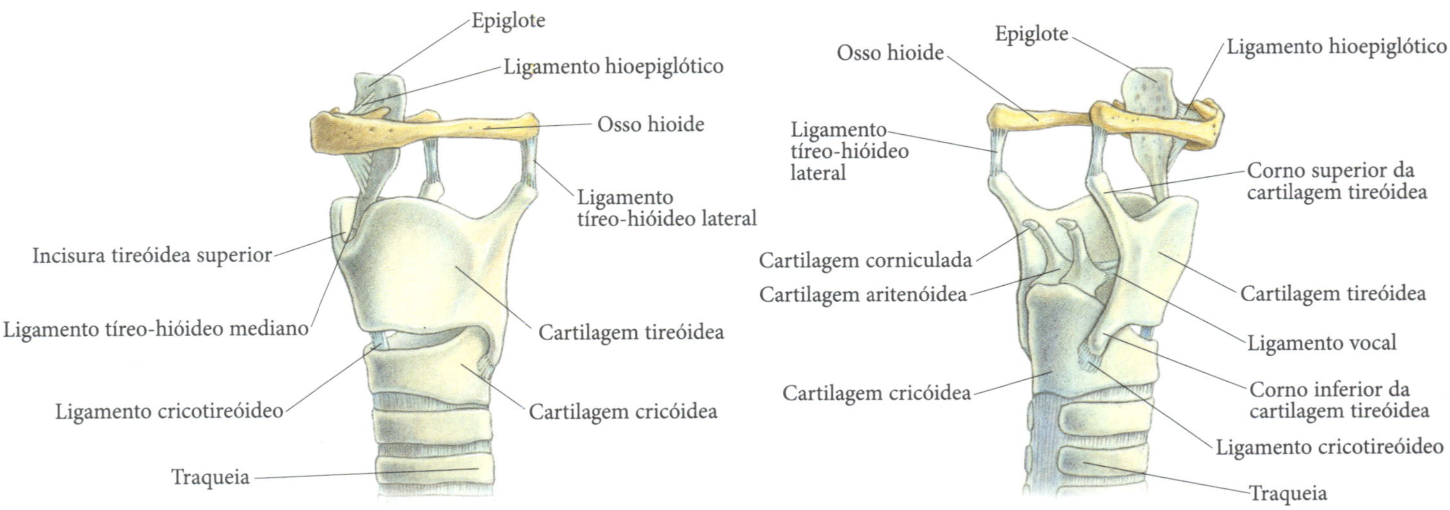

CAVIDADE NASAL E ORAL

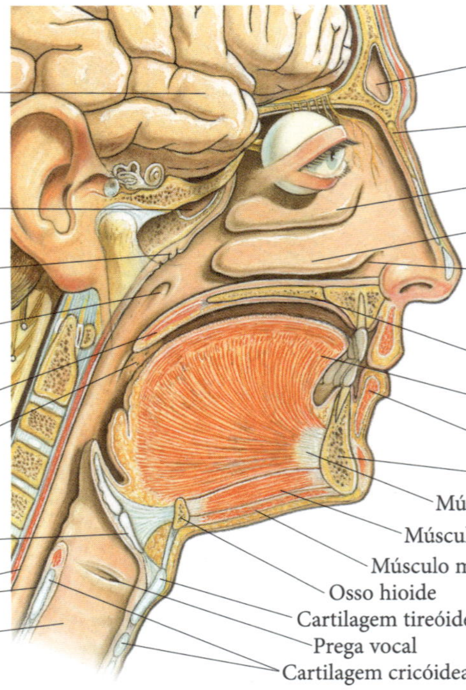

SEPTO NASAL

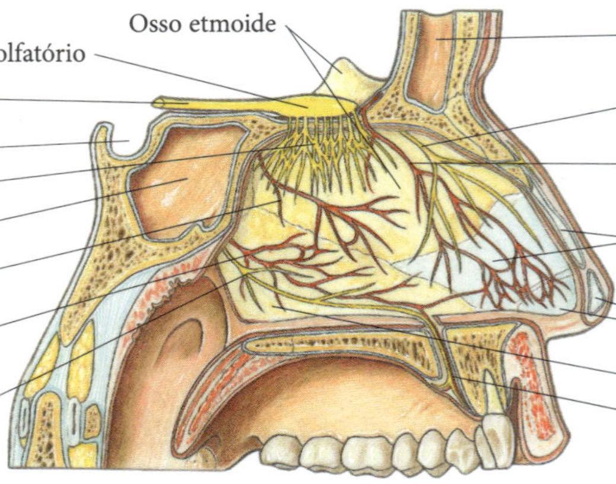

SEIOS PARANASAIS

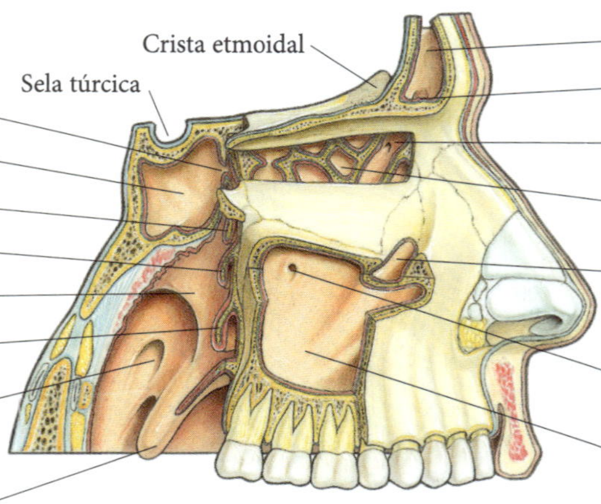

SACO ALVEOLAR E BRÔNQUIO

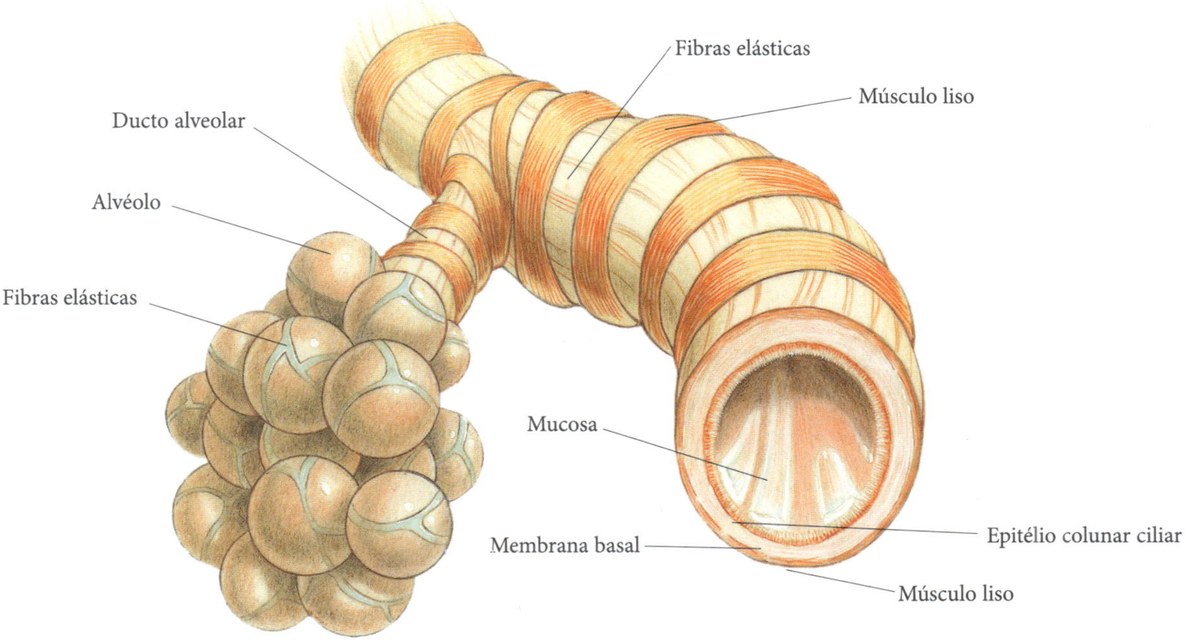

OXIGENAÇÃO DOS SACOS ALVEOLARES

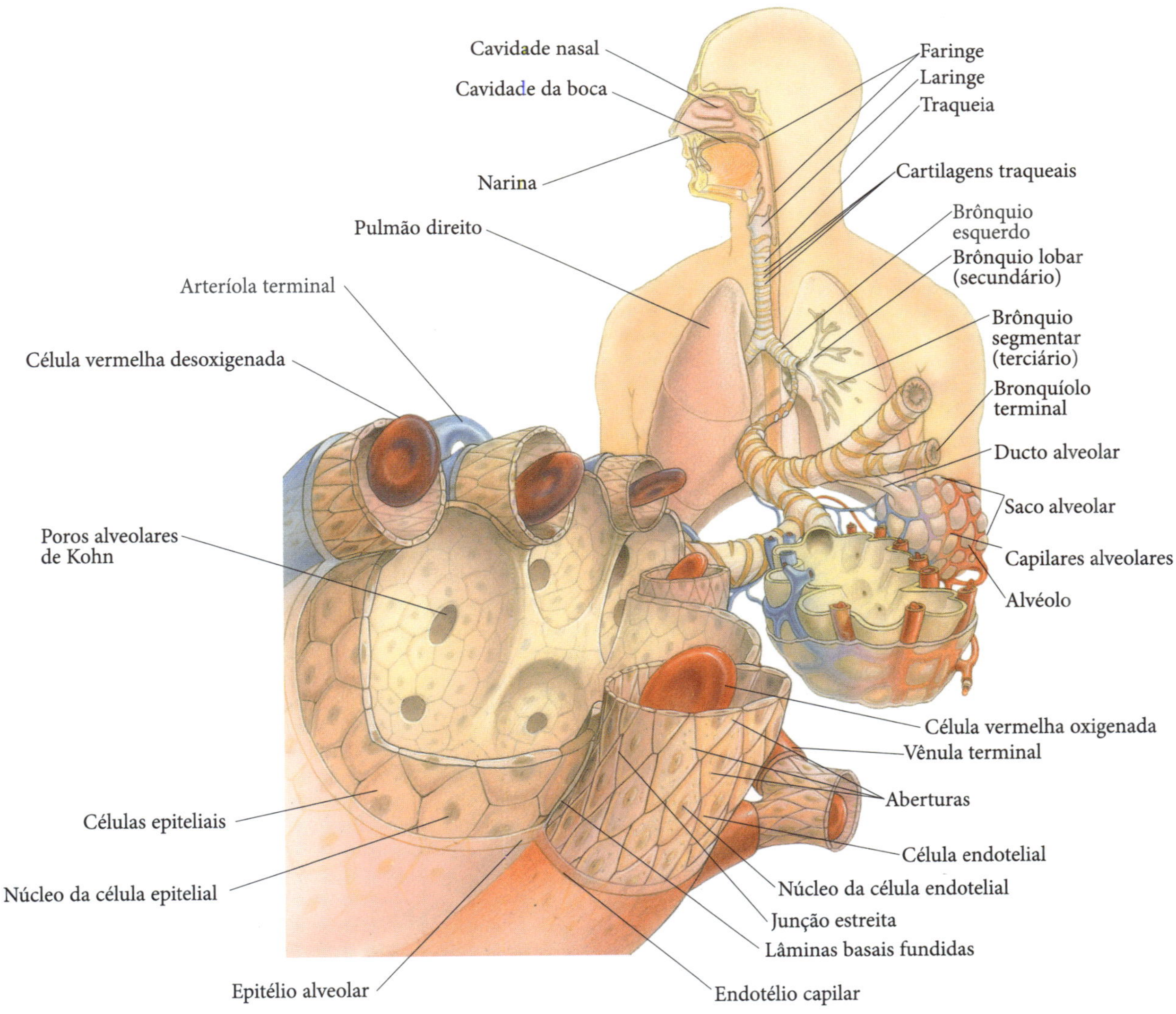

10 SISTEMA Circulatório

VISTA POSTERIOR

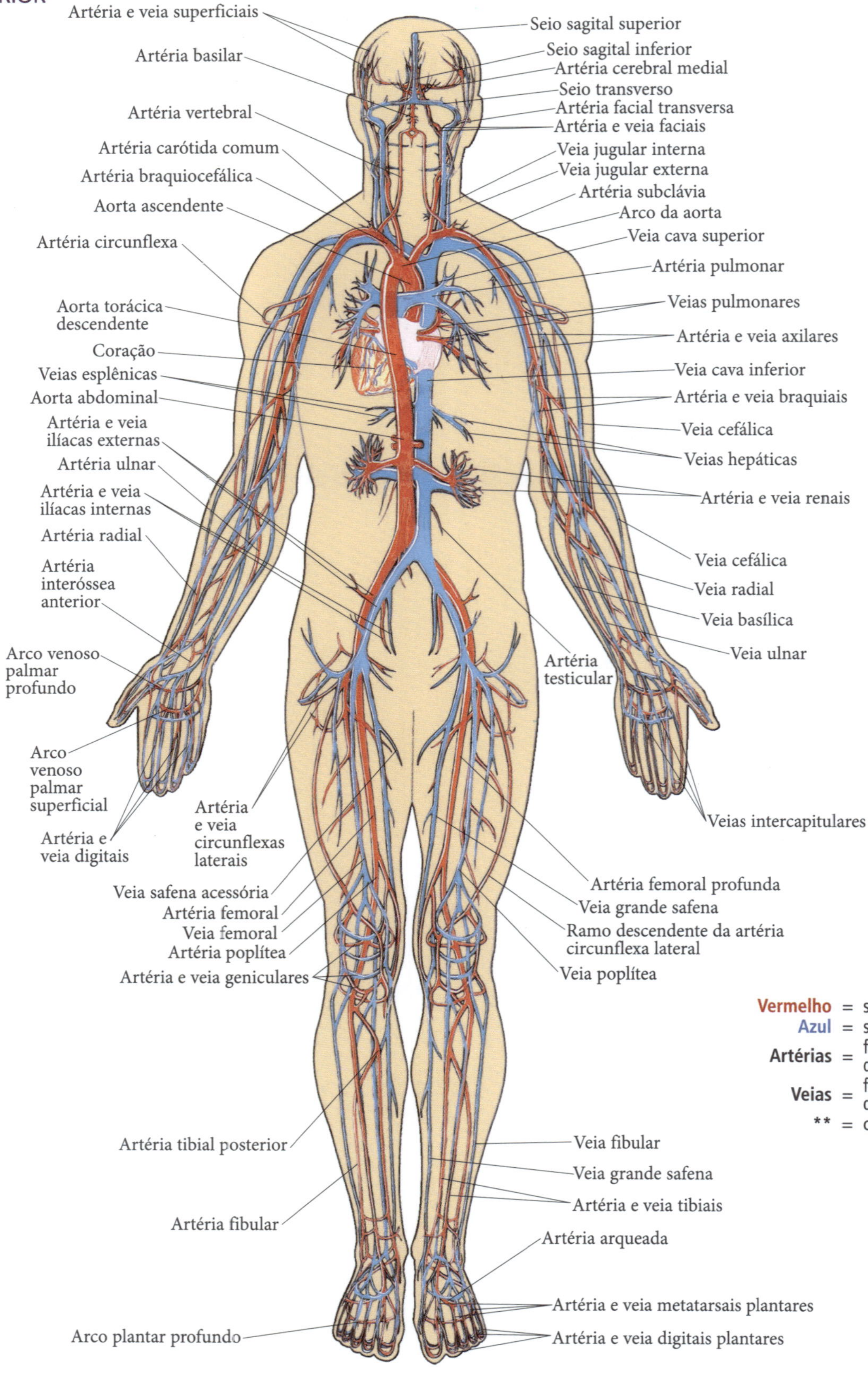

Vermelho = sangue oxigenado
Azul = sangue sem oxigênio
Artérias = fluxo sanguíneo saindo do coração
Veias = fluxo sanguíneo em direção ao coração
** = corte

VISTA ANTERIOR

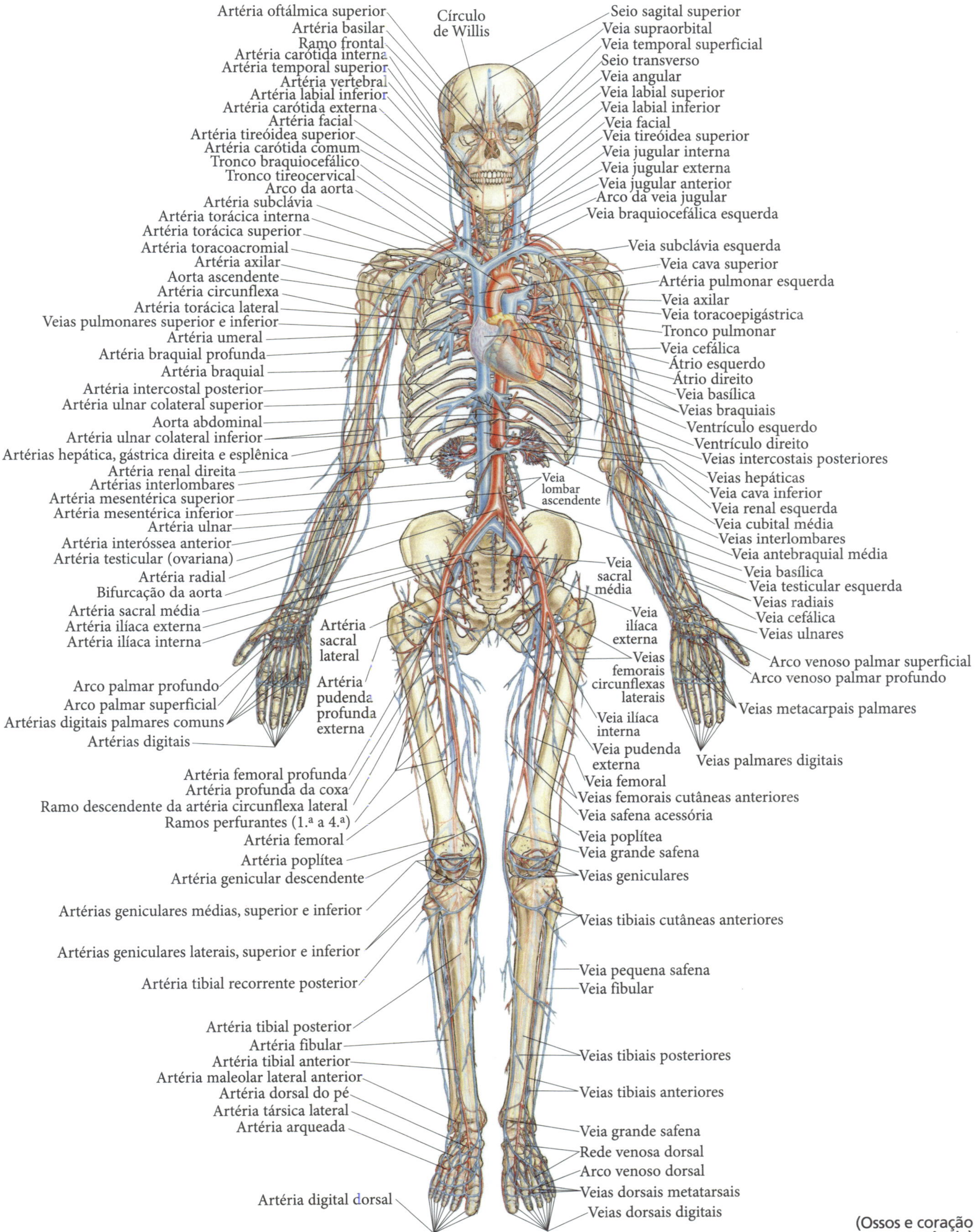

(Ossos e coração em transparência)

SISTEMA VENOSO

VISTA ANTERIOR

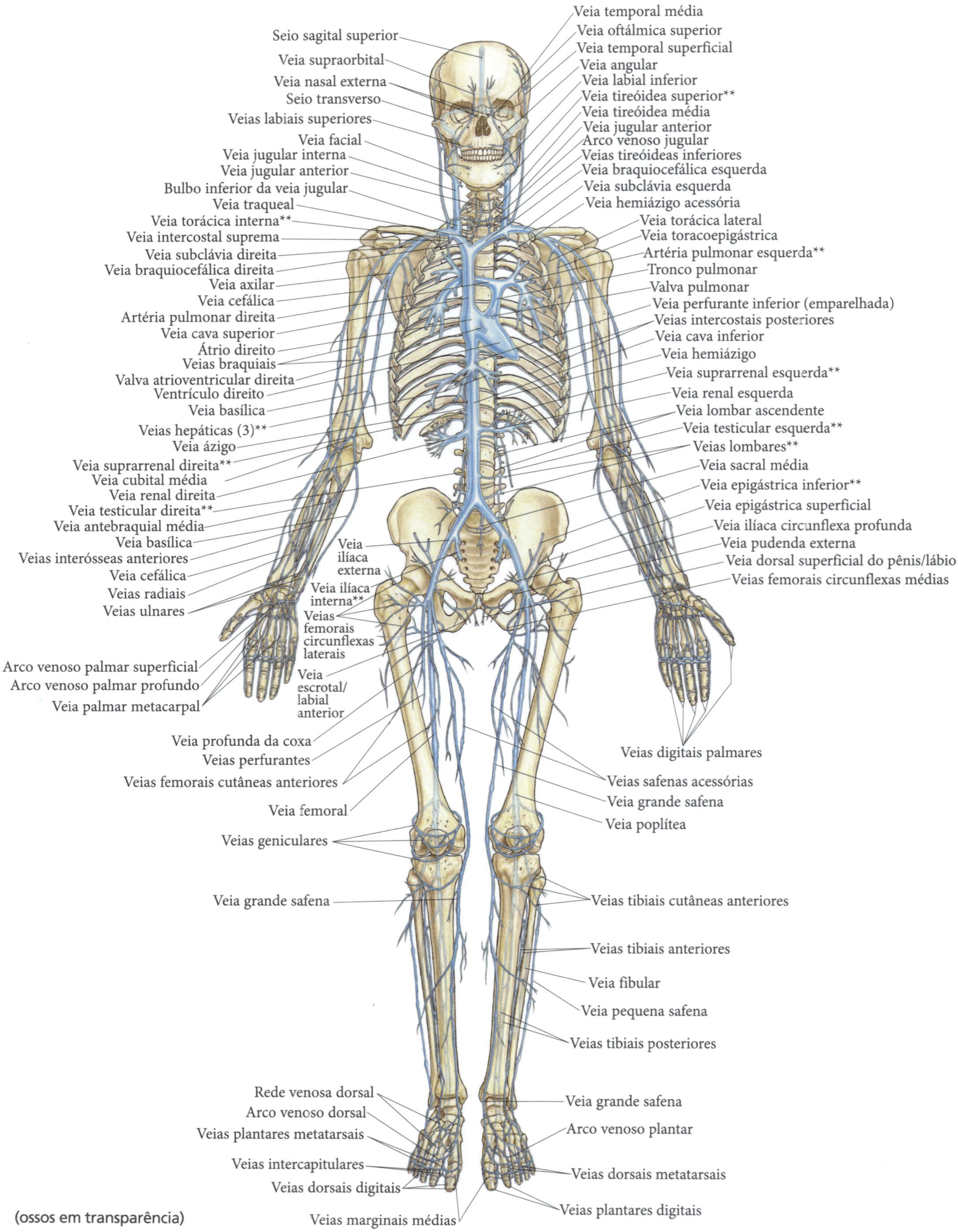

(ossos em transparência)

SISTEMA ARTERIAL

VISTA ANTERIOR

Círculo (polígono) de Willis

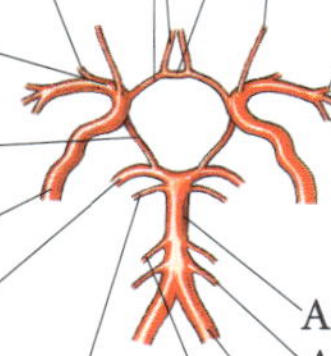

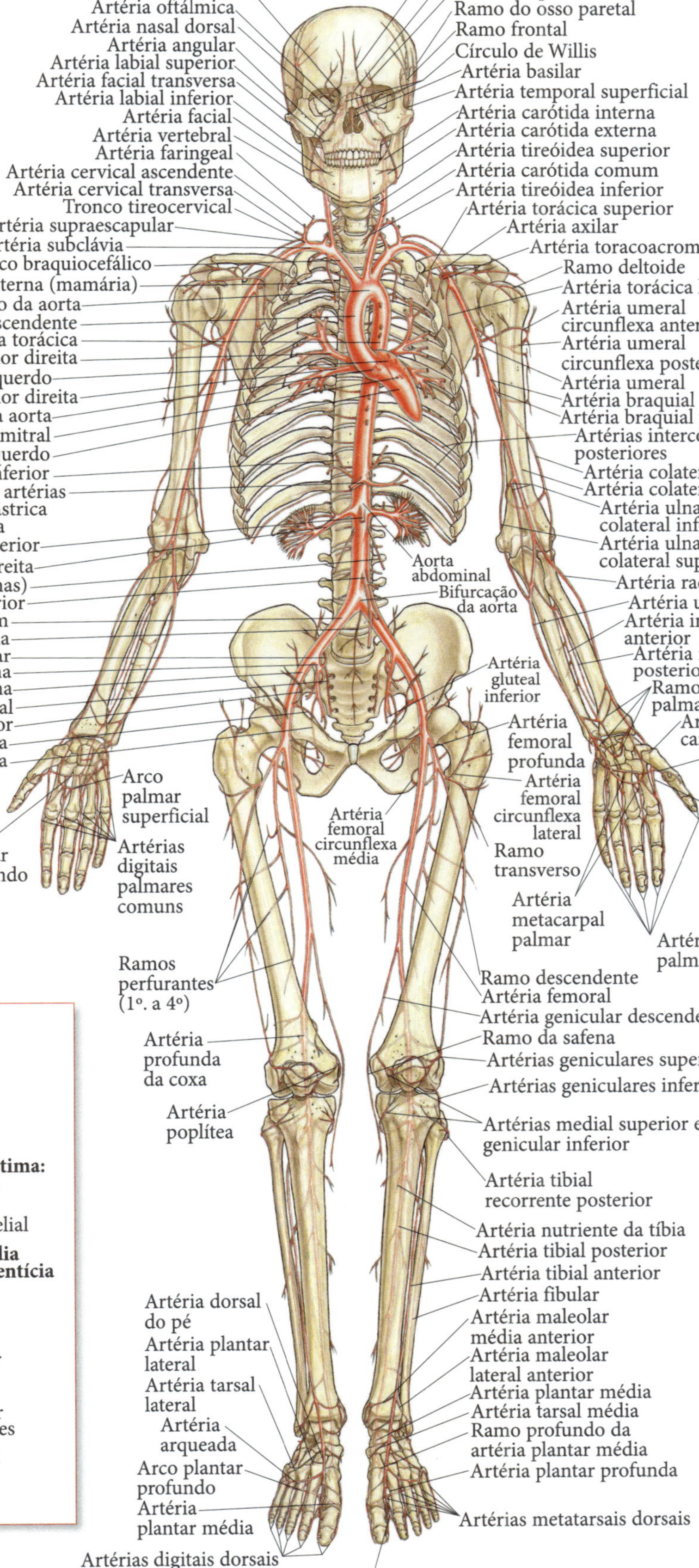

(ossos em transparência)

Vasos sanguíneos

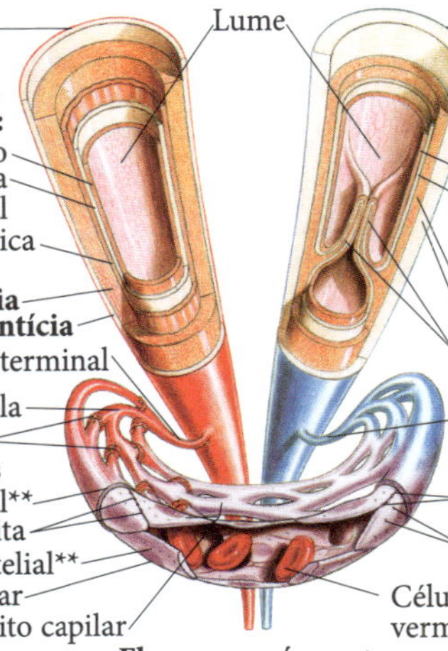

VEIAS DO TÓRAX, PESCOÇO E CABEÇA

(ossos e cartilagens em transparência)

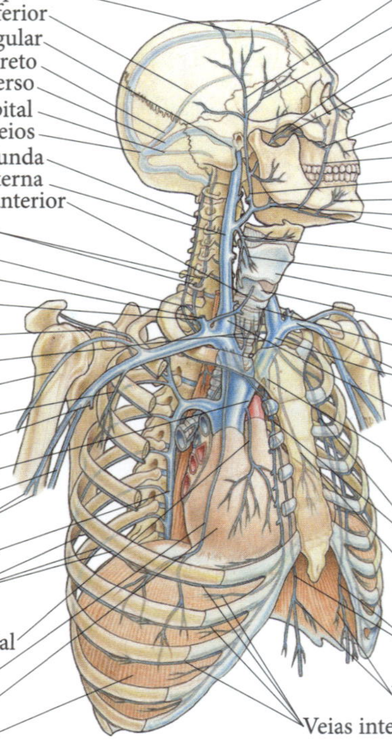

ARTÉRIAS CORONÁRIAS E VEIAS CARDÍACAS

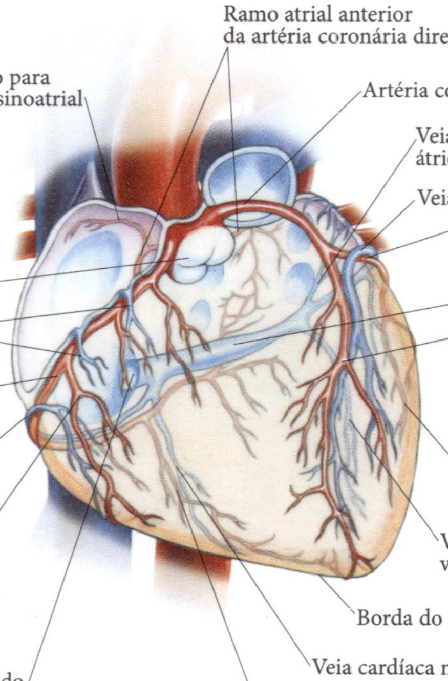

CORAÇÃO EM DIÁSTOLE

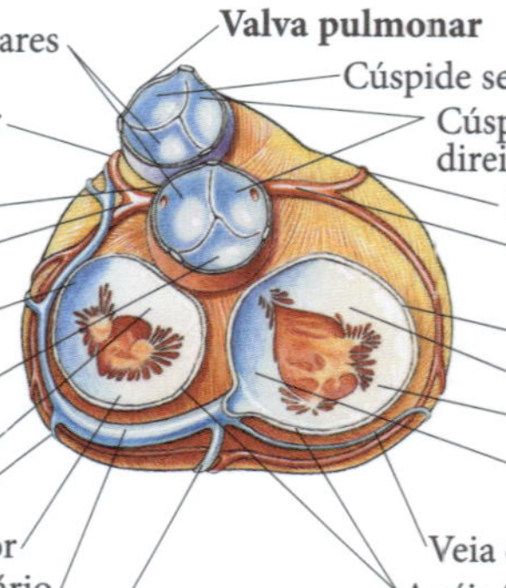

CORAÇÃO EM SÍSTOLE

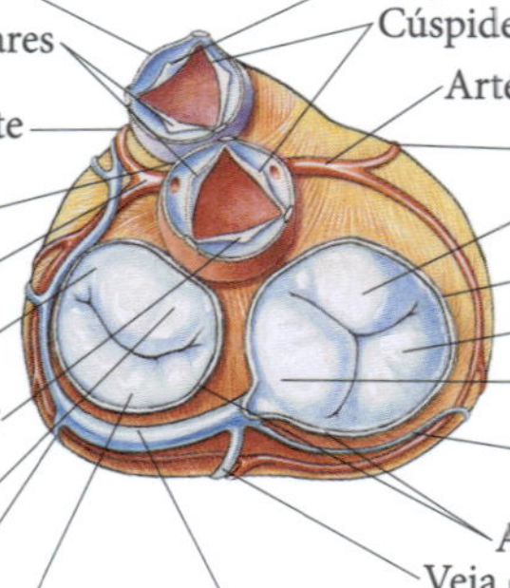

ARTÉRIAS DO TÓRAX, PESCOÇO E CABEÇA

(ossos, cartilagens e veias em transparência)

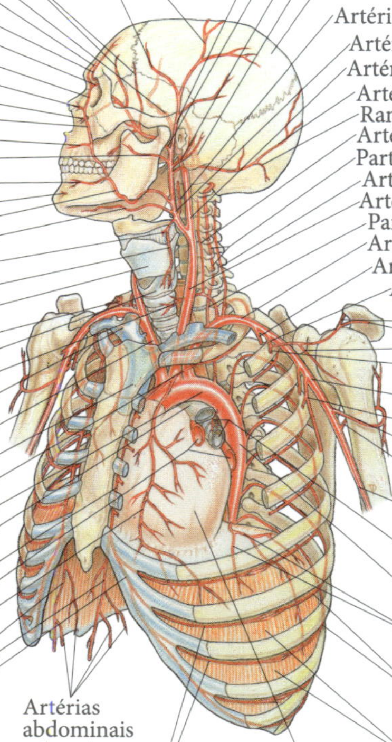

CRÂNIO E ARTÉRIAS

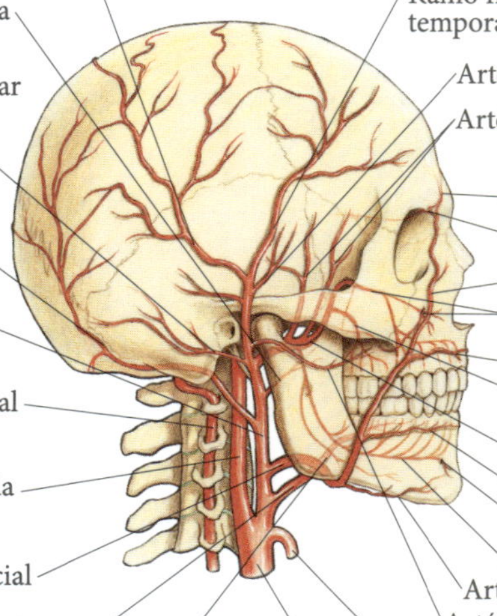

ARTÉRIAS DO CÉREBRO

VISTA INFERIOR

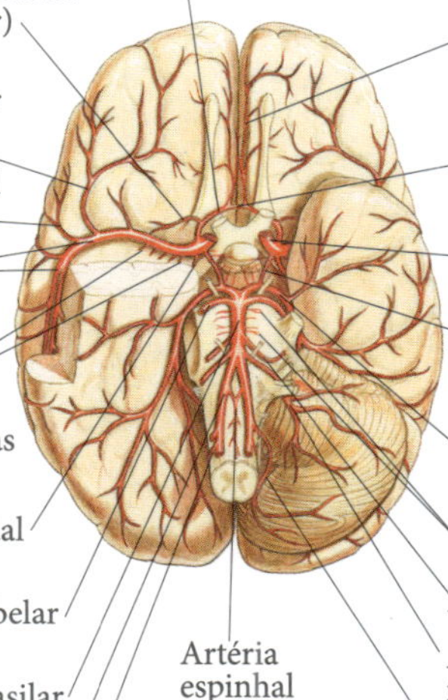

VEIAS HEPÁTICAS

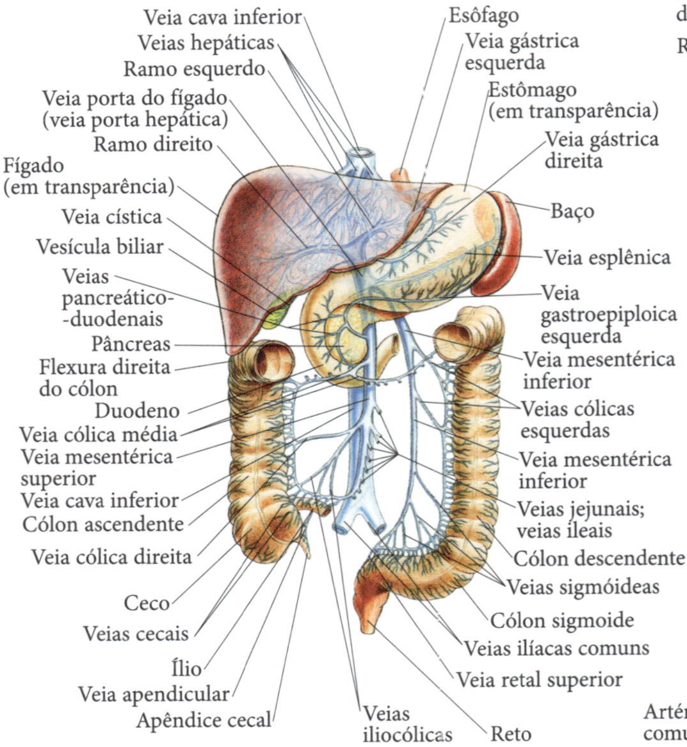

CIRCULAÇÃO ABDOMINAL

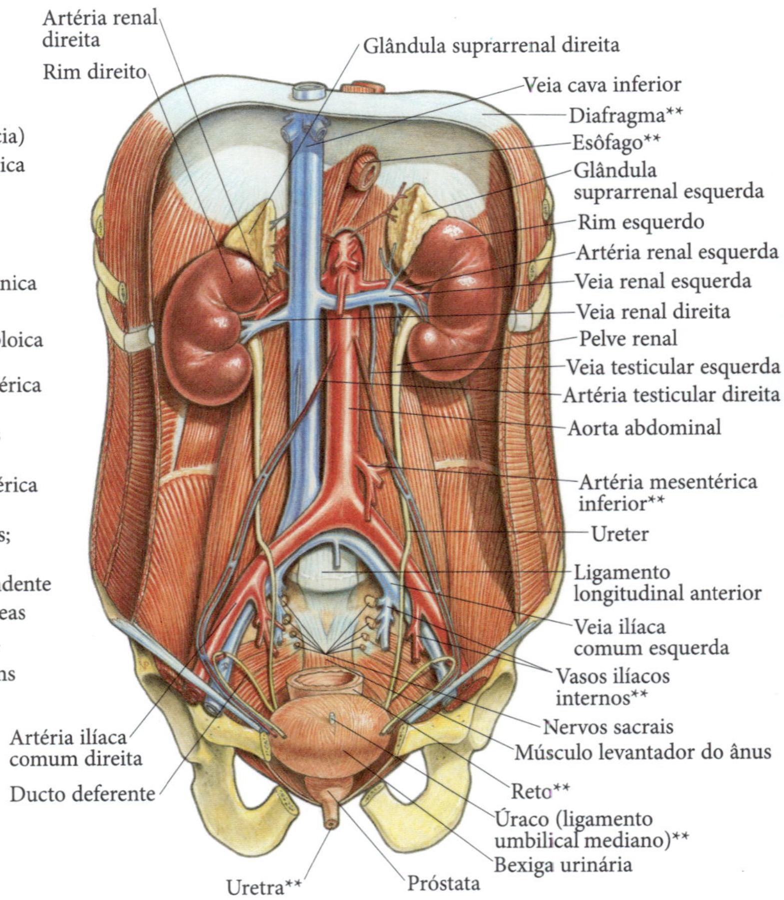

CIRCULAÇÃO FETAL

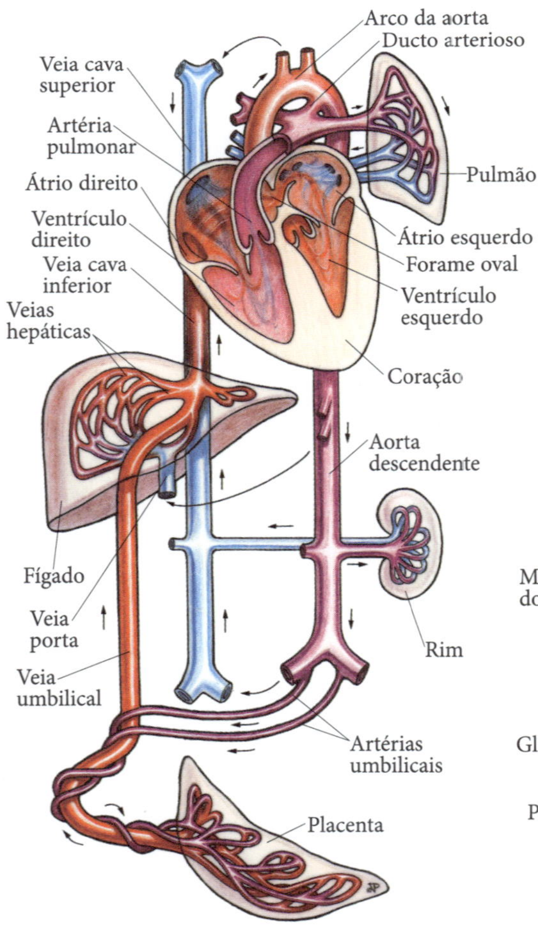

PELE

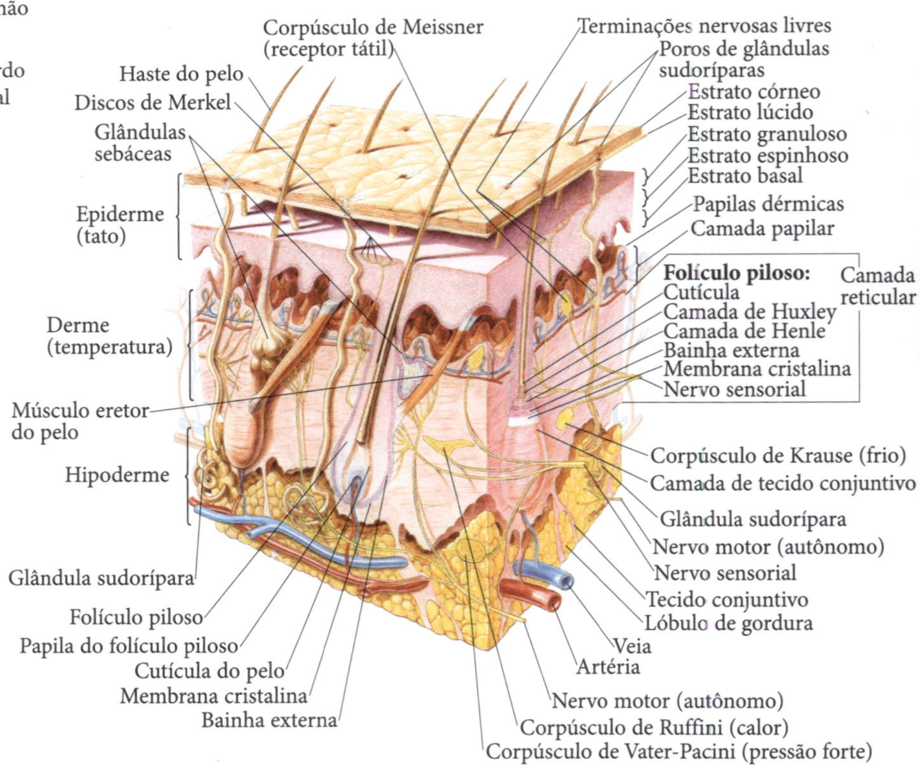

ARTÉRIAS DO PÉ

VISTA PLANTAR

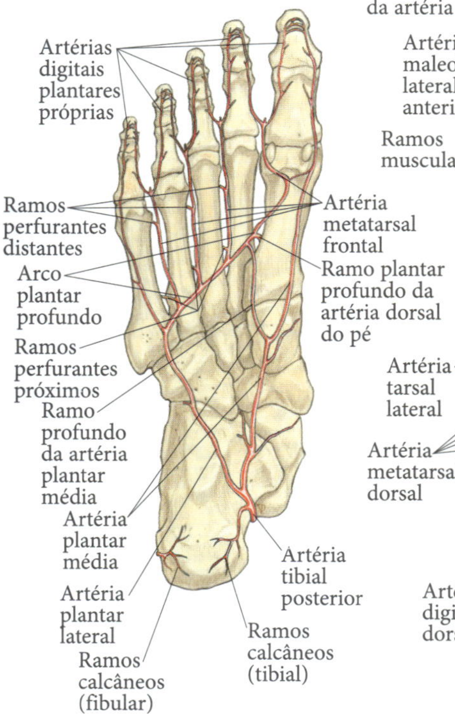

VISTA DORSAL

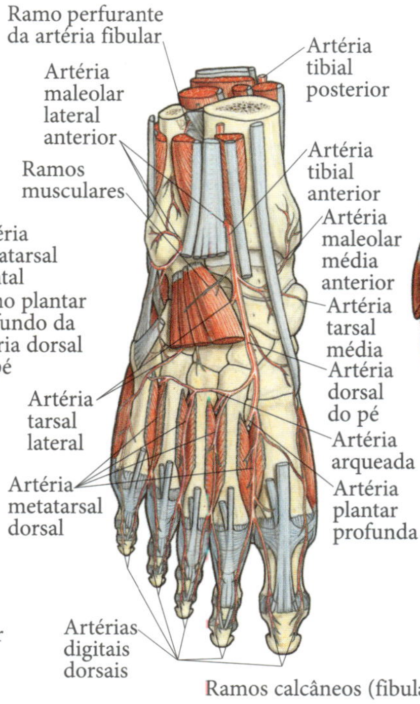

VEIAS DO PÉ

VISTA PLANTAR

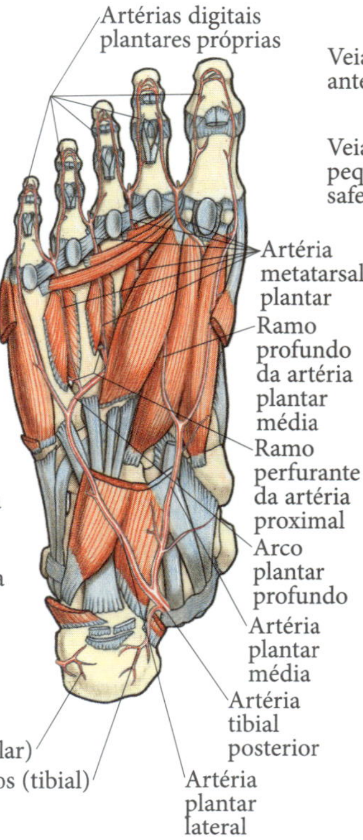

VISTA DORSAL

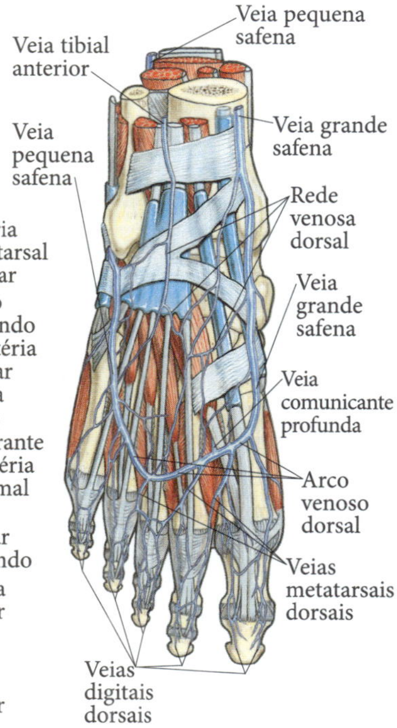

ARTÉRIAS DA MÃO

VISTA PALMAR

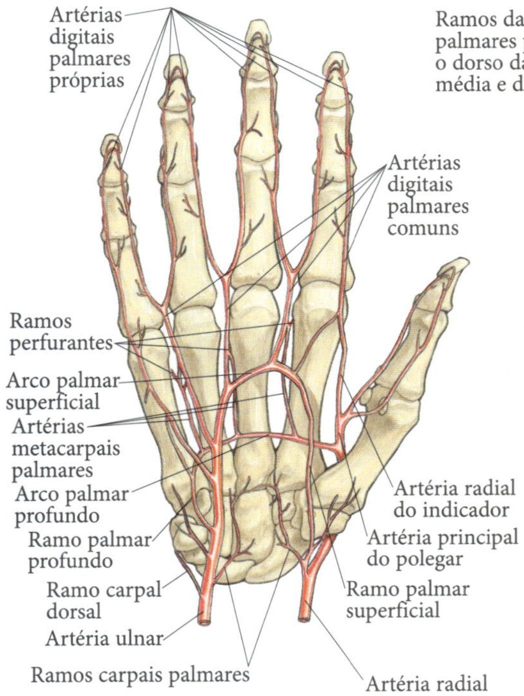

VISTA PALMAR SUPERFICIAL

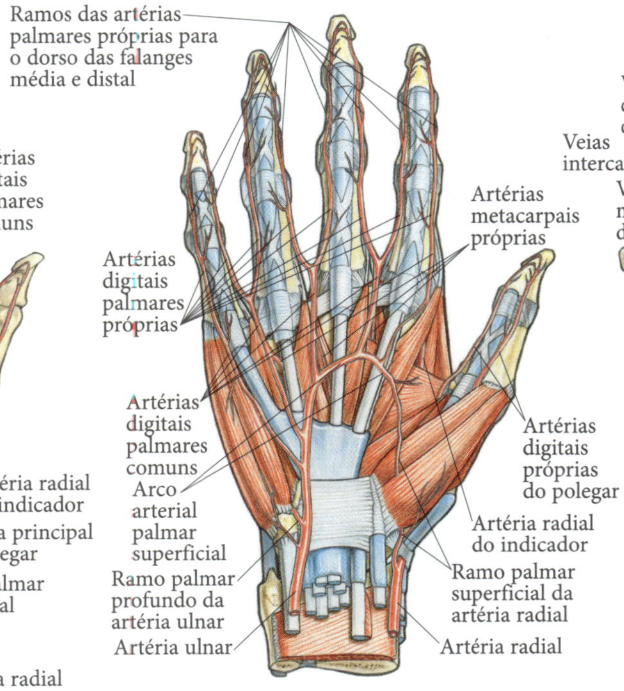

VEIAS DA MÃO

VISTA DORSAL SUPERFICIAL CUTÂNEA

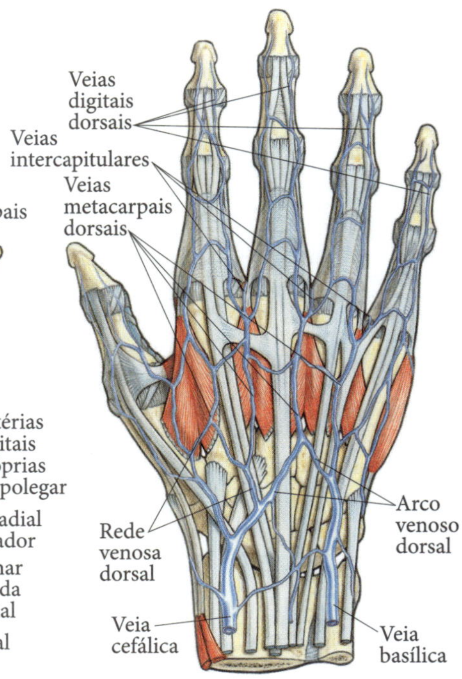

11 Coração

VISTA ANTERIOR

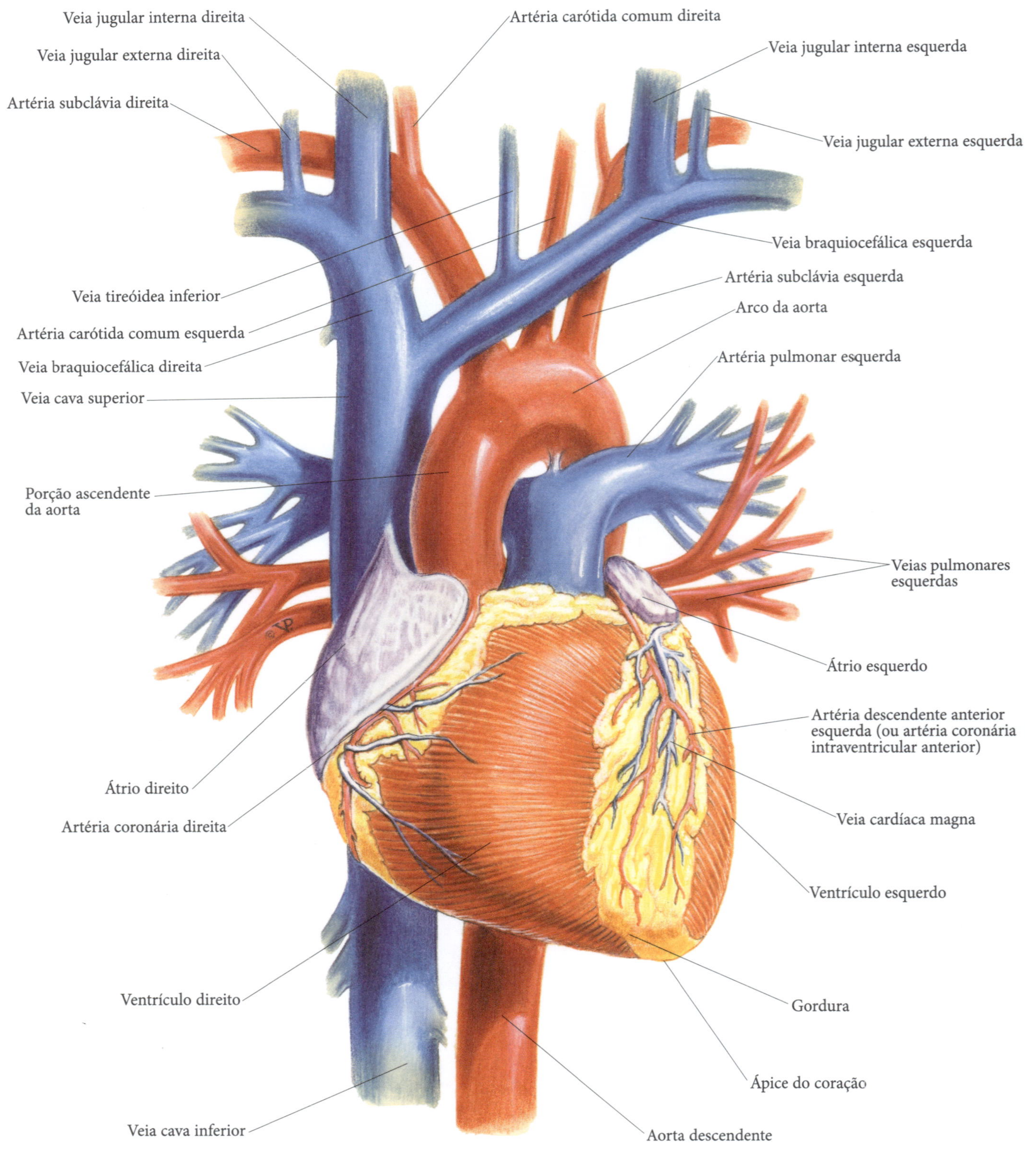

VISTA POSTERIOR

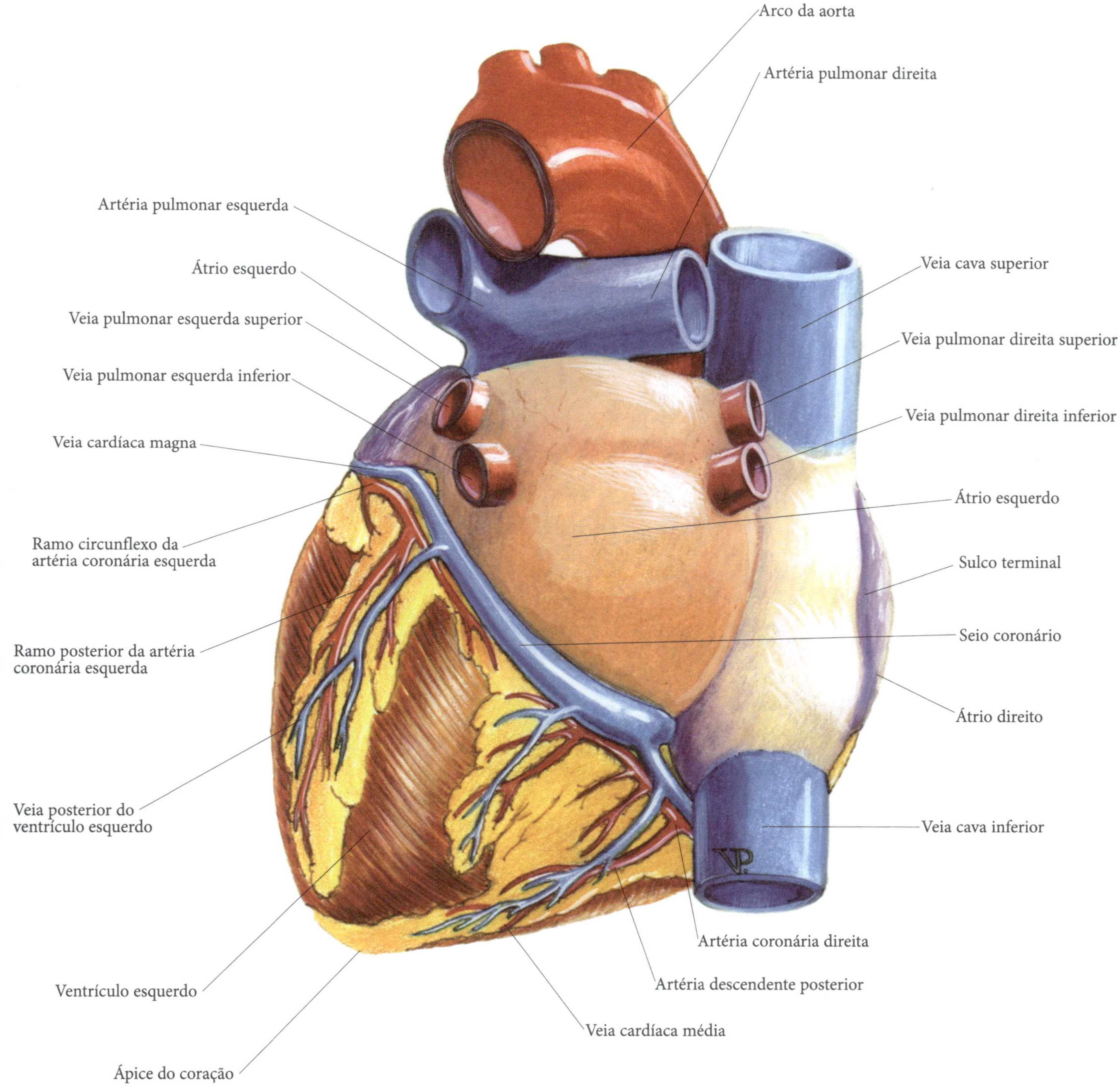

ARTÉRIAS CORONÁRIAS E VEIAS CARDÍACAS

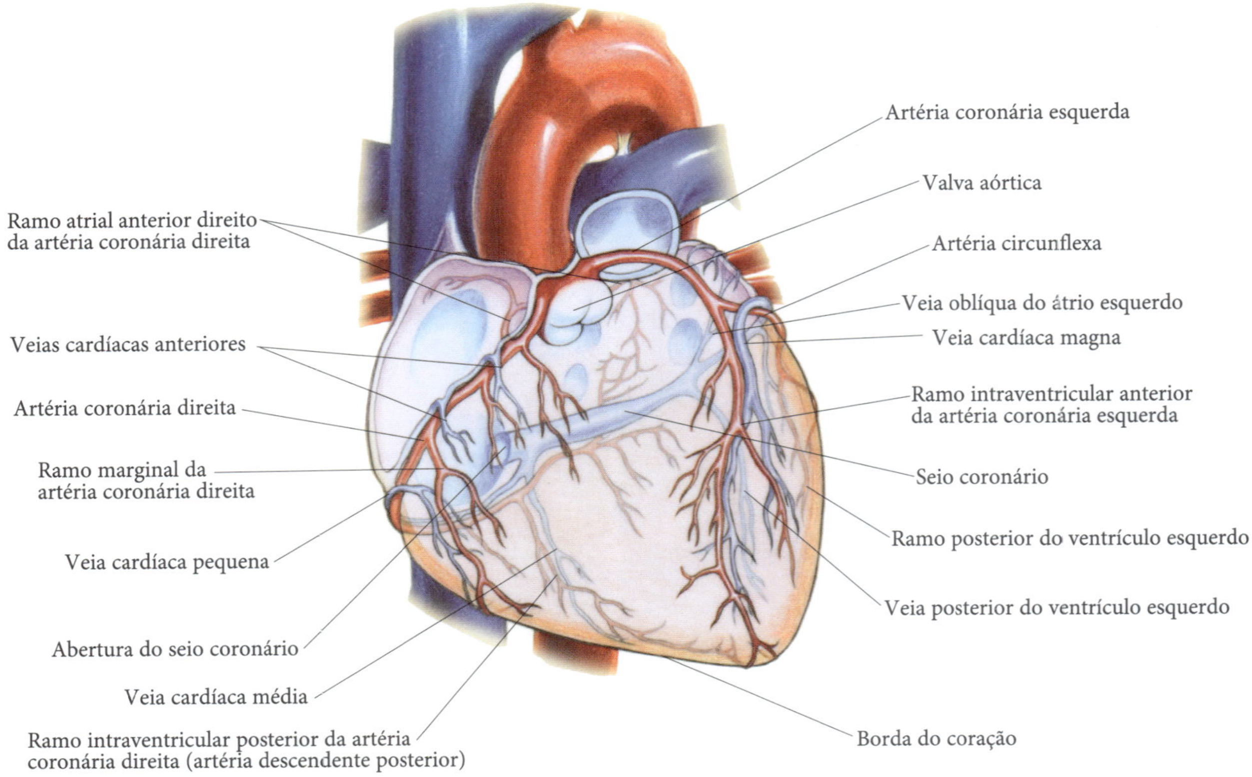

CORTE DO INTERIOR

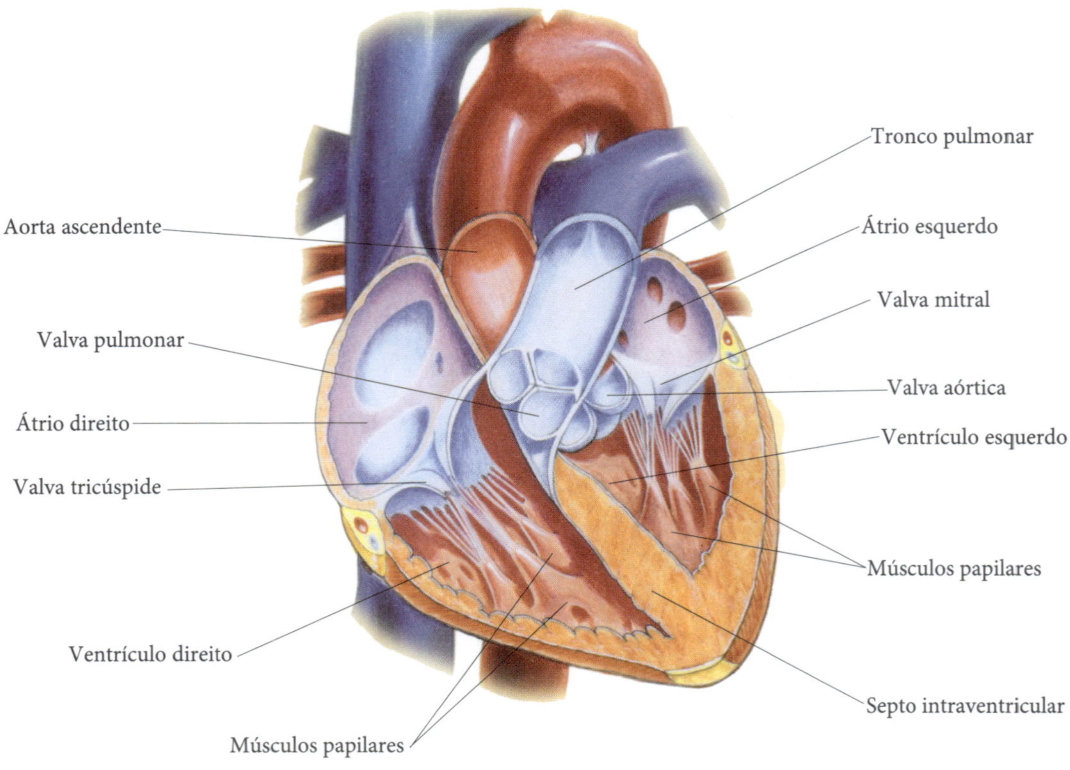

NERVOS E ARTÉRIAS

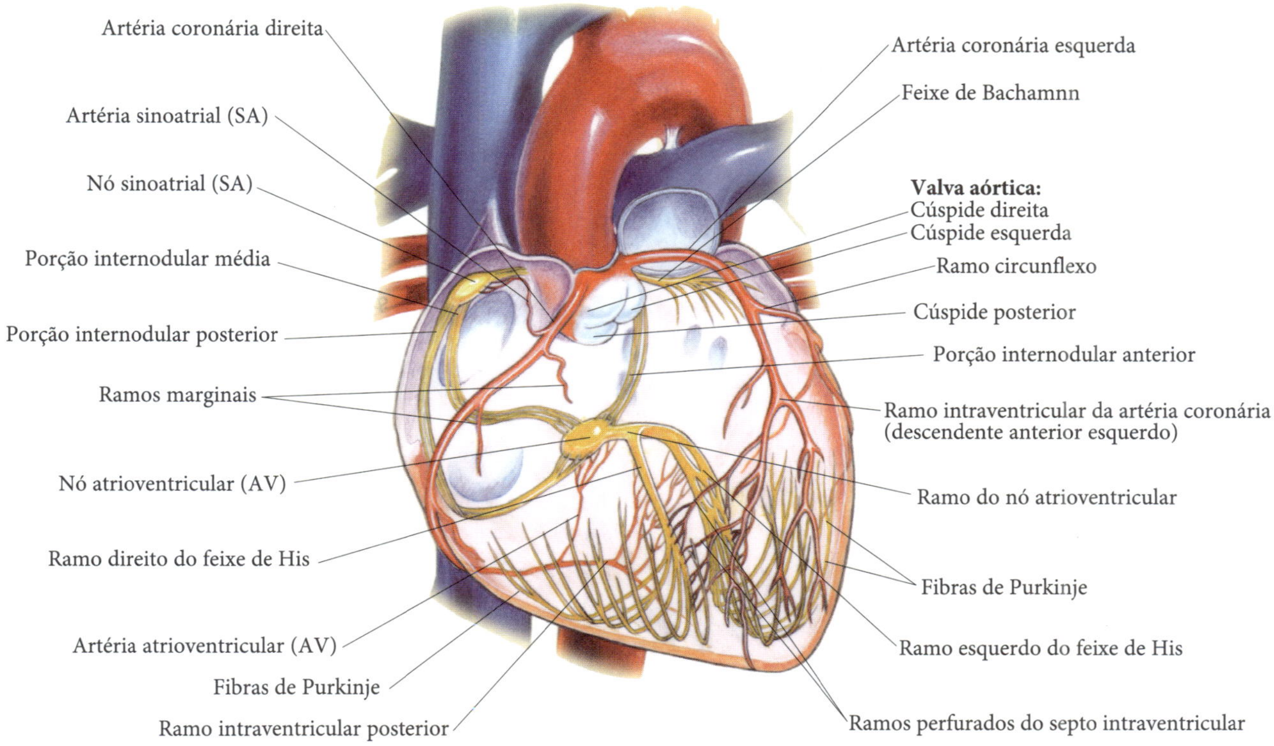

CIRCULAÇÃO

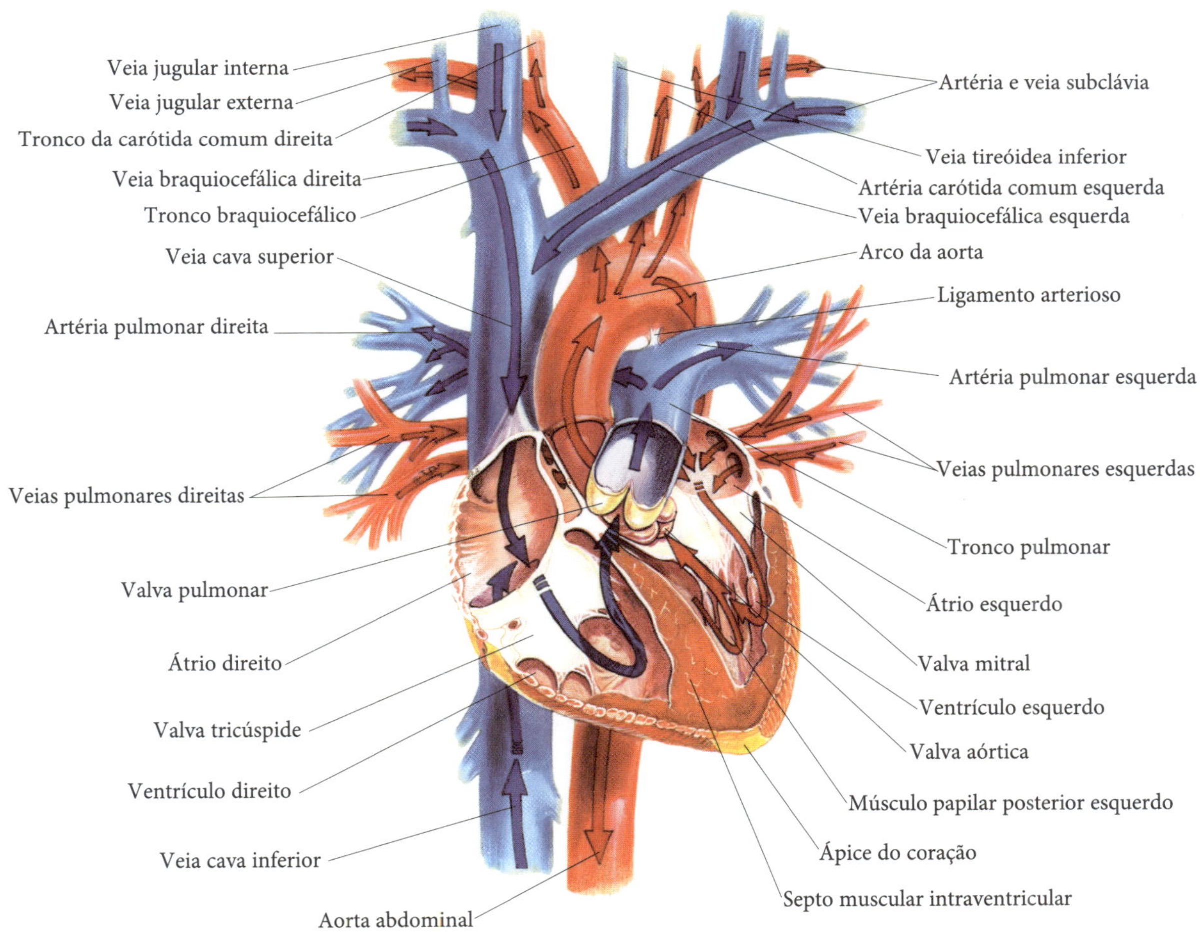

12 SISTEMA Digestório

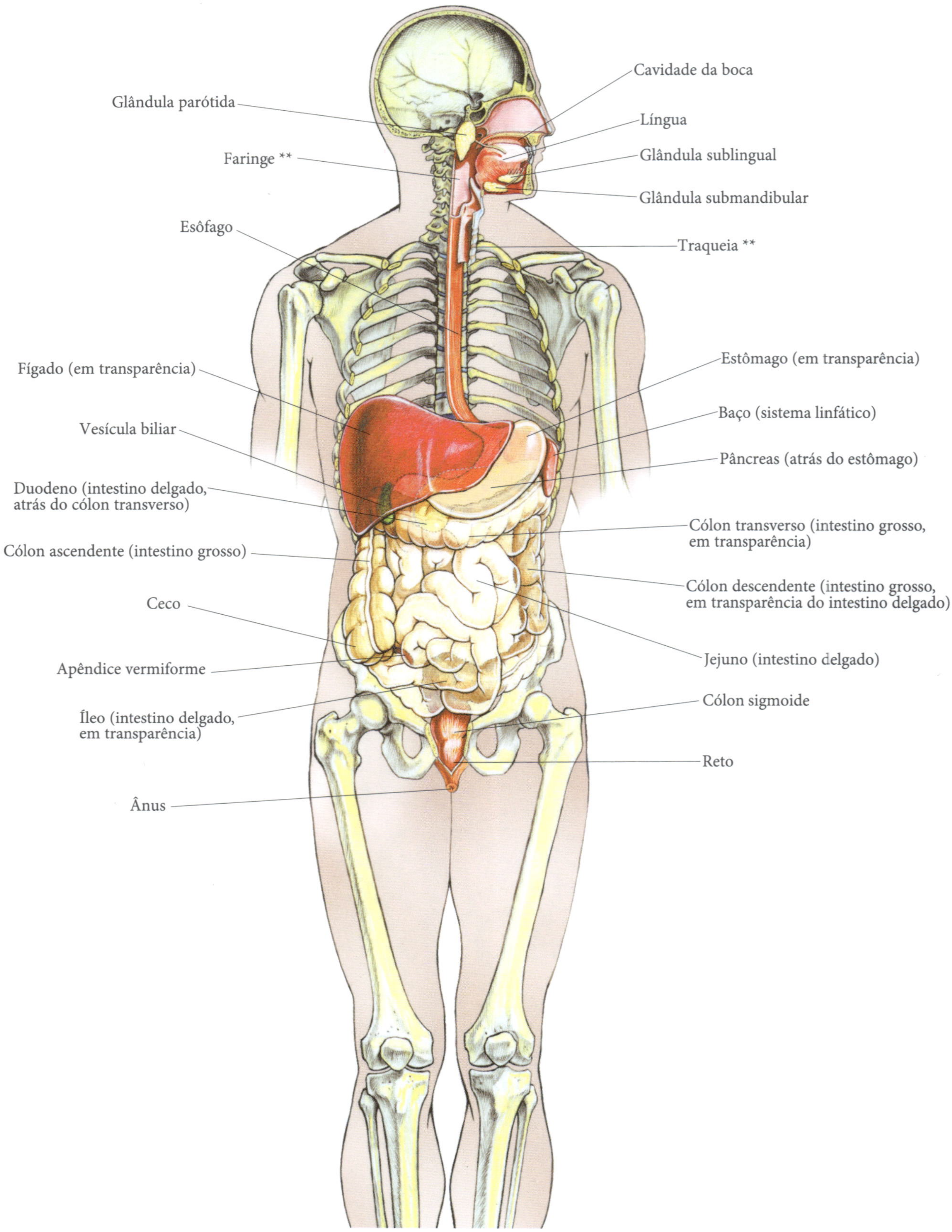

BOCA E GLÂNDULAS SALIVARES

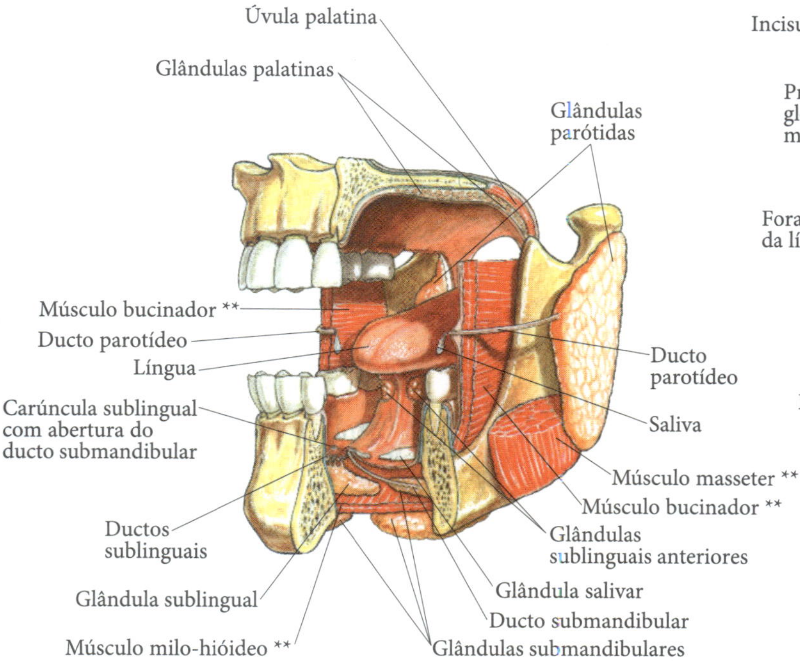

LÍNGUA

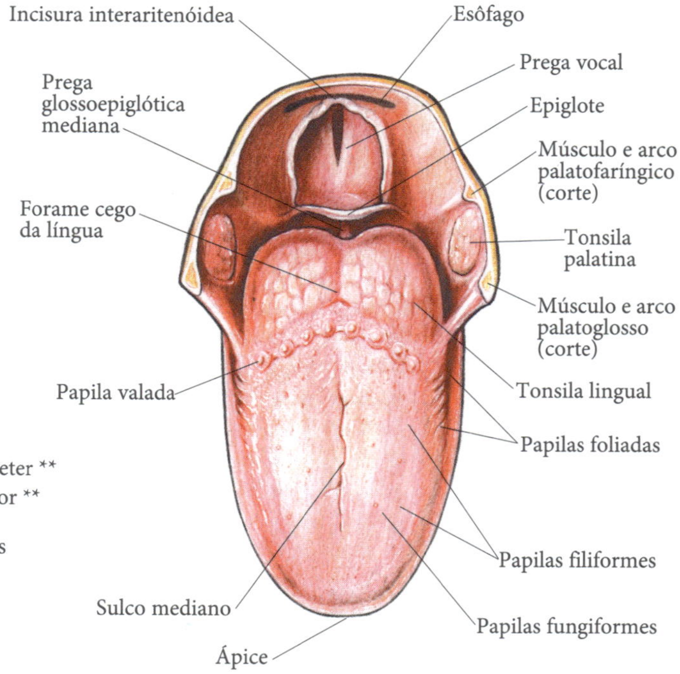

BOCA

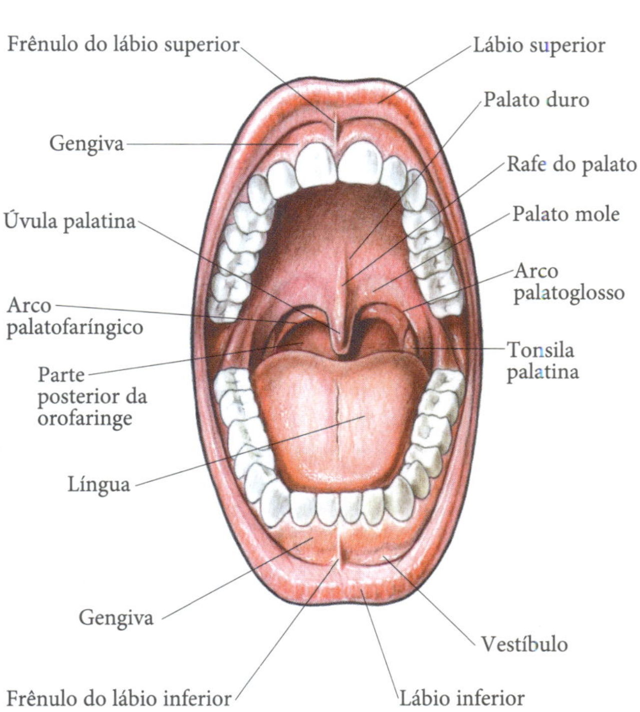

DENTES

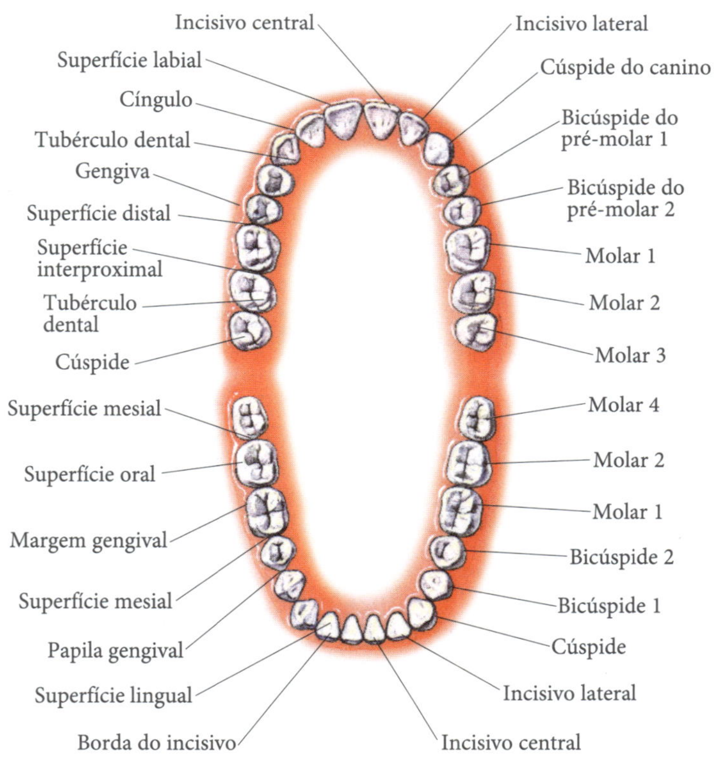

DUCTOS BILIARES E PANCREÁTICOS

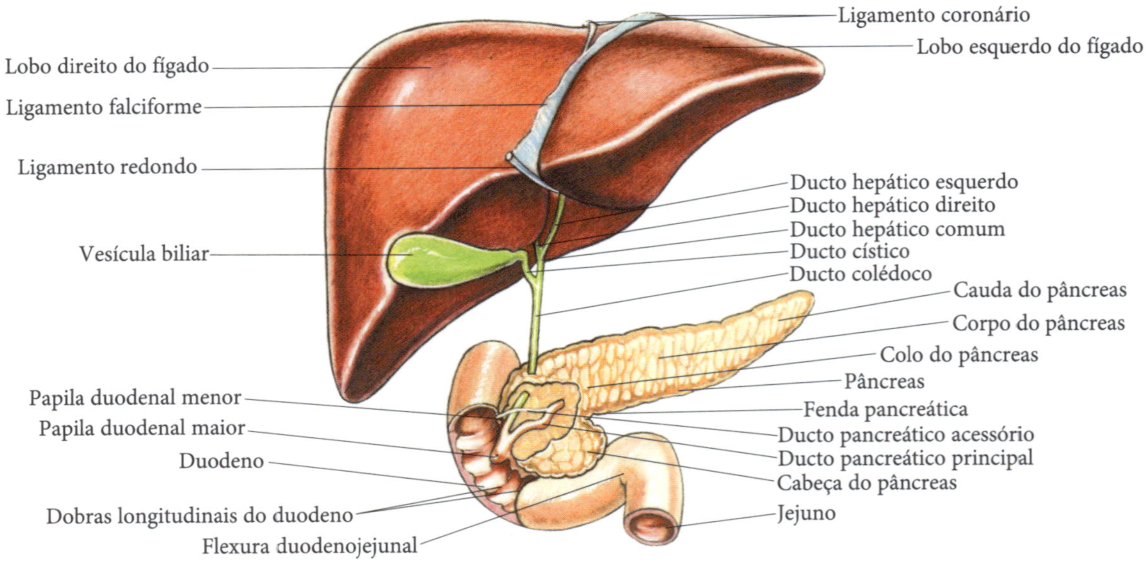

INTESTINO DELGADO

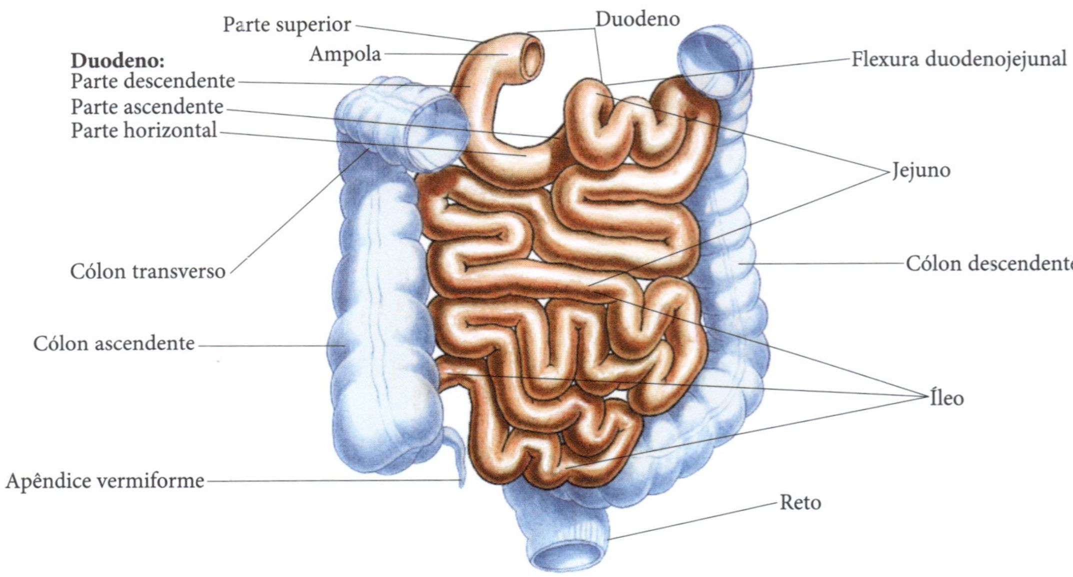

ESFÍNCTER ILEOCECAL E APÊNDICE

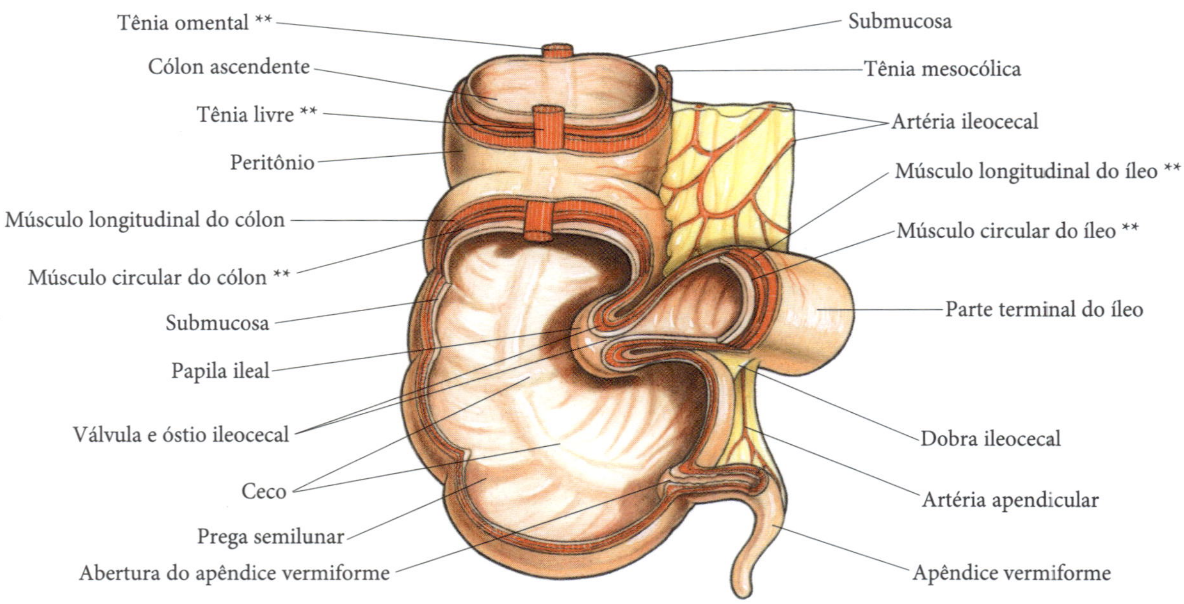

ESTÔMAGO

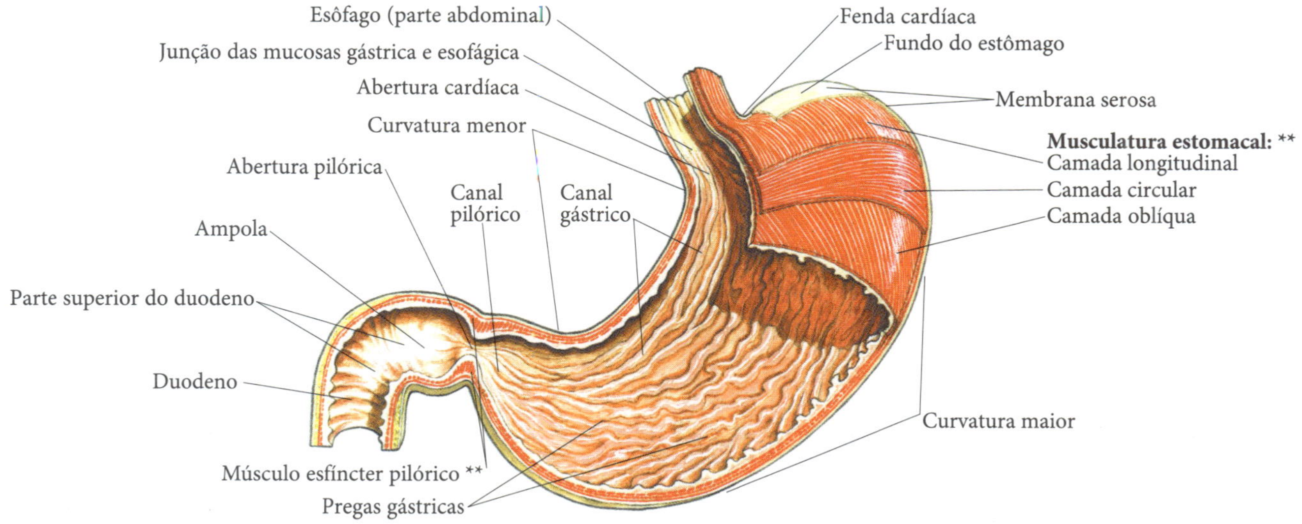

INTESTINO GROSSO

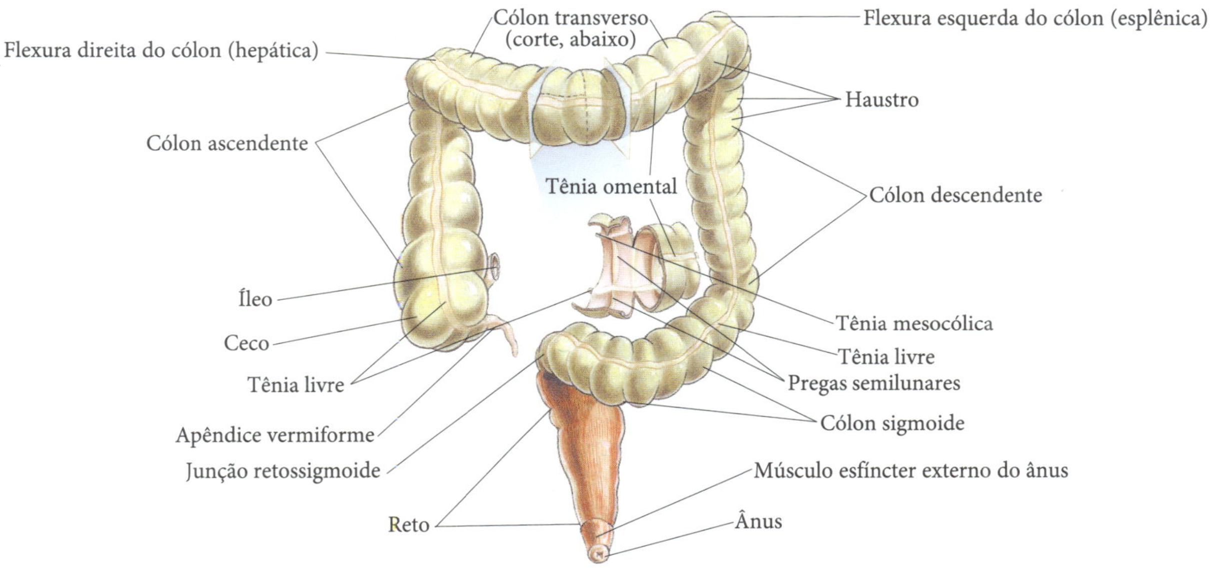

RETO

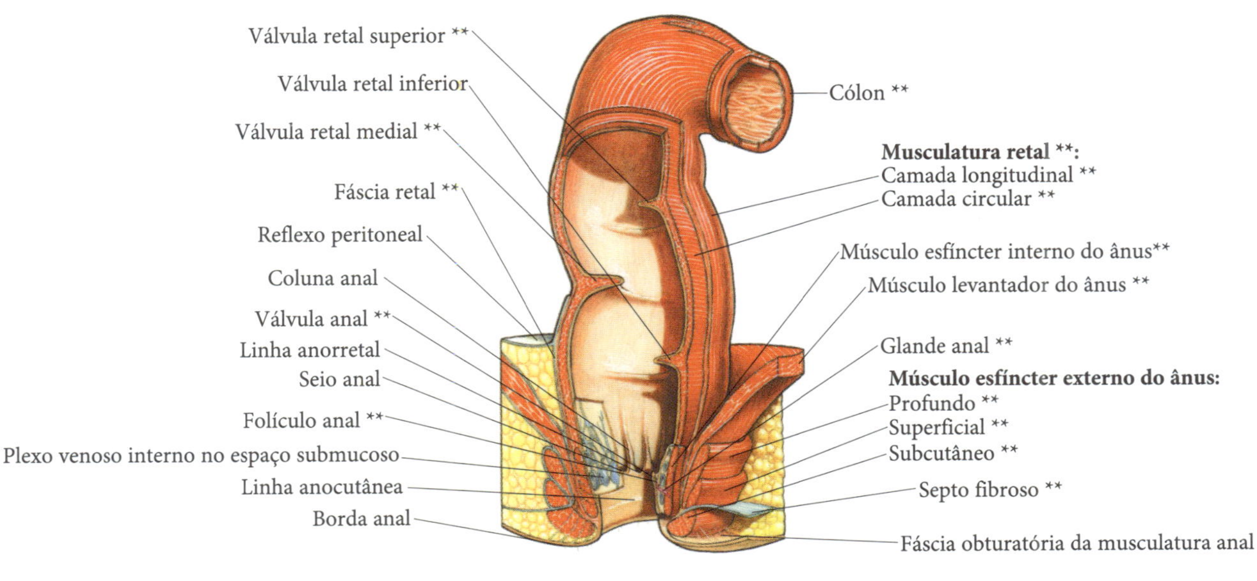

13 SISTEMA Linfático

CABEÇA E PESCOÇO

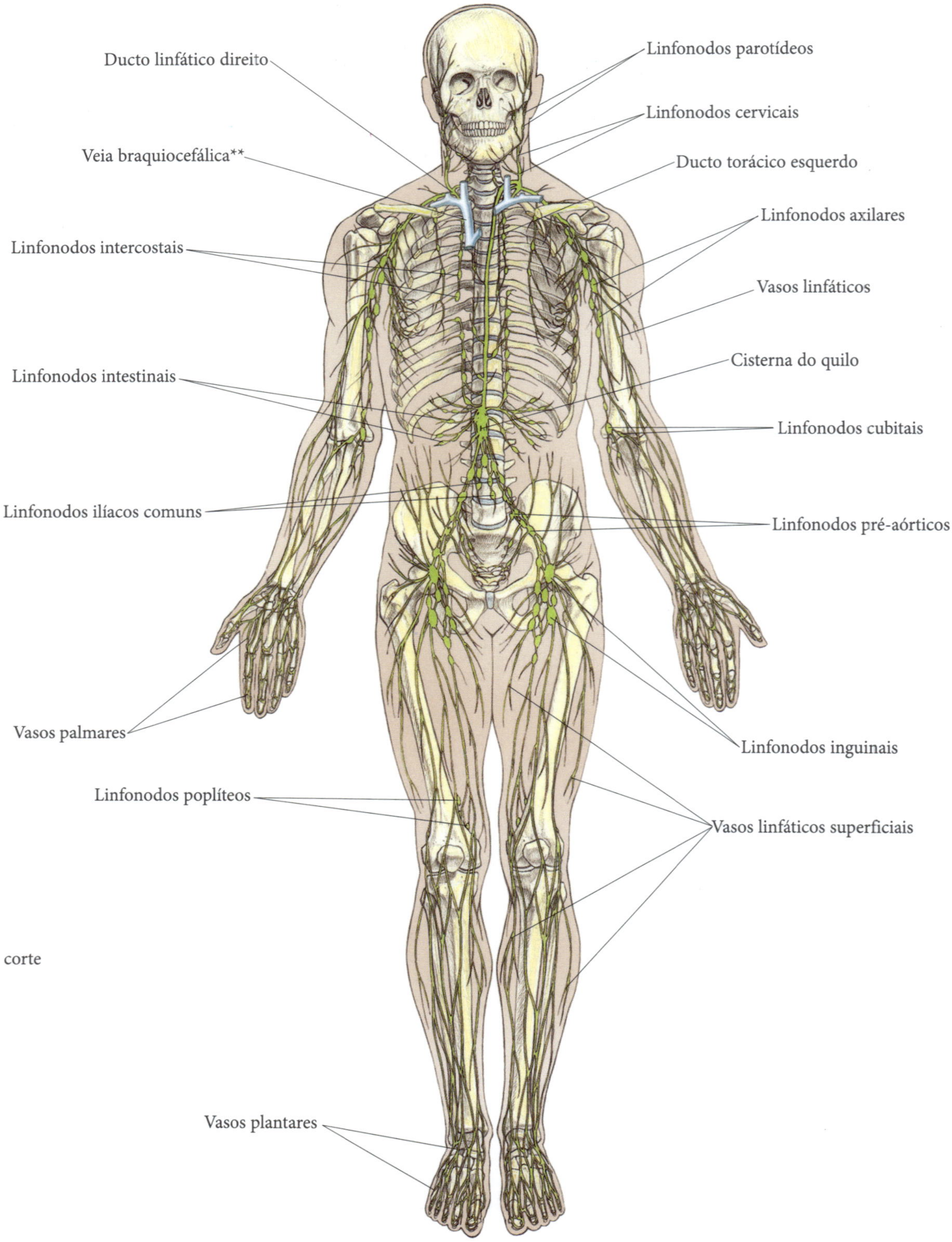

** = em corte

CABEÇA E PESCOÇO

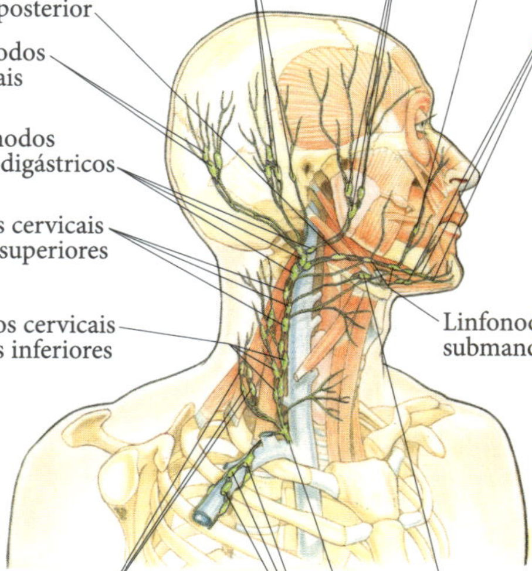

AXILA E TÓRAX

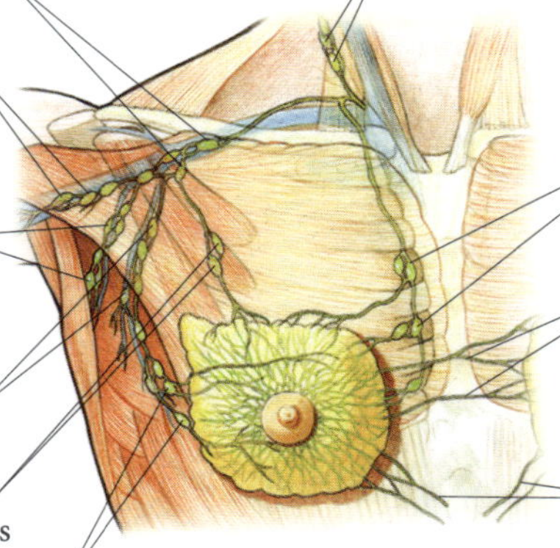

DUCTO TORÁCICO

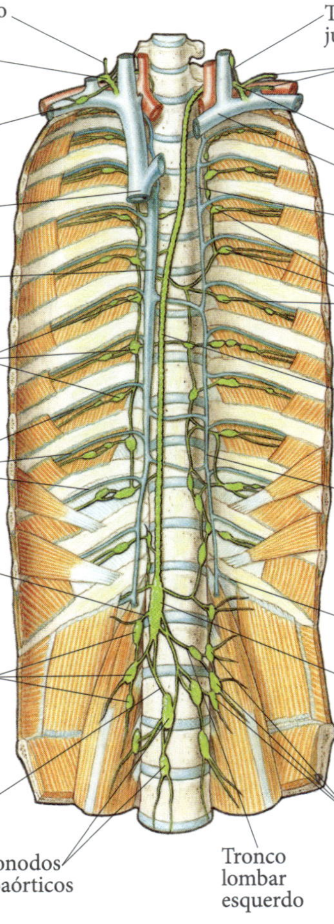

Linfonodos e vasos

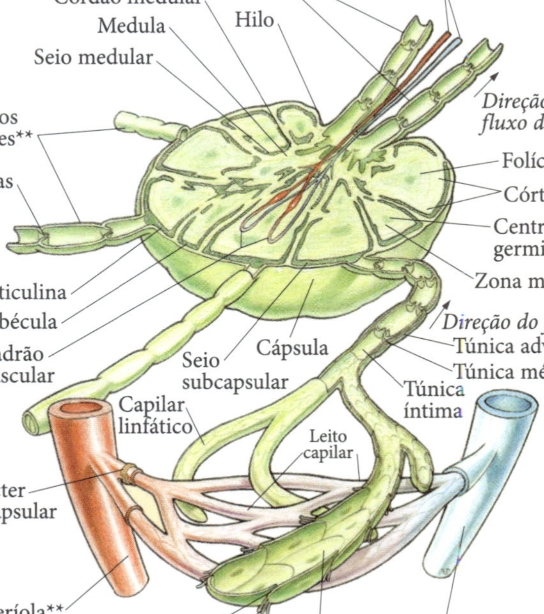

LINFONODOS INGUINAIS E ABDOMINAIS

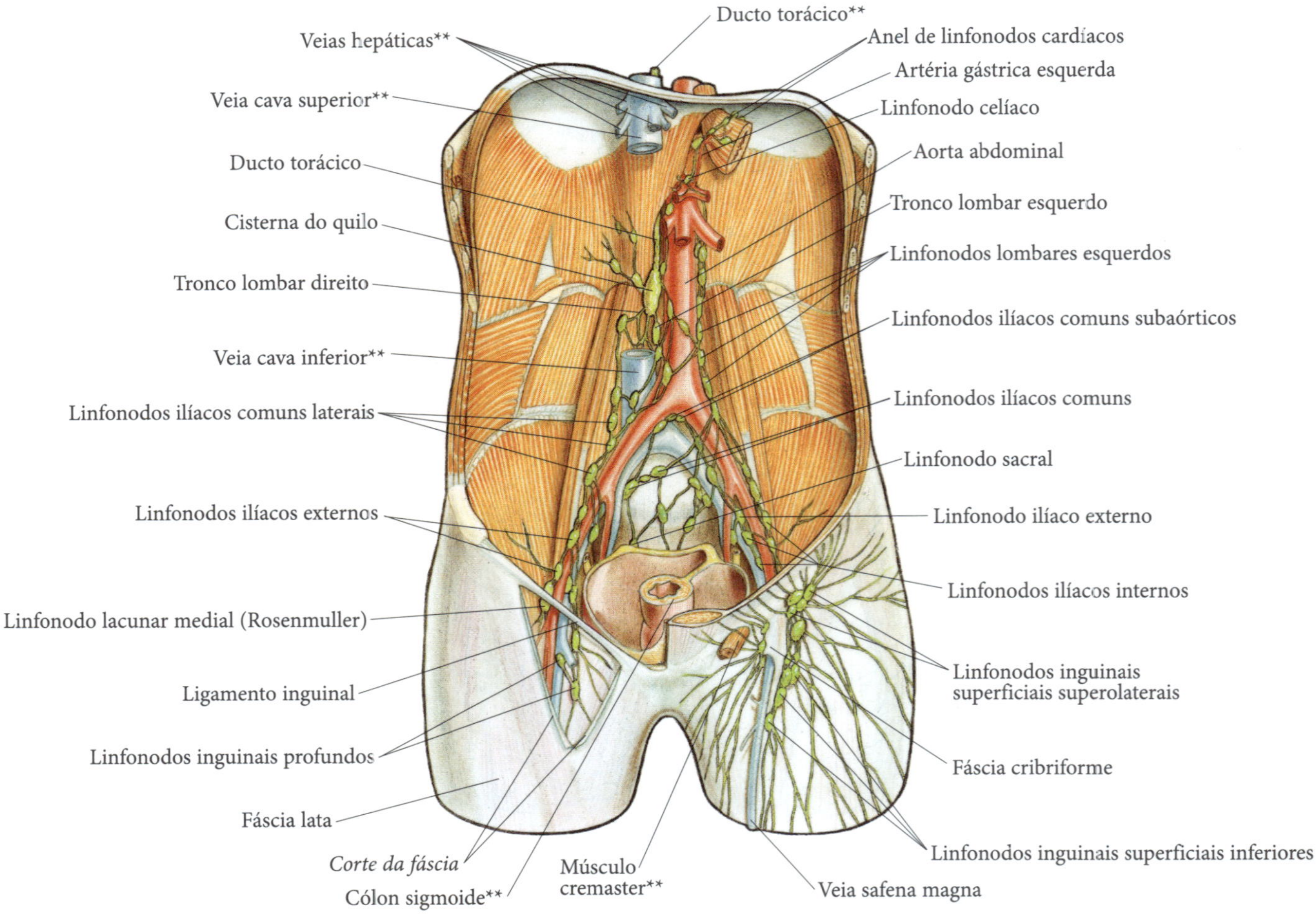

ESTÔMAGO E PÂNCREAS

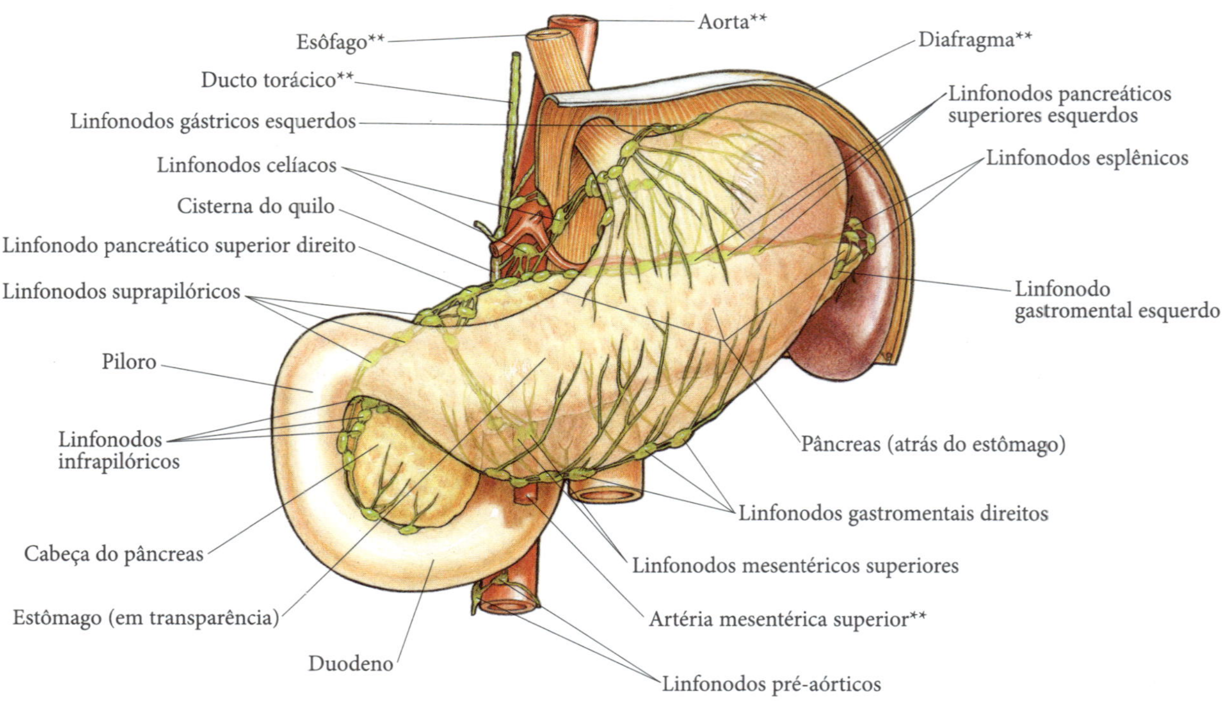

** = em corte

CORAÇÃO E PULMÕES

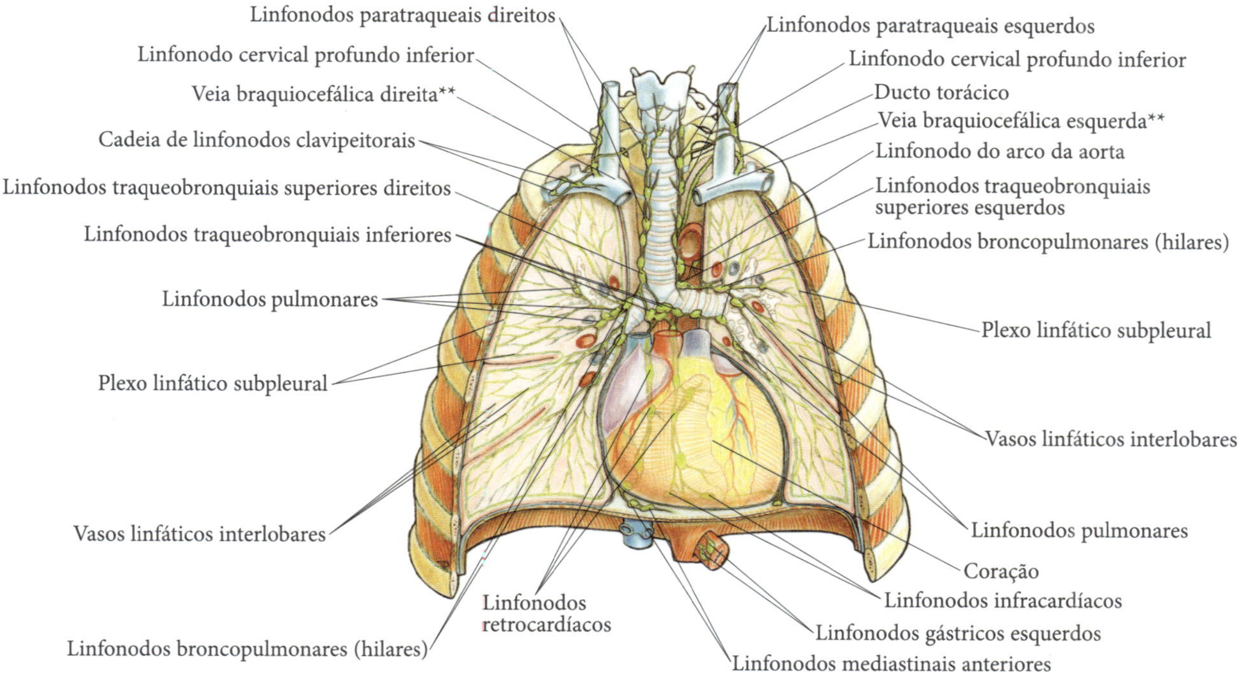

INTESTINO GROSSO

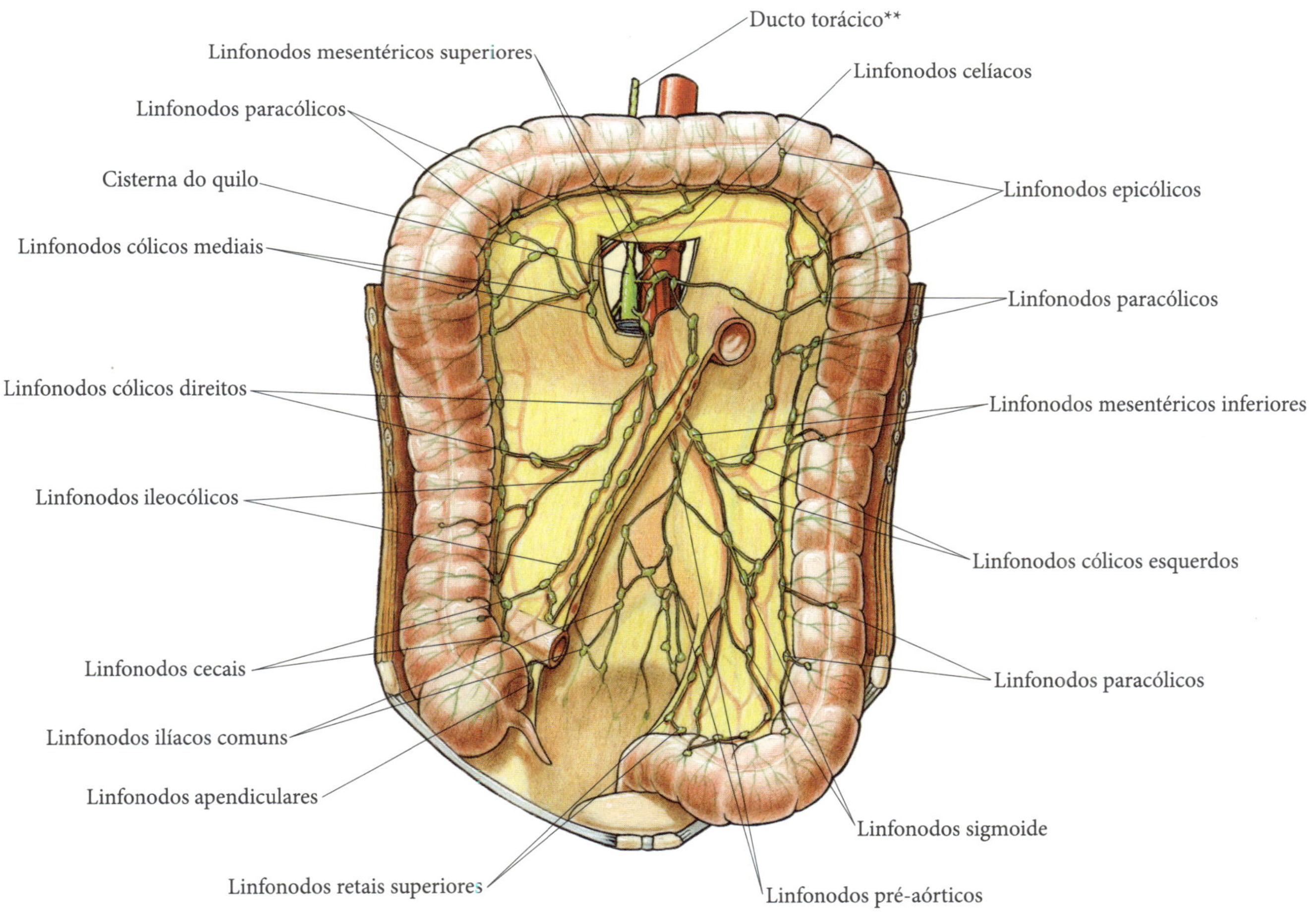

14 SISTEMA Endócrino

Localização das glândulas

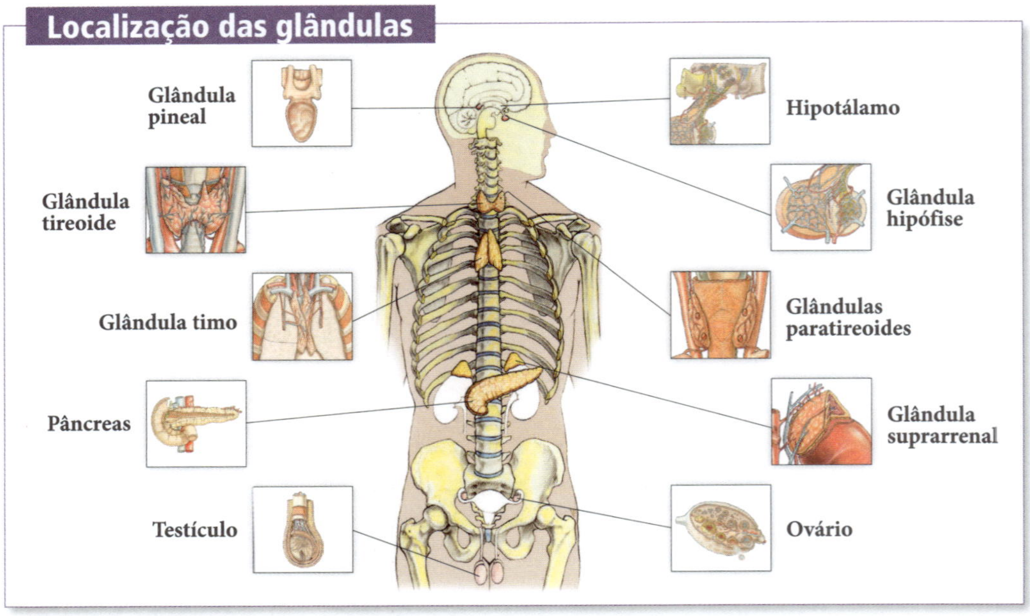

HIPÓFISE E HIPOTÁLAMO

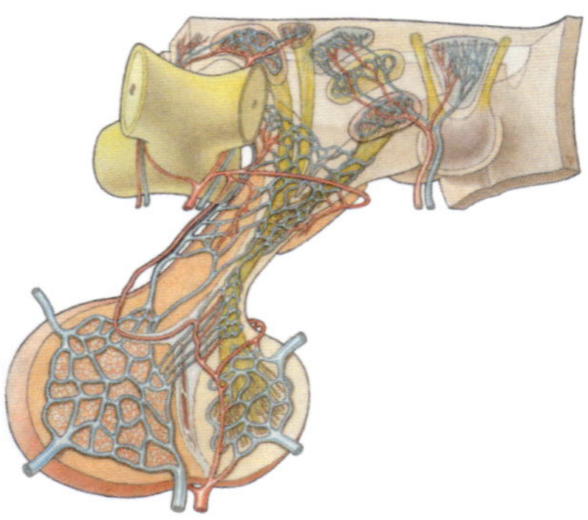

CÉREBRO

VISTA MEDIAL (SAGITAL)

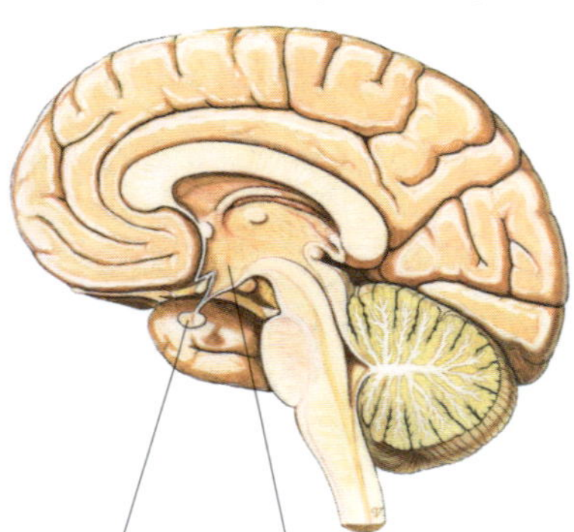

GLÂNDULA HIPÓFISE

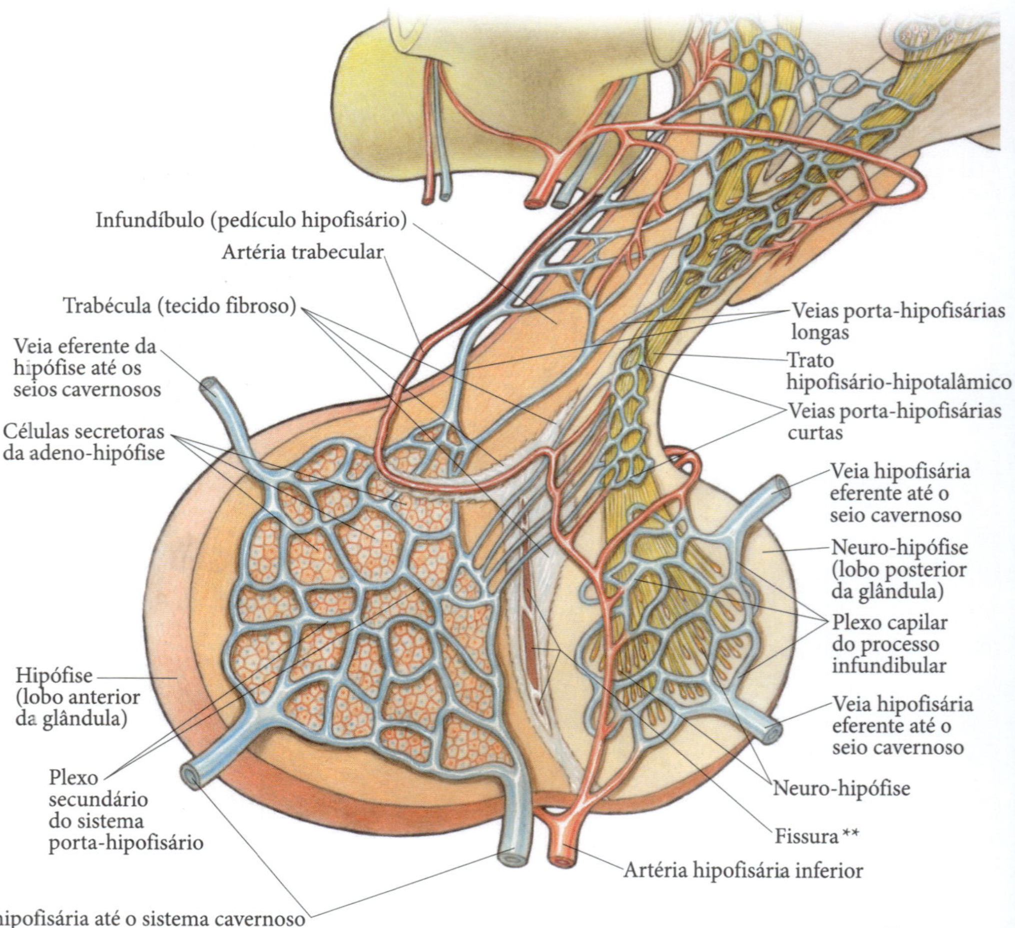

** = em corte

HIPOTÁLAMO

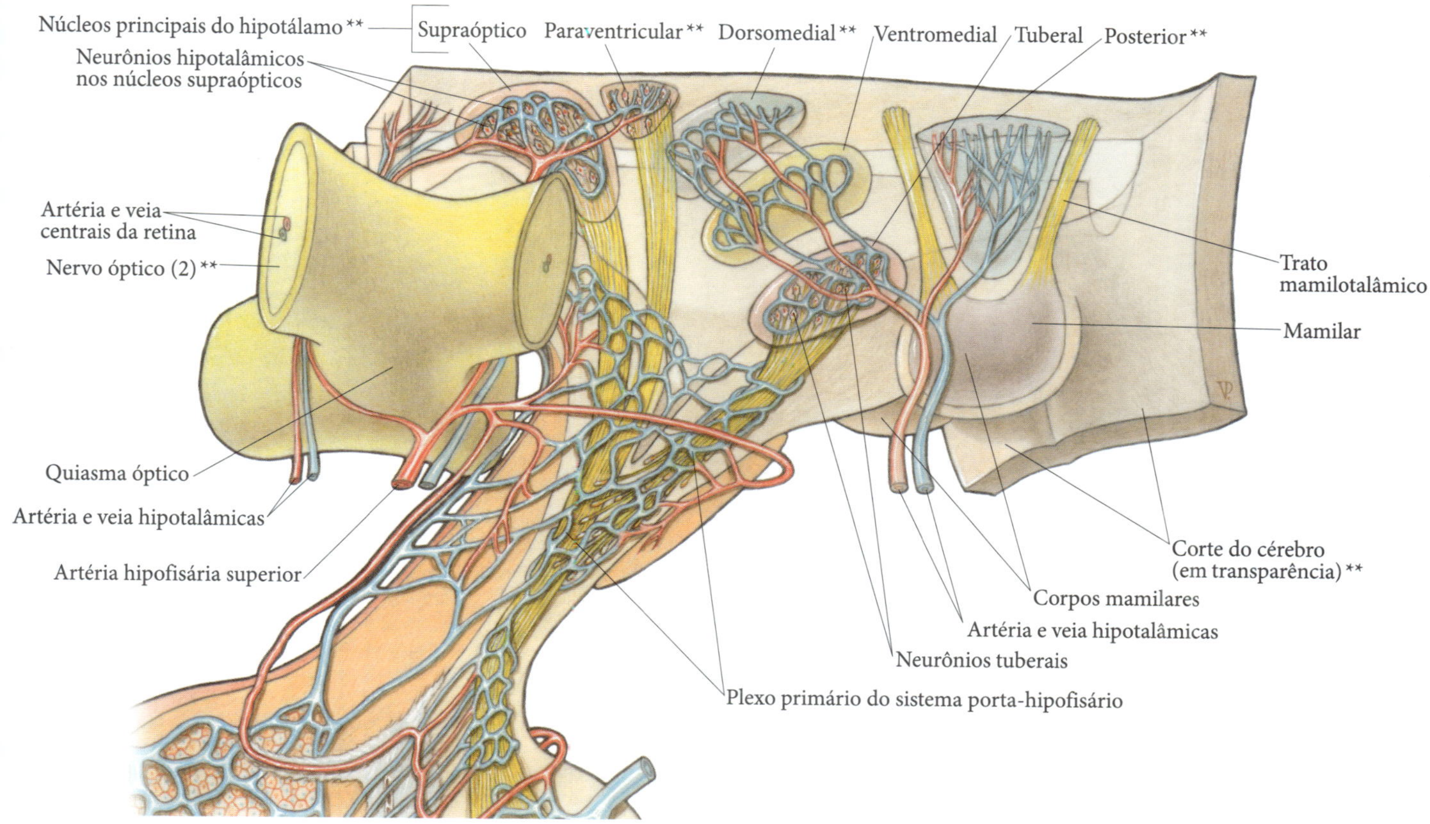

TRONCO ENCEFÁLICO E GLÂNDULA PINEAL

VISTA POSTERIOR

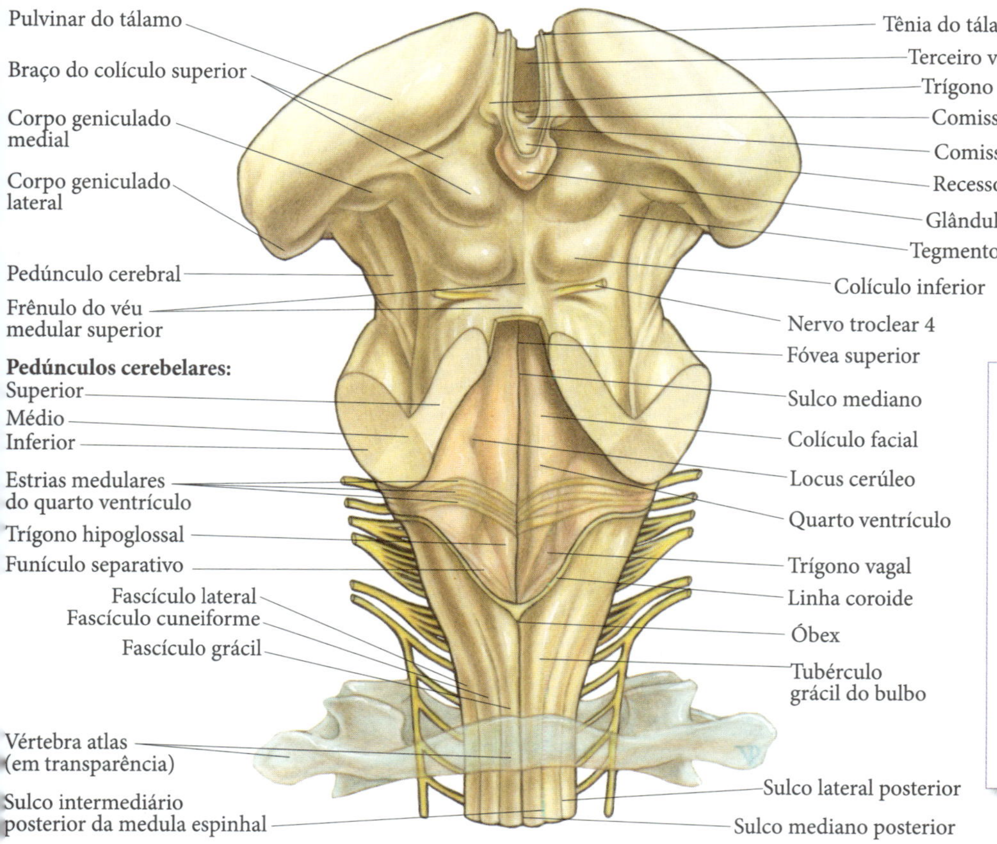

Glândula pineal

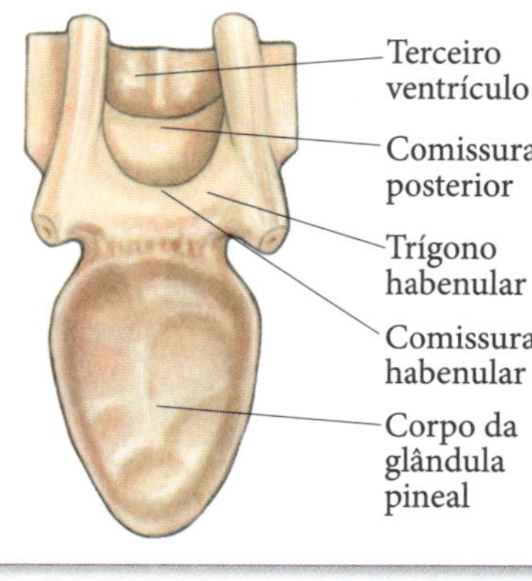

GLÂNDULA TIREOIDE

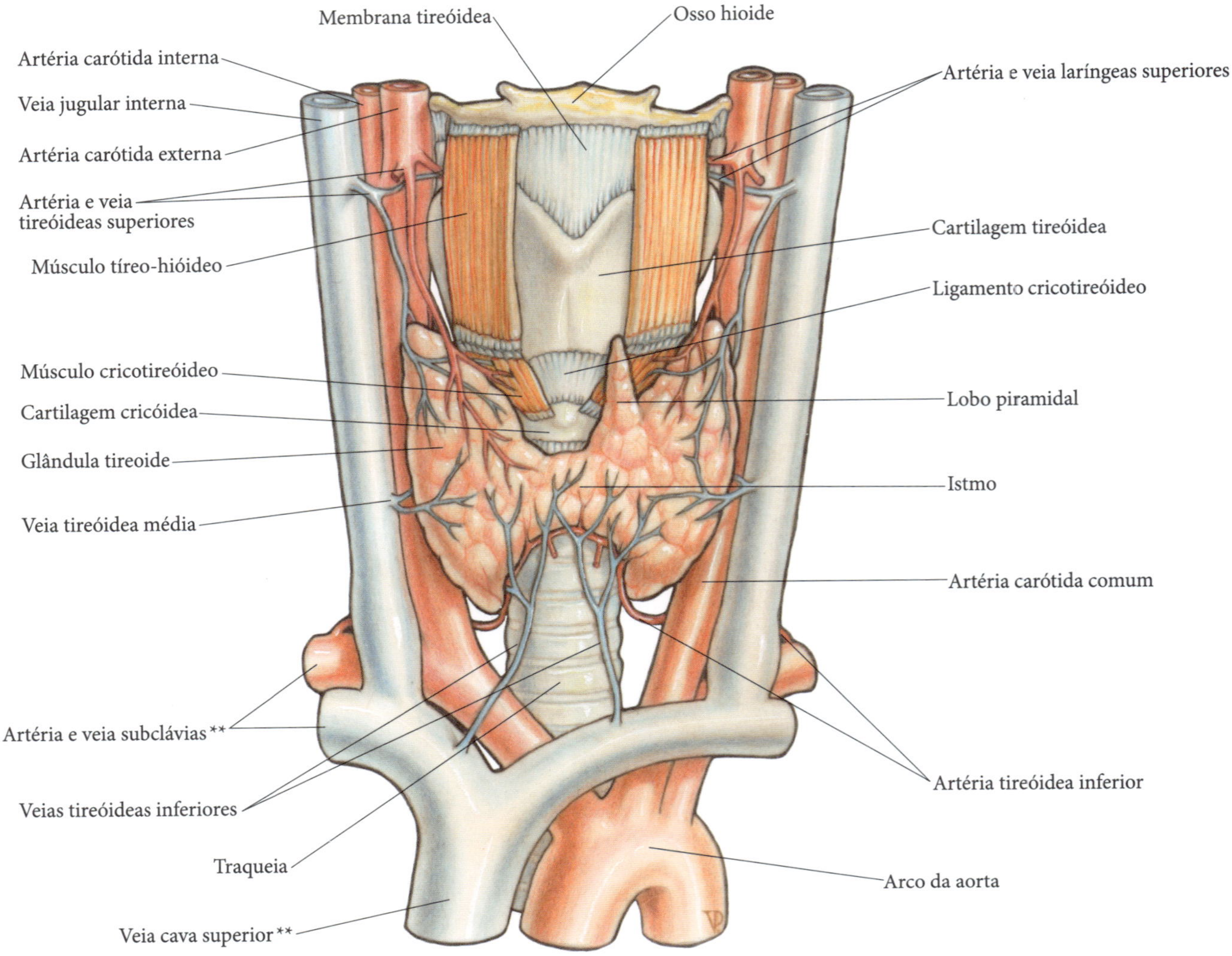

CÉREBRO

CORTE HORIZONTAL

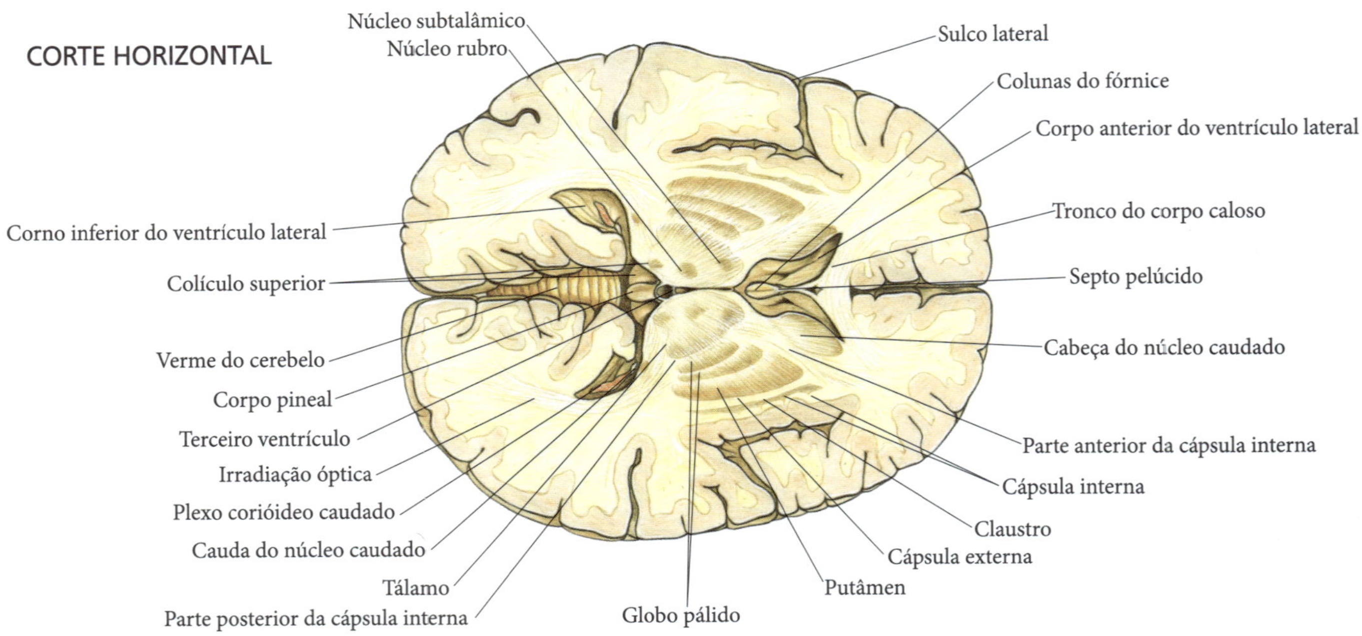

GLÂNDULAS PARATIREOIDES

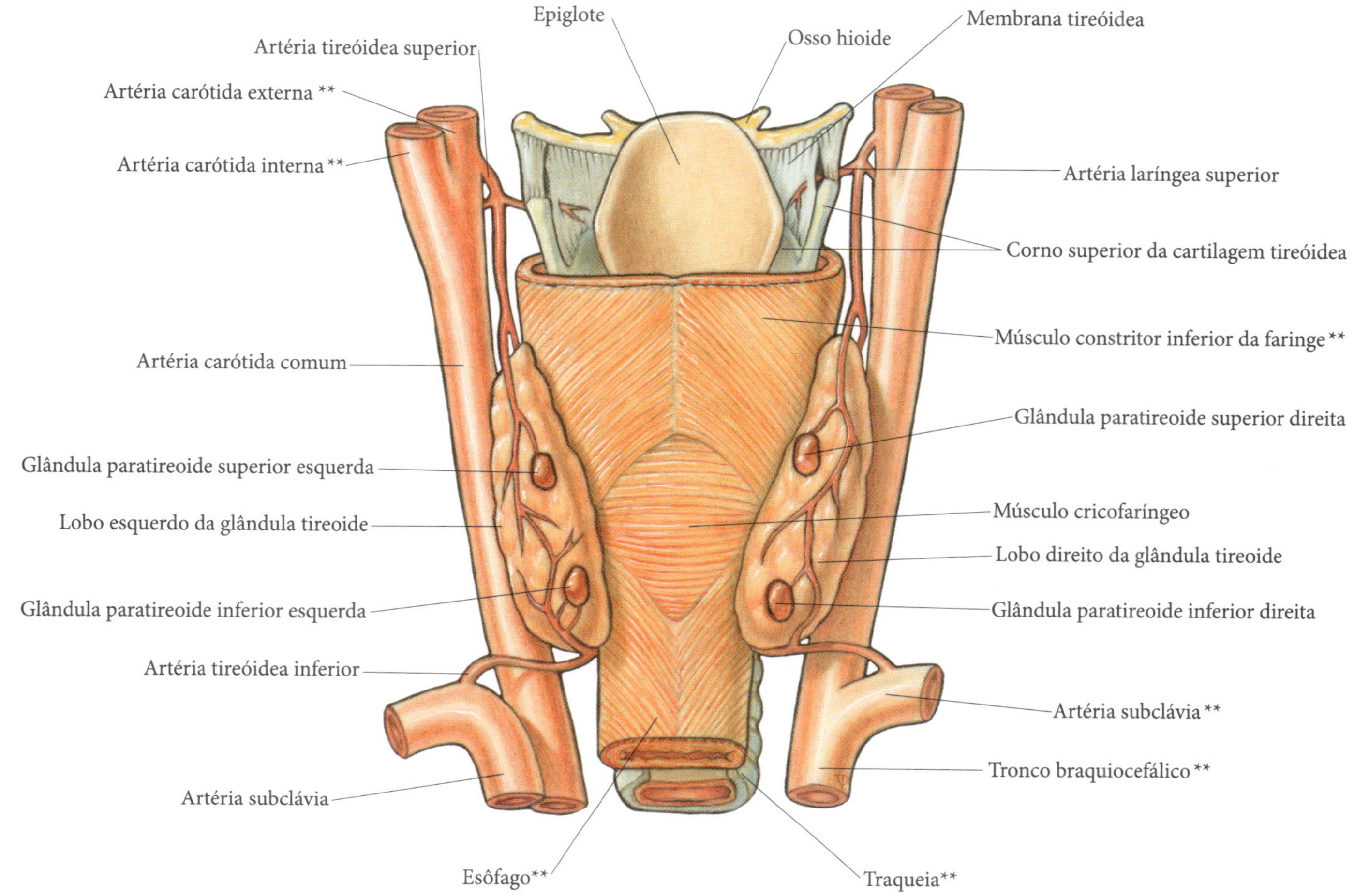

PÂNCREAS

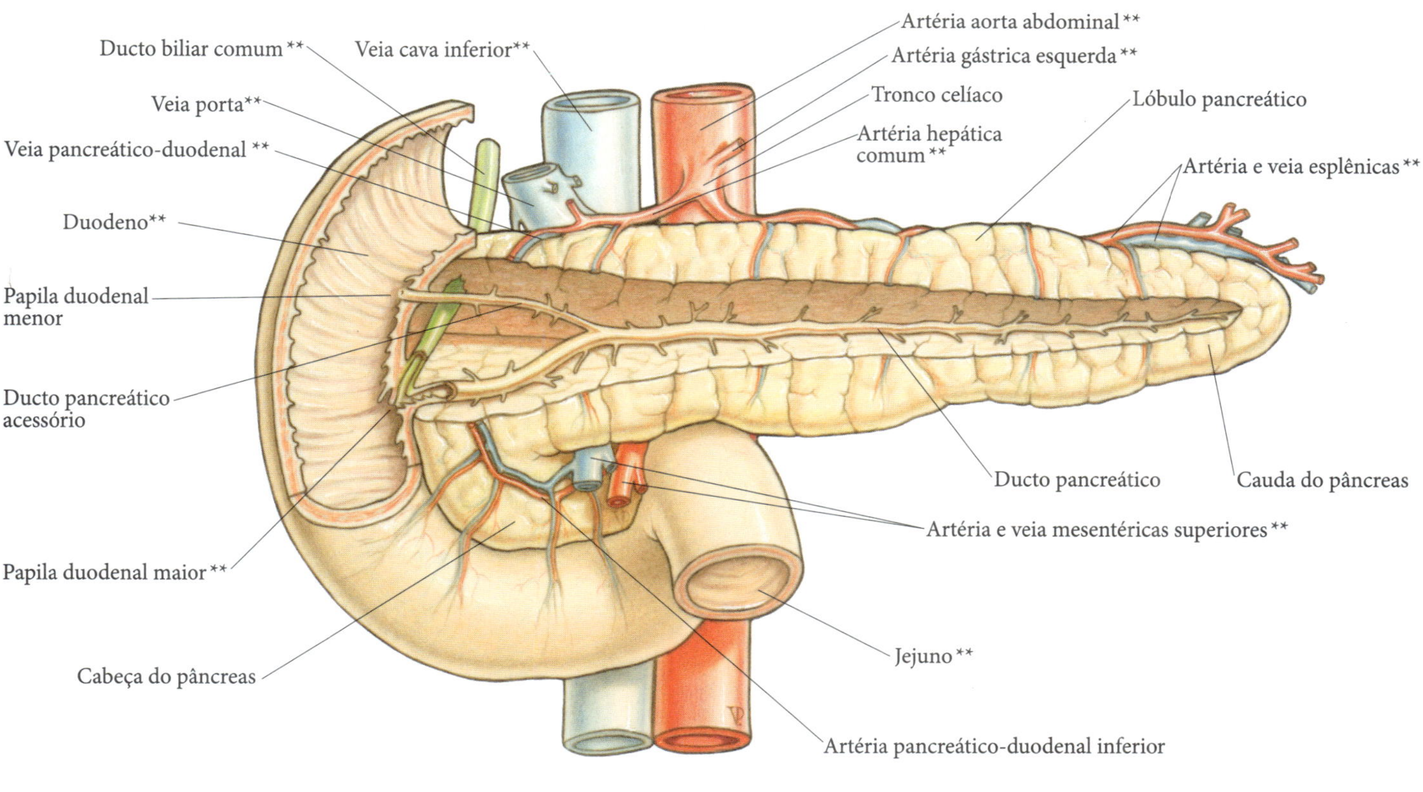

TIMO

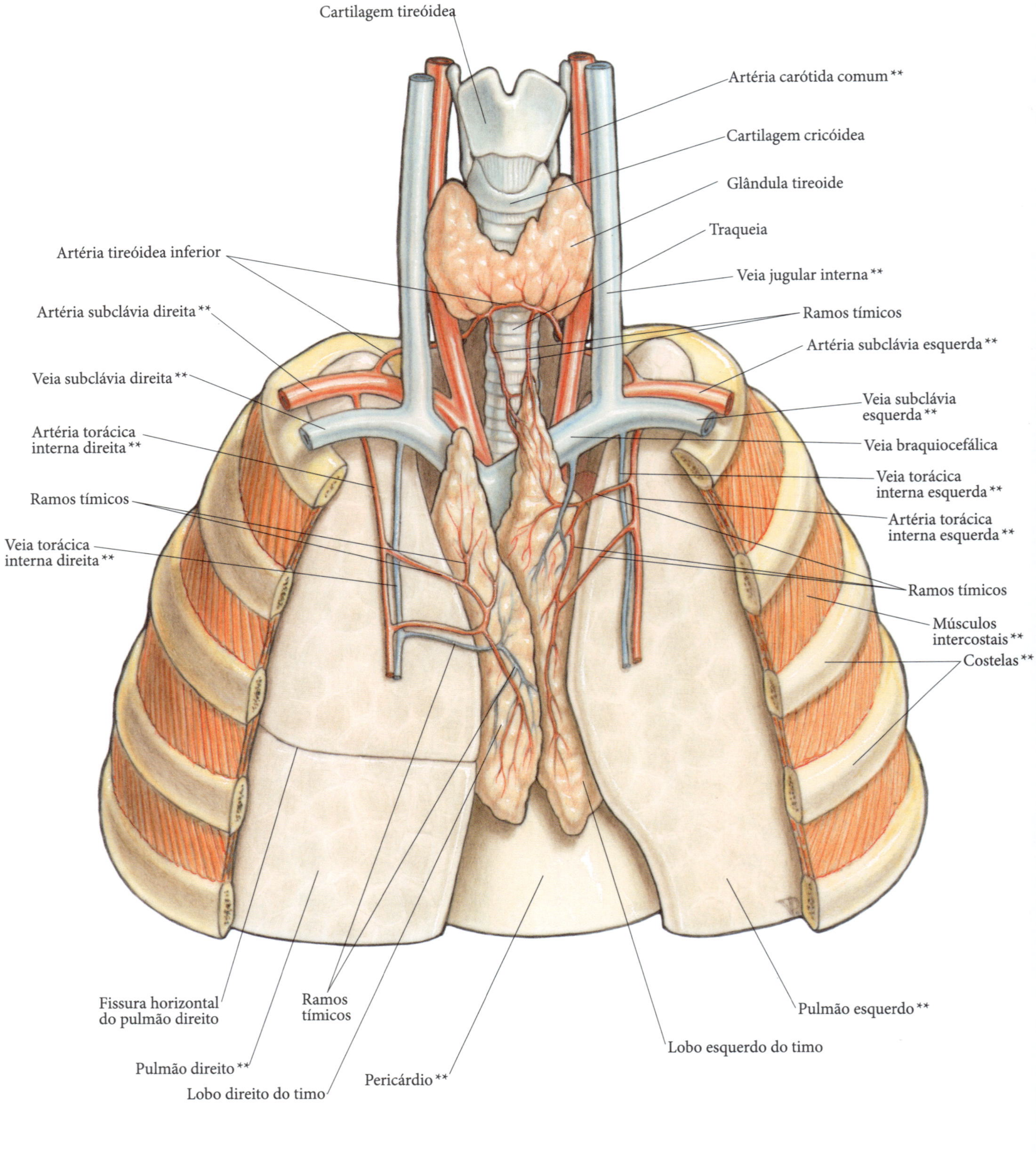

Cartilagem tireóidea
Artéria carótida comum **
Cartilagem cricóidea
Glândula tireoide
Traqueia
Artéria tireóidea inferior
Veia jugular interna **
Artéria subclávia direita **
Ramos tímicos
Artéria subclávia esquerda **
Veia subclávia direita **
Veia subclávia esquerda **
Artéria torácica interna direita **
Veia braquiocefálica
Veia torácica interna esquerda **
Ramos tímicos
Artéria torácica interna esquerda **
Veia torácica interna direita **
Ramos tímicos
Músculos intercostais **
Costelas **
Fissura horizontal do pulmão direito
Ramos tímicos
Pulmão esquerdo **
Lobo esquerdo do timo
Pulmão direito **
Pericárdio **
Lobo direito do timo

GLÂNDULAS SUPRARRENAIS (ADRENAIS) E RINS

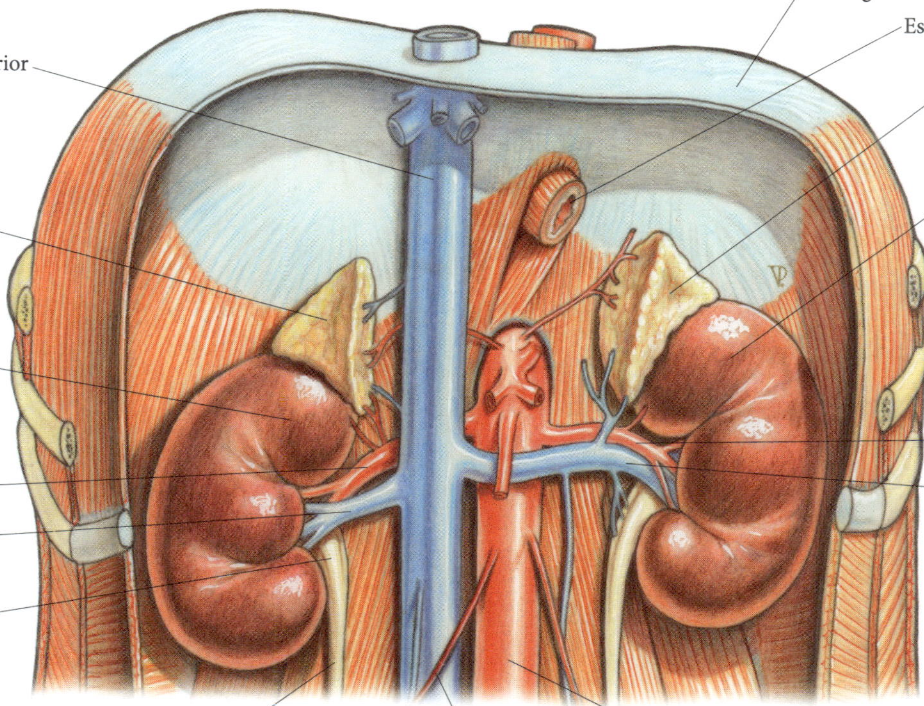

GLÂNDULA SUPRARRENAL ESQUERDA

VISTA ANTERIOR

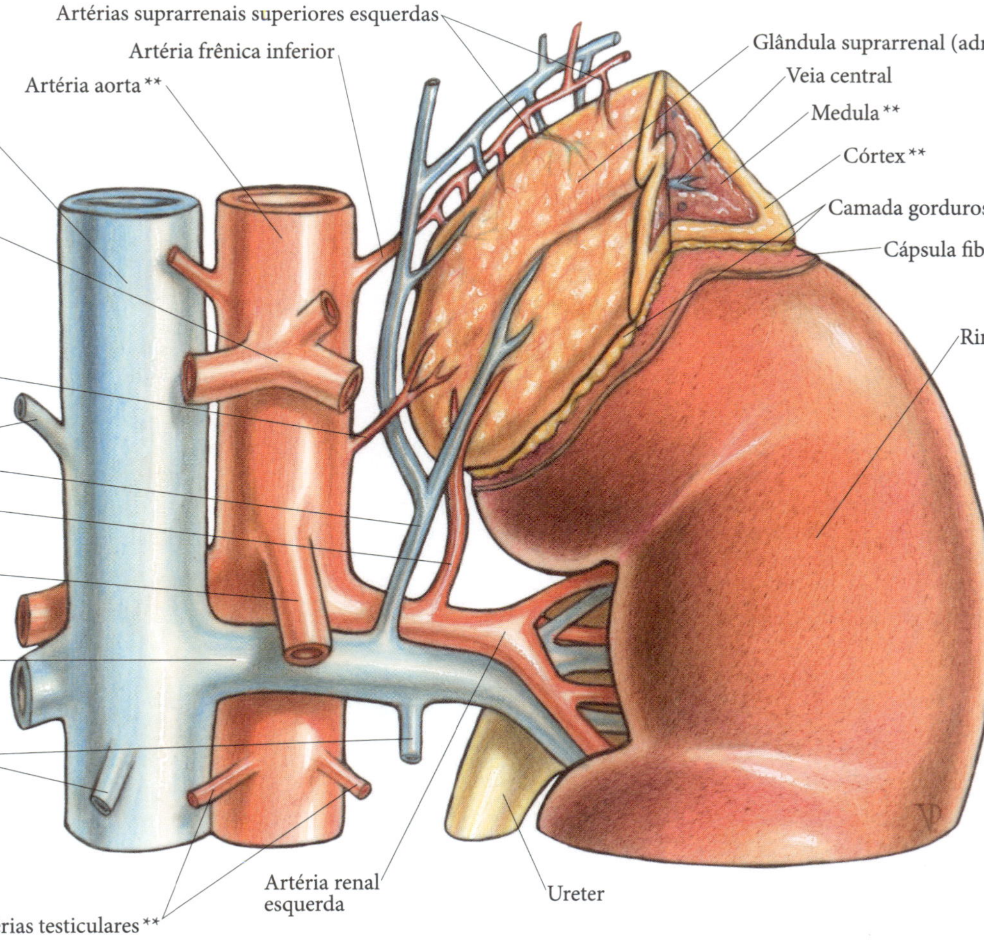

TESTÍCULO

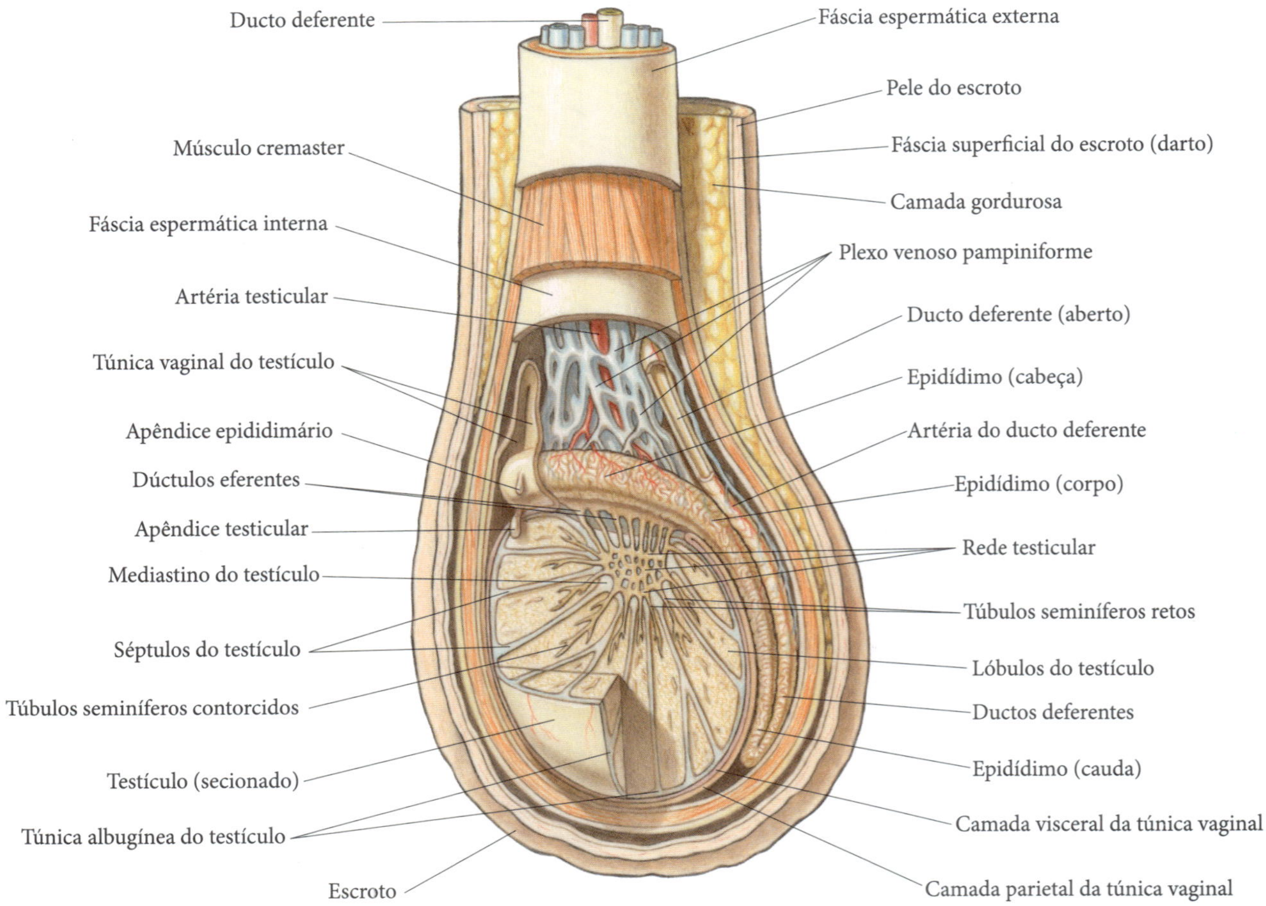

TESTÍCULO *IN SITU*

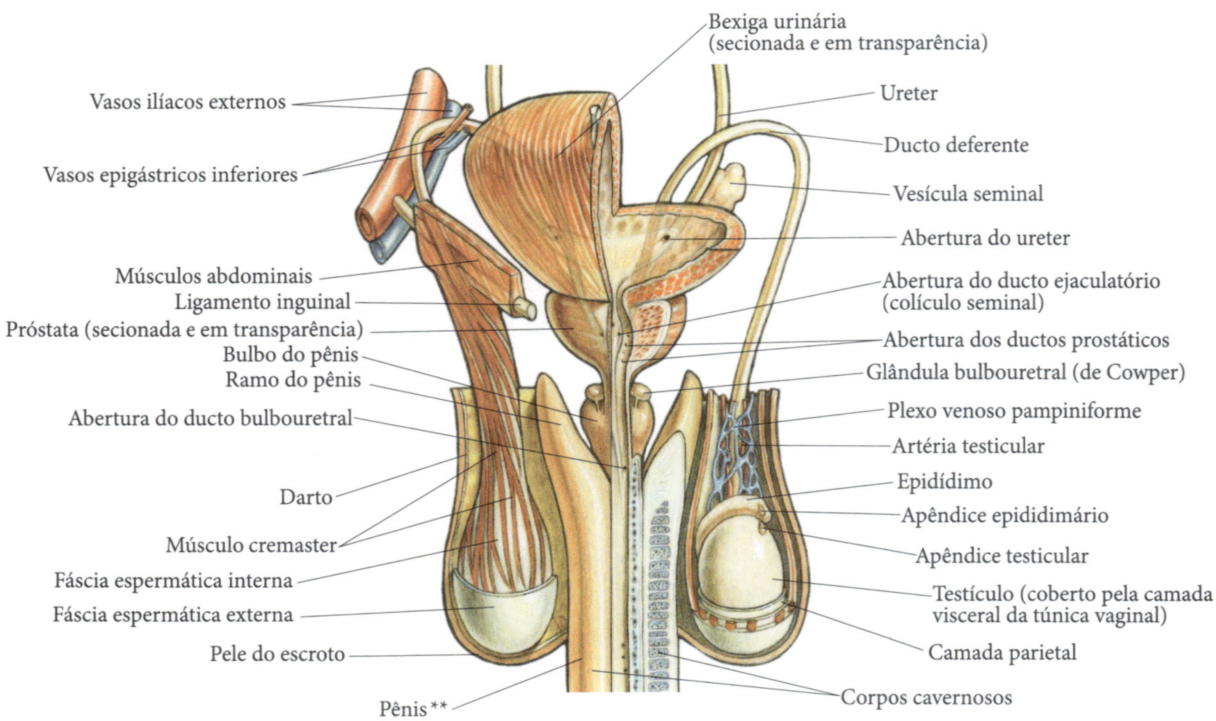

OVÁRIO

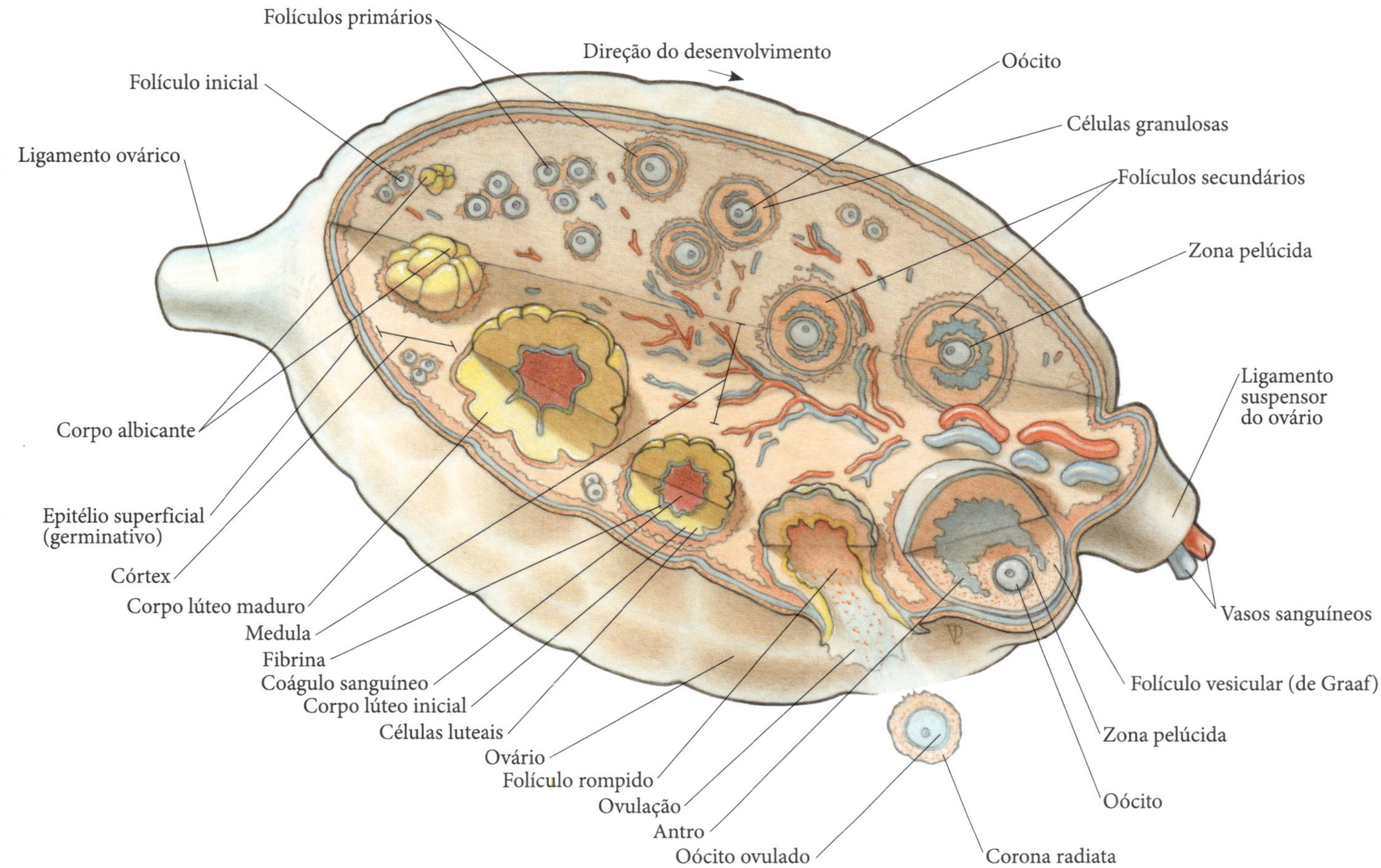

OVÁRIO *IN SITU*

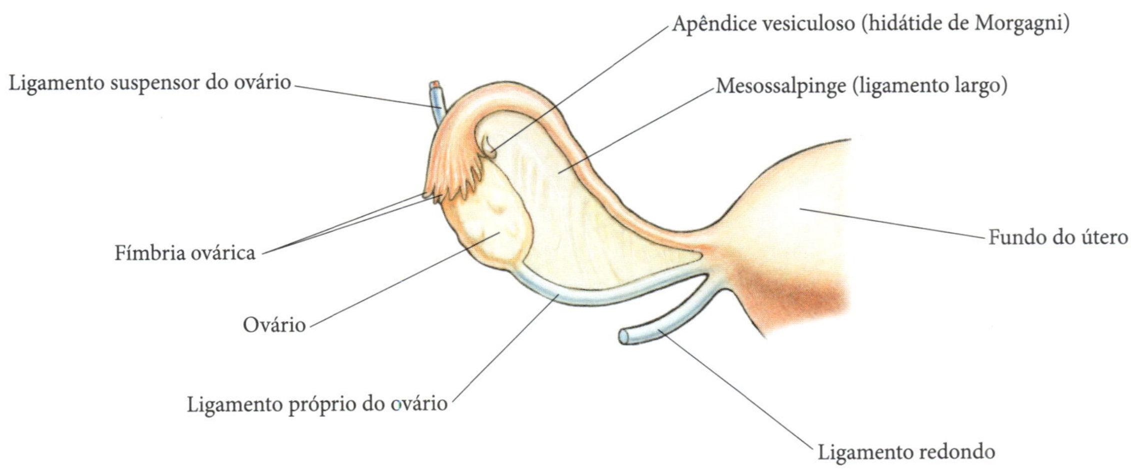

15 SISTEMA Urogenital

SISTEMA UROGENITAL MASCULINO

VISTA LATERAL

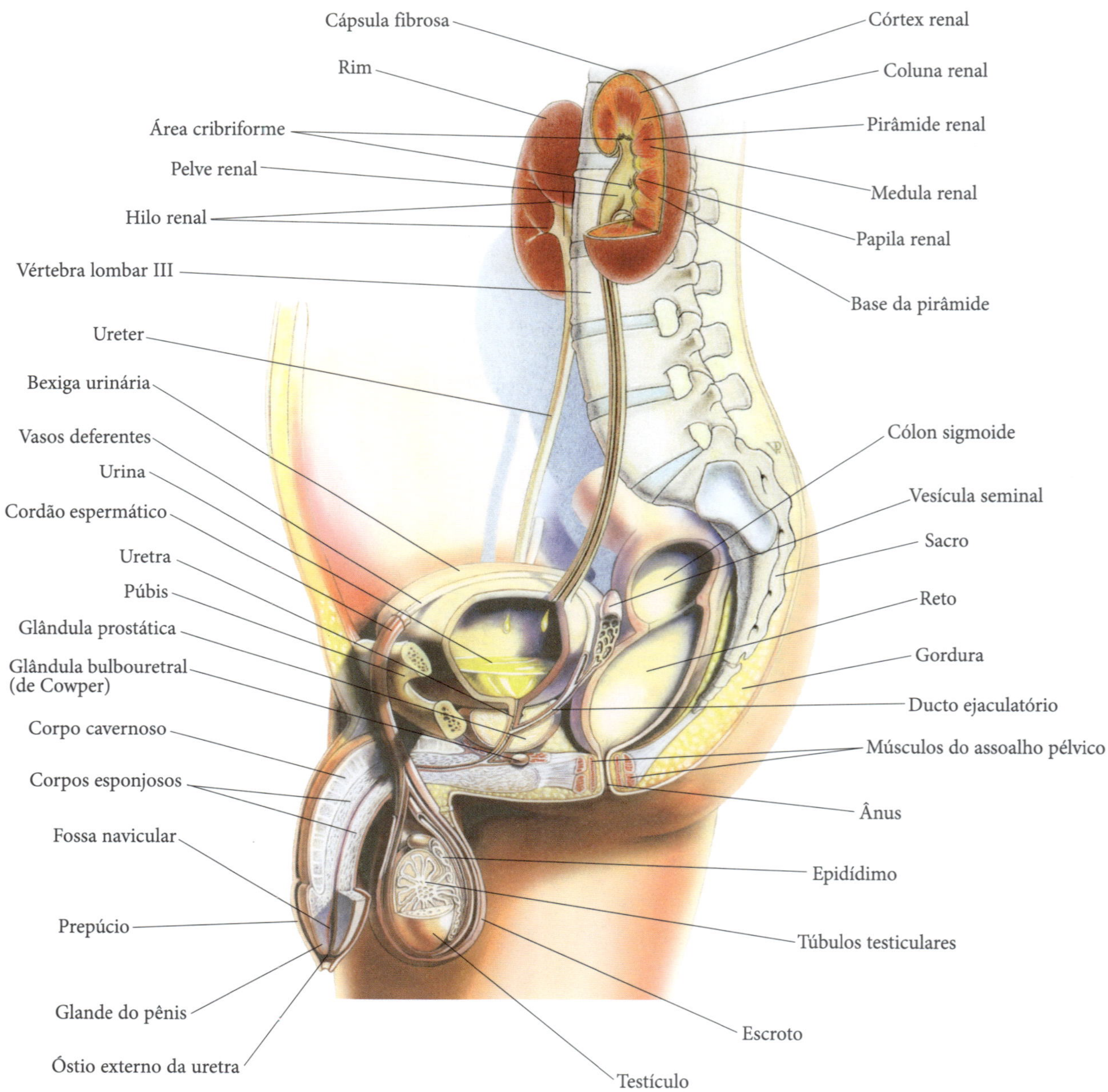

** = corte

SISTEMA UROGENITAL MASCULINO

VISTA ANTERIOR

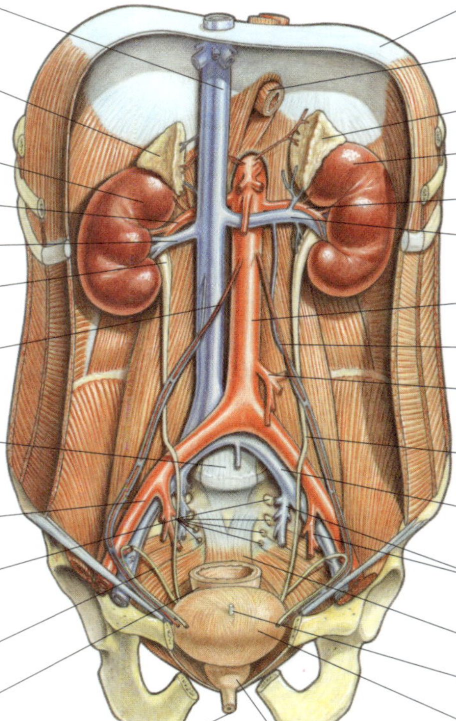

VISTA ANTERIOR

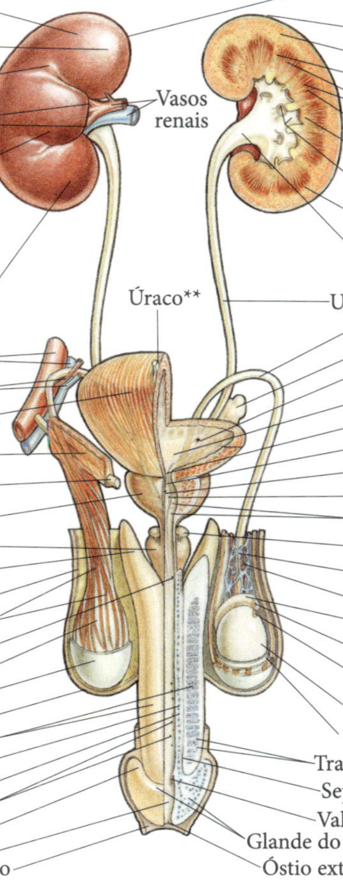

SISTEMA UROGENITAL FEMININO

VISTA LATERAL

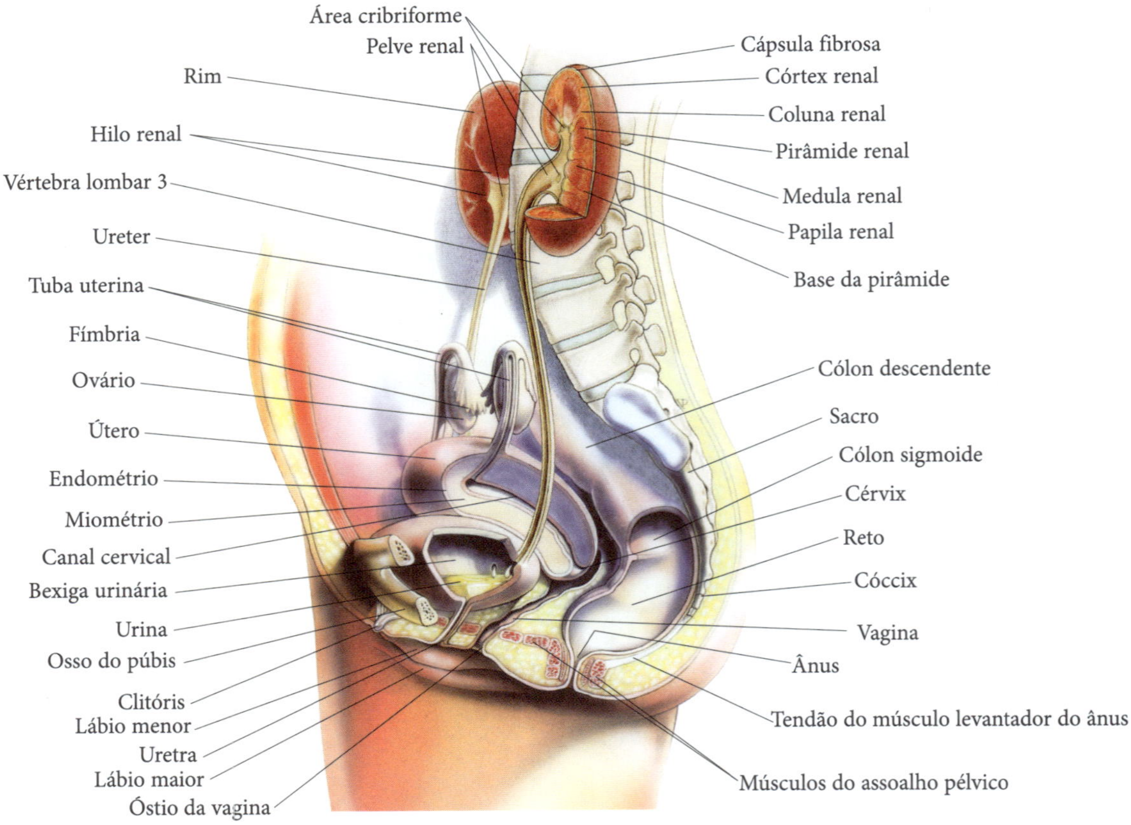

VISTA ANTERIOR

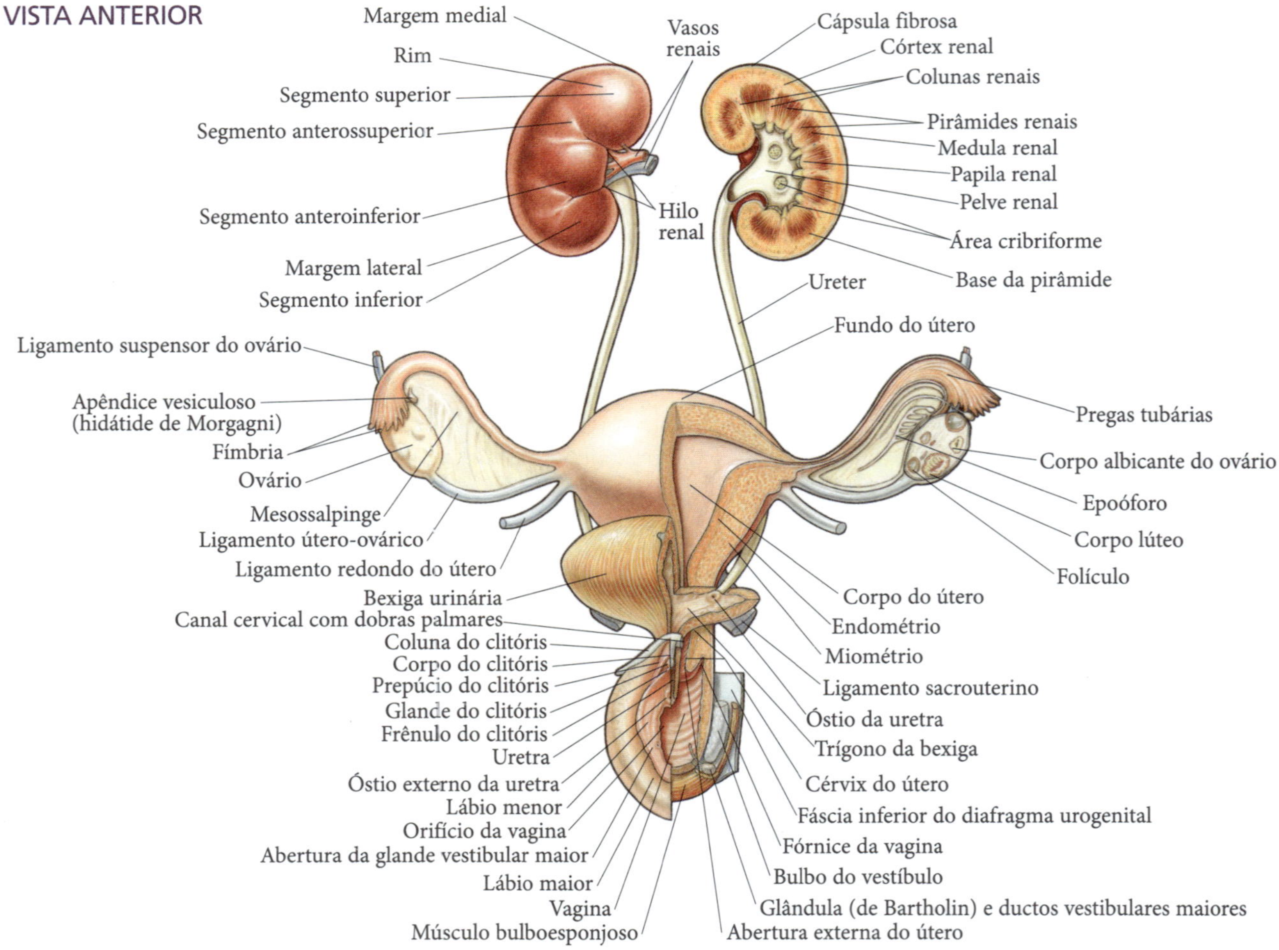

RIM DIREITO

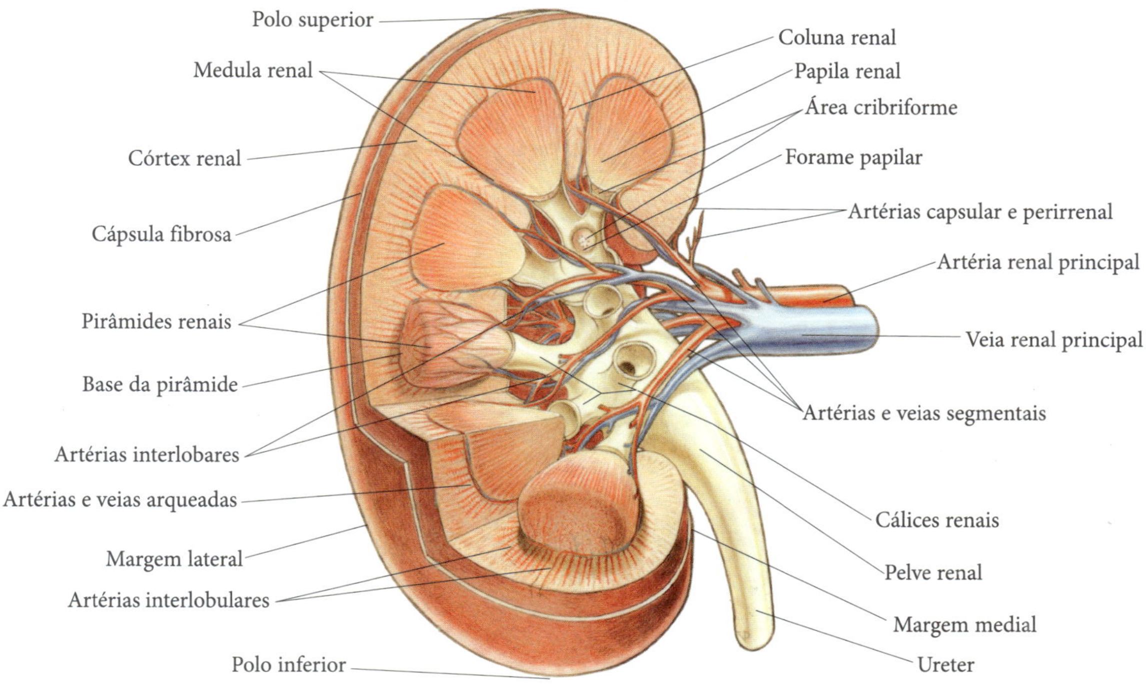

CORPÚSCULO RENAL

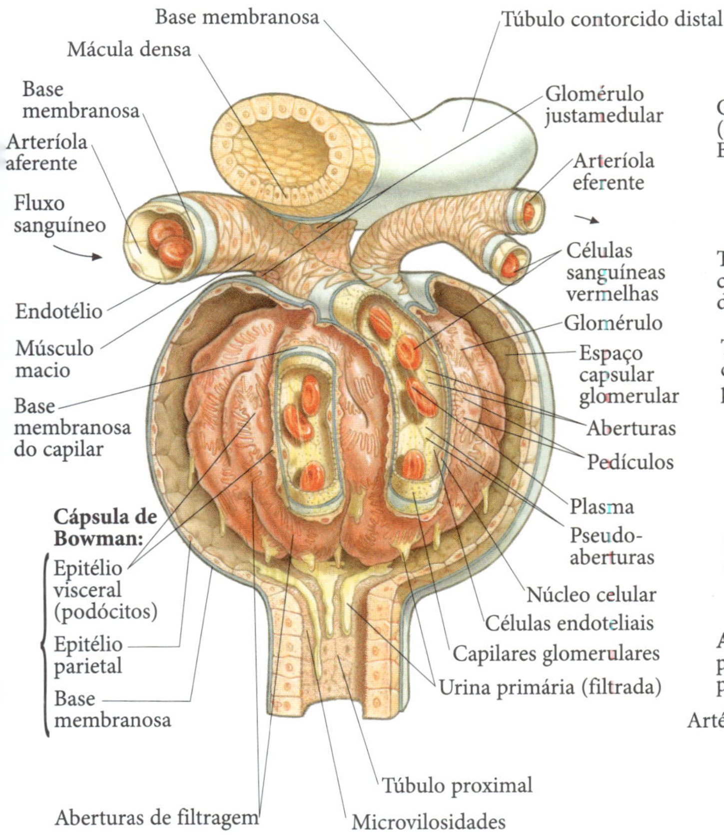

NÉFRON

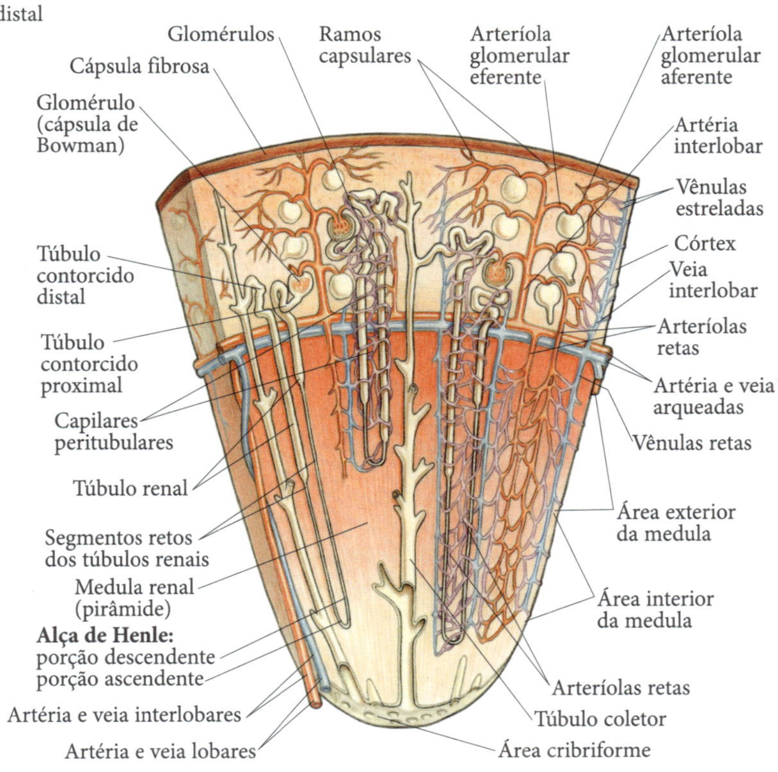

16 SISTEMA Reprodutivo

RELAÇÃO SEXUAL

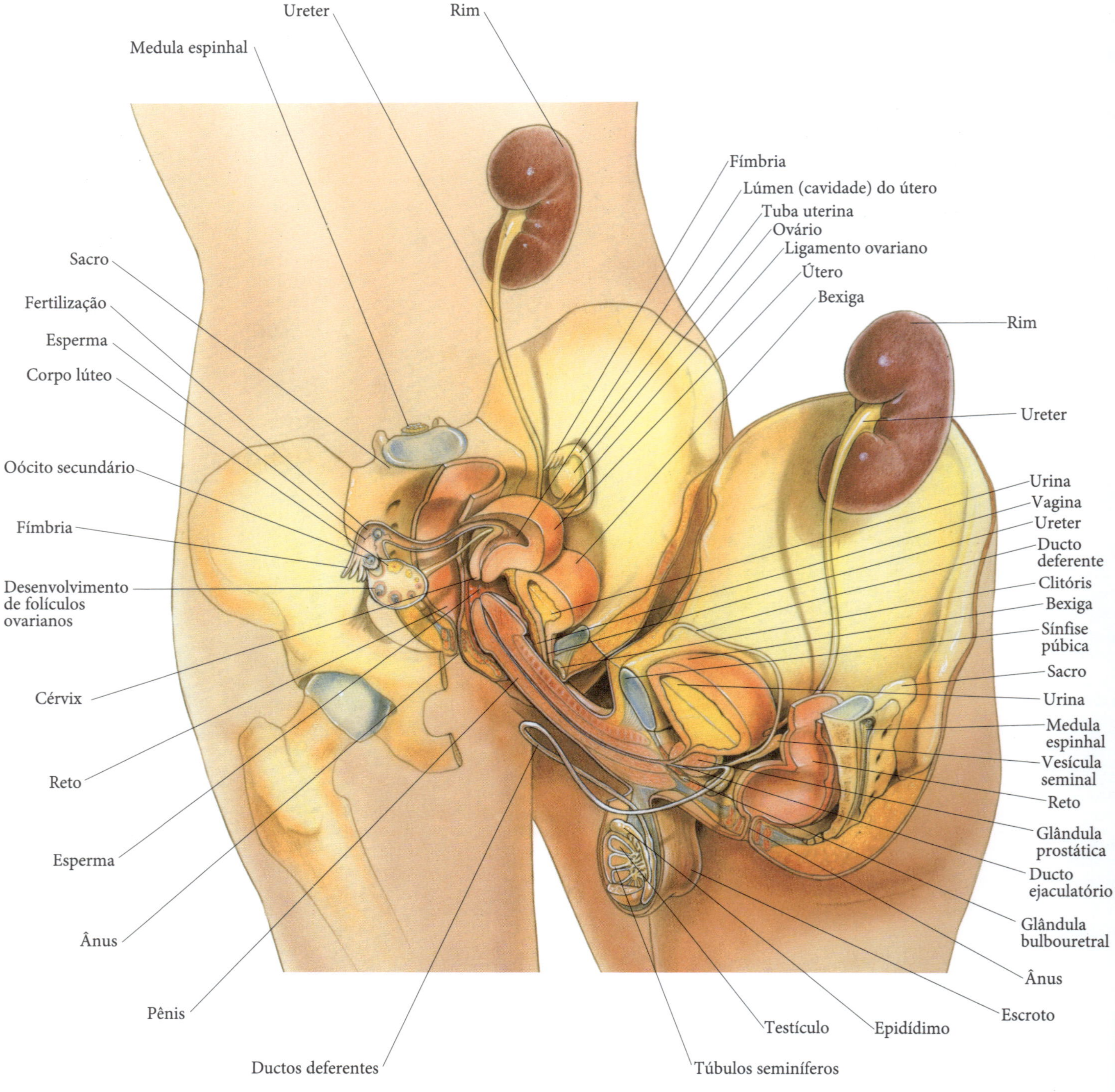

SISTEMA DE REPRODUÇÃO FEMININO

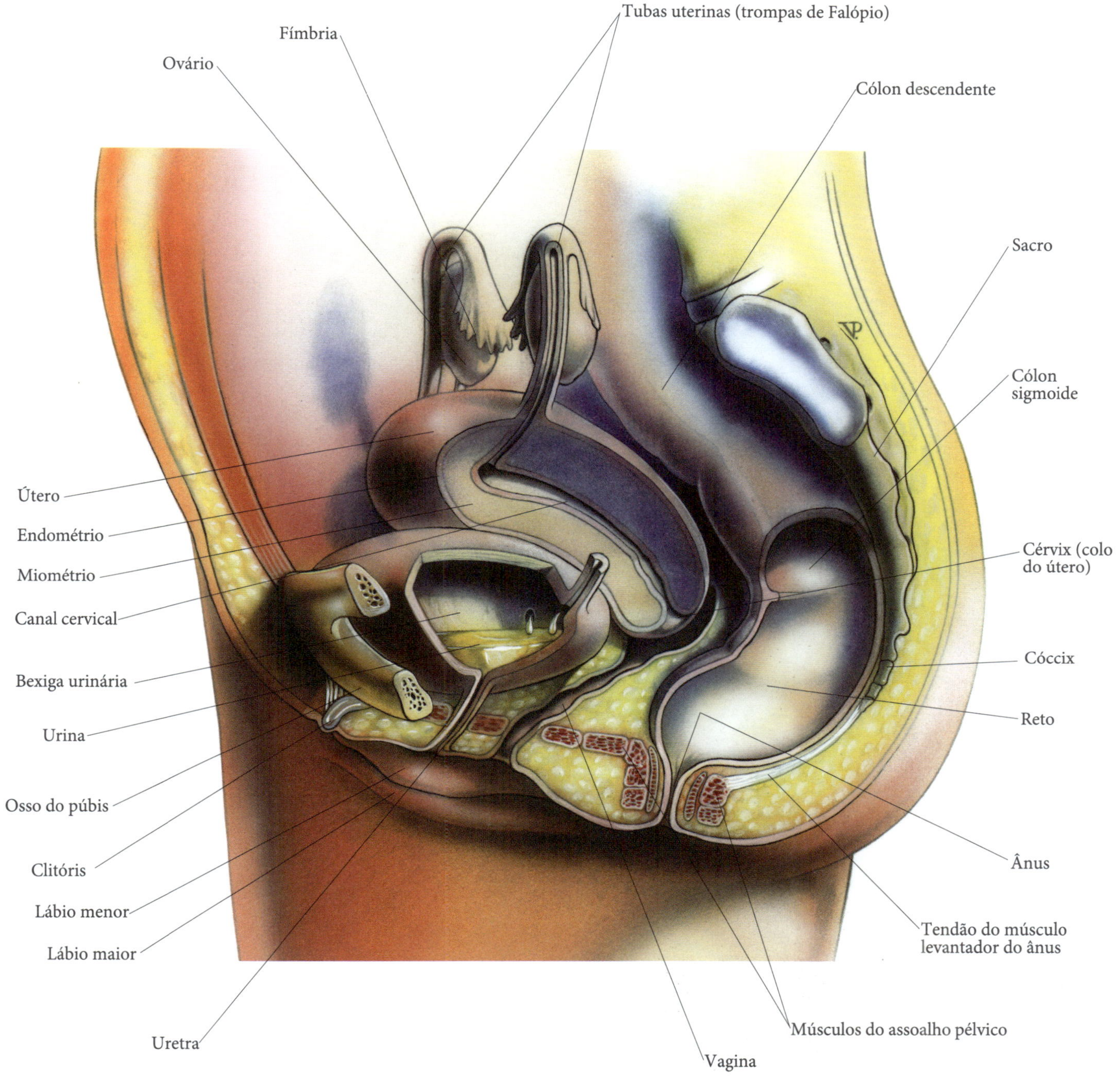

SISTEMA DE REPRODUÇÃO MASCULINO

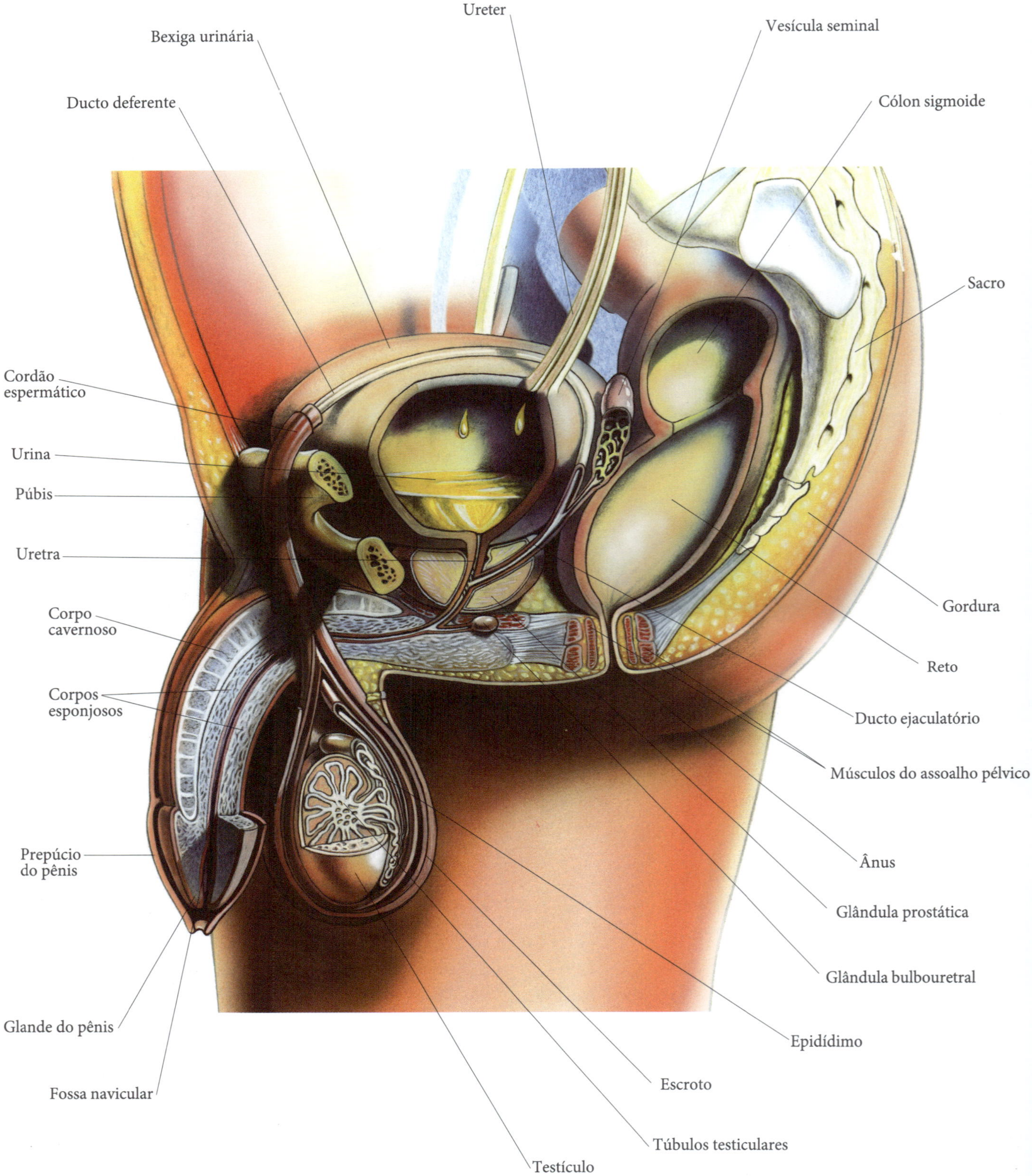

CICLO UTERINO

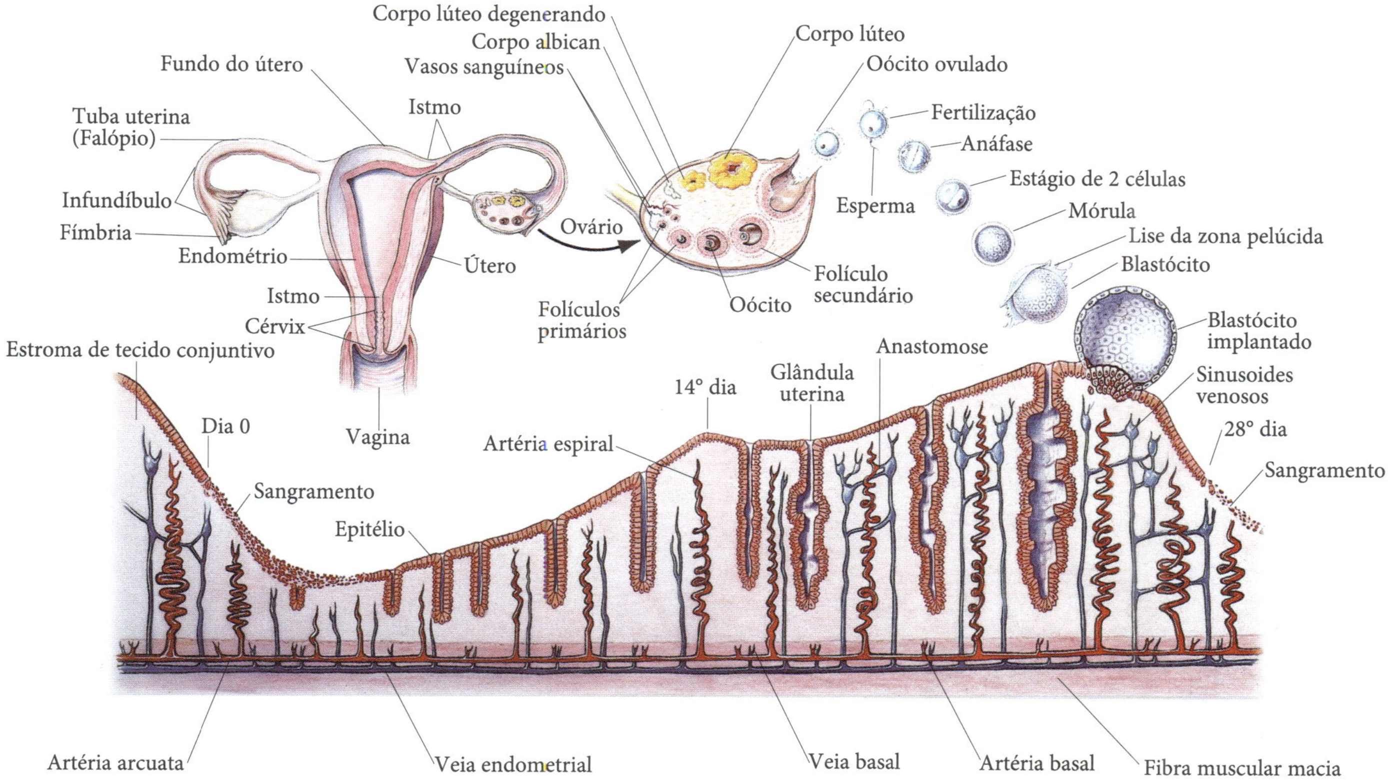

ESTÁGIOS DO ESPERMA E DO ÓVULO

ESPERMATOGÊNESE

ESPERMATOZOIDE

ÓVULO

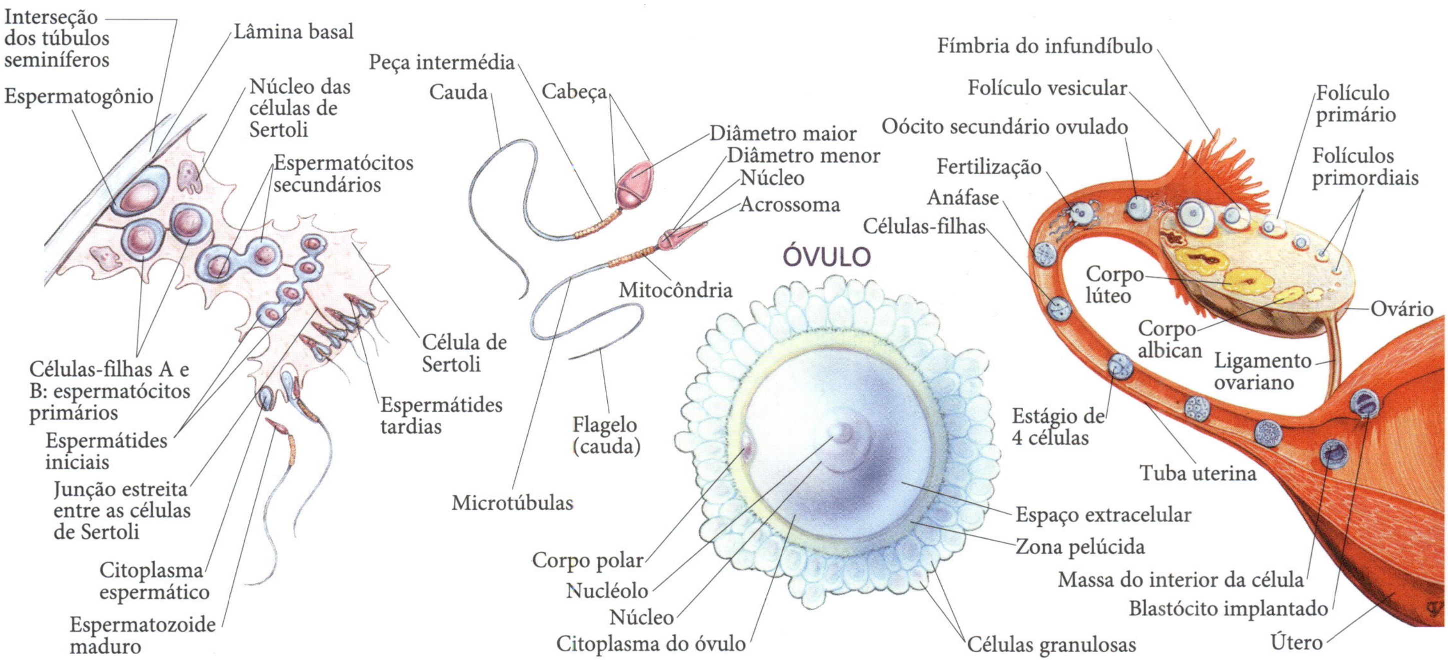

FASE FINAL DO BEBÊ

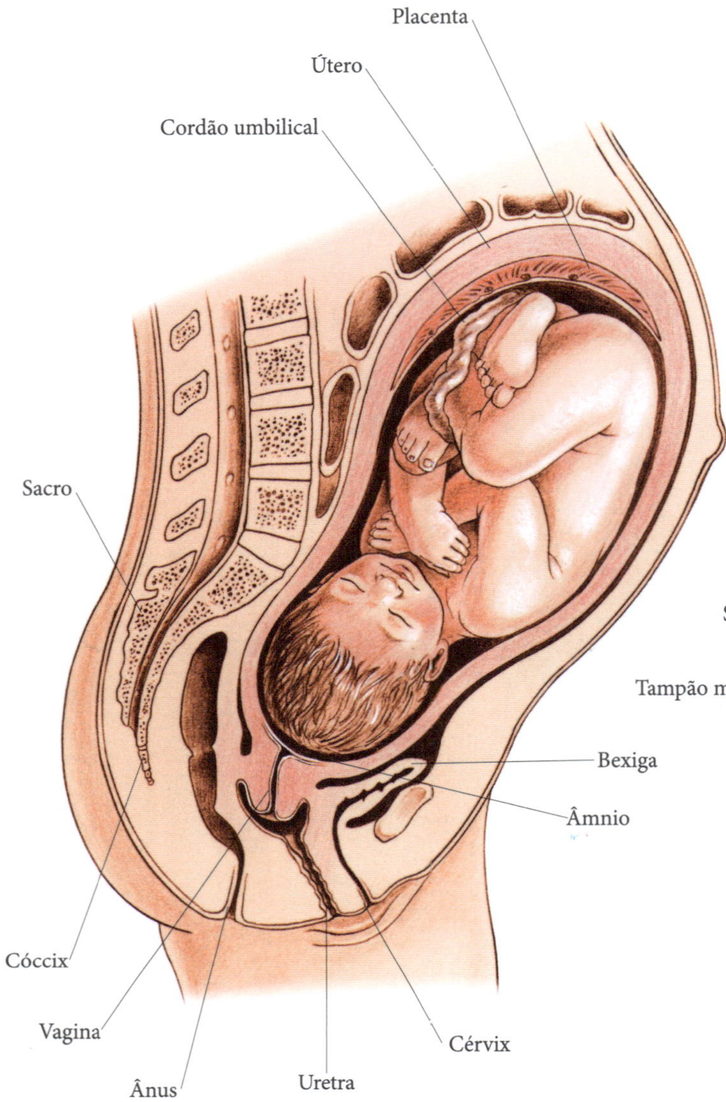

BEBÊ POUCO ANTES DE NASCER

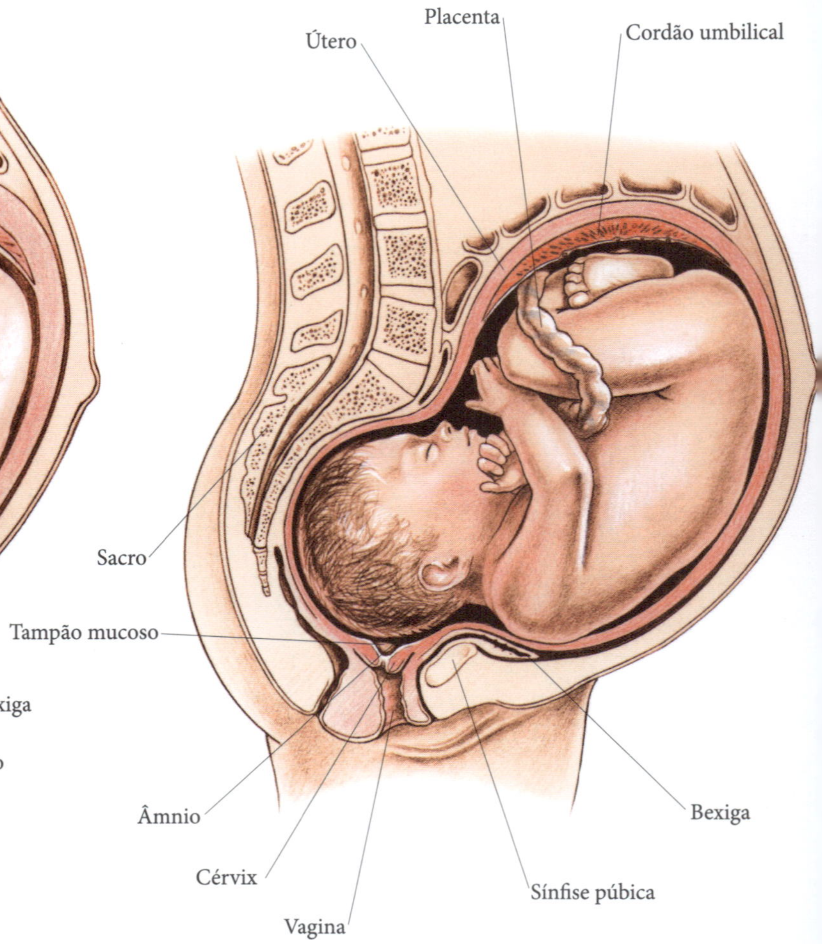

BEBÊ NASCENDO

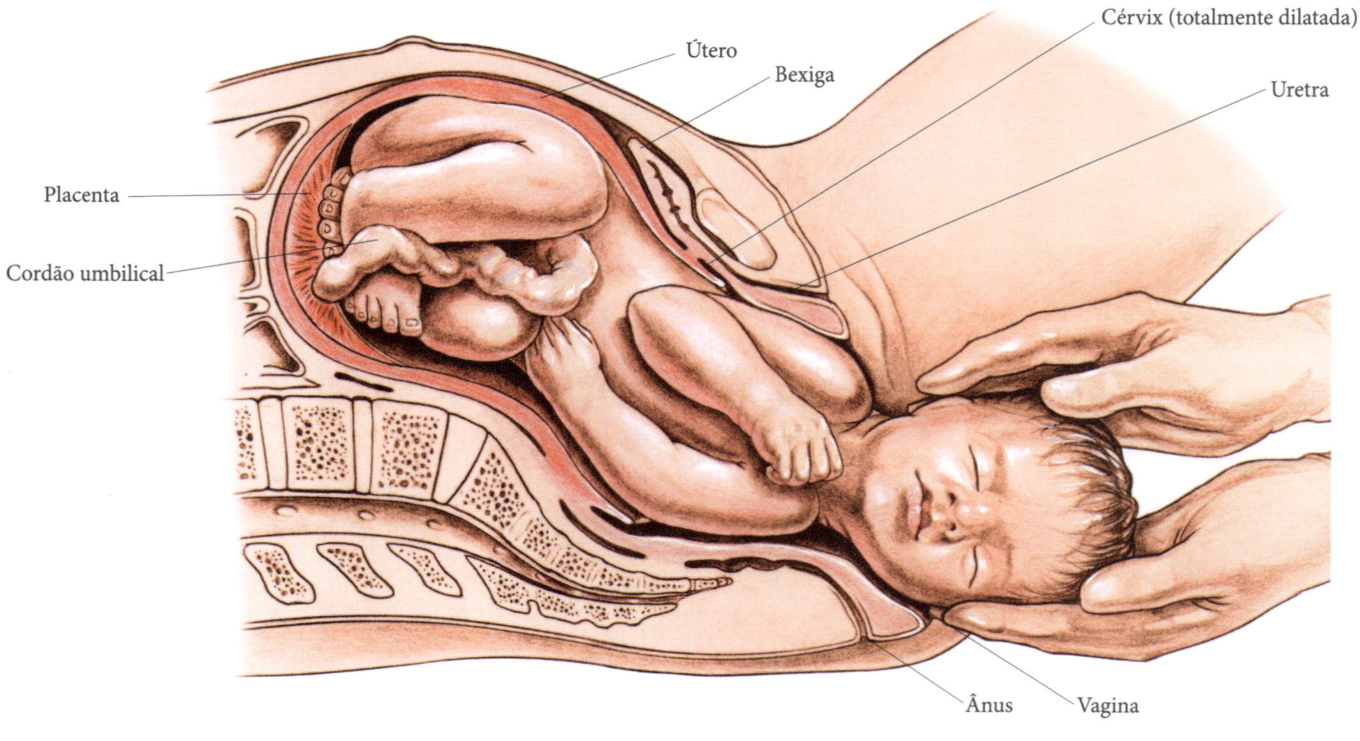

Índice

Observação: o número de vezes que o mesmo item aparece na página está indicado entre parênteses ( ).

1 Anatomia DE SUPERFÍCIE 6

Acrômio (escápula) 7, 8
Ancôneo 8
Ângulo
- da mandíbula 7, 10(2)
- esterno 10
- inferior da escápula 8
- lateral do olho 7
- medial do olho 7
Antélice 7, 10
- ramos da 7
Antitrago 7, 10(2)
Aponeurose
- do bíceps 6
Aponeurose
- do músculo bíceps 9
- epicrânica 6, 7, 8, 10(2)
- plantar 11
Arco zigomático 10(2)
Aréola 6, 7, 10
Artéria e veia femorais 11
Articulação(ões)
- da falange do metacarpal 1 9
- da falange do metacarpal 2 9
- interfalangeal proximal 9
- interfalângica 11(2)
- interfalângica distal 9
- metacarpofalângicas 9
- metatarsofalângica 11
- temporomandibular 10
Axila 10
Boca 7
- abertura da 7, 10
- pilar 7, 10
Braço 9(2)
- direito 9
Cabeça 10
Calcâneo 7, 8, 11
Cartilagem
- alar 7, 10(2)
- costal 7, 10
- cricoidea 7
- nasal lateral 10
- tireóidea 7, 10
Carúncula lacrimal 7
Cavidade da concha 7
Cílios 7
Cimba da concha 7
Clavícula 7, 8, 10
Comissura medial das pálpebras 7
Concha da orelha 7, 10
Córnea 7
Corpo
- da falange 9
- do esterno 6, 10
Costelas 7(2), 8
Coxim gorduroso
- das falanges 11
- do calcâneo 7, 11(2)
- do metatarsal 8, 11
- do polegar 9
- dos dedos 6, 7, 8, 9(3), 11
- dos metatarsais 11
- lateral 7
Crista ilíaca 6, 7, 8, 10
Cuneiforme 1 11
Dedo(s) 6
- anular 9
- indicador 9
- médio 9
- mínimo 9
Depressão condiloide 8
Dobra inguinal 10
Elevação tátil 9
Eminência
- frontal 10(2)
- hipotenar 6, 9(2)
- tenar 6, 9(3)
Esclera 10(2)
Escroto 10
Espaço costoilíaco 6
Espinha
- cervical 8
- da escápula 7, 8
- ilíaca anterossuperior 6, 7, 10(2)
- ilíaca posterossuperior 8
- torácica 8
Expansão
- extensora 9
- lumbrical 8
Falanges 9
- médias 11
Fáscia lata 6, 11
Fáscia plantar 8
Fêmur 8
- côndilo medial 11
- epicôndilo lateral 7, 8
- epicôndilo medial 6, 8
Fíbula
- cabeça 6, 7, 8
- maléolo lateral 6, 7, 8, 11
- maléolo medial 6, 8, 11
Filtro 7, 10
Flanco 6
Fossa
- escafoide 7
- intraclavicular 6
- poplítea 7
- supraclavicular 6, 10
- supraclavicular menor 6
- triangular 7, 10
Glabela 10
Glândula
- parótida 10
- areolares 10
- submandibular 10
- tireoide 7
Gordura 6, 7, 8, 11
- calcaneal 8
- da bochecha 7, 10
- da nádega 8
- do glúteo 7, 11
Grupo adutor 10(2)
Hálux 6, 11
Hélice 7, 8, 10(2)
Incisura
- anterior (orelha) 7
- intertragal (orelha) 7
- jugular (supraesternal) 10
- xifoide 6
Interdigitações 6
Intersecções tendíneas 6, 7
Íris 7, 10(2)
Lábio
- inferior 7
- maior 10
Lago lacrimal 7
Ligamento
- da patela 6, 7, 11
- inguinal 6, 10(2)
Limbo da córnea 7
Limite da escápula medial 8
Linha
- alba 6, 10(2)
- branca 7, 10
- semilunar 6, 7, 10
Lóbulo 7, 10(2)
Lúnula 9, 11
Mamilo 6, 7, 10
Manúbrio (esterno) 10
Mão 9(2)
- direita 9(2)
Margem
- costal 10
- do filtro 10
- inferior da costela 7
- labial 10
Maxilar 7
Meato acústico externo 7
Membrana 9
Membrana
- interdigital 9
- pele da membrana 9
Metacarpal
- 2 9
-- cabeça 9
- 5 9
Metatarsal
- 1 11(2)
-- cabeça 11
- 5 11
Modíolo 7, 10
Monte púbico (de Vênus) 6, 7, 10
Músculo(s)
- abdutor curto do polegar 9
- abdutor do dedo mínimo 6, 7, 8, 9(3), 11(2)
- abdutor do hálux 6, 8, 11(4)
- abdutor longo do polegar 8, 9
- adutor longo da coxa 11
- adutor magno da coxa 11
- ancôneo 9
- bíceps braquial 6(2), 9(3), 10
- bíceps femoral 7(2), 8(2)
- braquial 6, 9(2)
- braquiorradial 6, 8, 9(2)
- coracobraquial 9, 10
- cremaster e ducto deferente 10
- deltoide 8, 9, 10
-- anterior 9
-- frontal 7
-- lateral 7, 9
-- posterior 7, 8, 9
- do adutor magno 8
- do interósseo dorsal 1 8, 9(2)
- eretor da espinha 7, 8(2)
- escaleno anterior 6
- esplênio da cabeça 8
- esternióideo 6
- esternoclidomastóideo 7, 8, 10(2)
-- cabeça clavicular 7
- extensor
-- comum dos dedos 8, 9(2)
-- curto do hálux 7, 11
-- curto do polegar 8
-- curto dos dedos 6, 7, 8, 11
-- da ulna 9
-- do dedo mínimo 8, 9
-- longo dos dedos 6, 7, 11
-- radial curto do carpo 8, 9
-- radial longo do carpo 8, 9
-- ulnar do carpo 8, 9
- fibular
-- curto 6, 7, 8
-- longo 6, 7
-- longo dos dedos 8
-- terceiro 6, 7
- flexor
-- curto do polegar 9(2)
-- longo do hálux 7
-- longo do polegar 9
-- radial do carpo 6
-- superficial dos dedos 6, 9(2)
-- ulnar do carpo 6, 8, 9
- frontal 6, 10(2)
- gastrocnêmio 11
-- cabeça lateral 6(2), 7, 8
-- cabeça média 6, 8
- glúteo máximo 7, 8
- glúteo médio 7, 8, 10
- grácil 8, 11
- grande dorsal 7, 8, 10
- iliopsoas 6
- infraespinhal 7, 8
- levantador da escápula 7
- masseter 7(2), 10(2)
- oblíquo externo 6(2), 7(2), 8, 10
- omo-hióideo 6, 7, 10
- oponente do polegar 9
- palmar curto 9
- palmar longo 6, 9
- peitoral maior 6(4), 7(2), 9, 10
- pronador redondo 6, 9
- redondo maior 7, 8, 10
- redondo menor 7, 8
- reto da coxa 6, 7, 10(2), 11
- reto do abdome 6, 7(2), 10(2)
- romboide maior 8
- romboide menor 8
- sartório 6, 7, 8, 10(2), 11

- semiespinhal da cabeça 8
- semimembranáceo 7, 8, 11
- semitendíneo 8, 11
- serrátil anterior 6(2), 7, 8, 10
- sóleo 6(2), 7, 8, 11
- temporal 6, 7, 8, 10(2)
- tensor da fáscia lata 6, 7, 10(2)
- tibial anterior 6, 7, 11
- trapézio 7(2), 8, 10
-- bordas inferiores 8
- tríceps braquial
-- cabeça lateral 6, 8, 9
-- cabeça longa 8, 9, 10
-- cabeça média 6, 8, 9(2),10
- vasto lateral 6, 7, 8, 10
- vasto medial 6, 11
Narina 7
Nariz 7, 10
- asa do 7, 10
- ponte do 10(2)
Navicular 6
Occipital 8
Olécrano da ulna 9
- dobras do 9
Olho 7
Orelha 7
Osso(s)
- hioide 10
- piramidal 9
- pisiforme 6, 9
- tarsais 6
- trapézio 9
- trapezoide 9
- zigomático 10
Pálpebra 7, 10
Papila e ponto lacrimal 7(2)
Parte axilar da glândula mamária 10
Pata de ganso 6, 11
Patela 6, 7, 11
Pé 11
- arco lateral do 11
- arco medial do 8, 11(2)
- esquerdo 11
Pênis 10
Perna 11
- direita 11
Pisiforme 9
Platô tibial 11
Polegar 9
Polpa lumbrical 6
Ponte temporal 10
Prega(s)
- abdominal 10
- da coxa 6, 10
-- digital proximal 6, 9
- distal do calcanhar 7, 8, 11
- distal do pulso 6, 9(4)
- flexora do joelho 8, 11
- inferior do pescoço 7
- interfalângica 6(2), 9(4)
- interglútea 8
- lumbrical 9(3)
- medial 11
- metacarpofalângica 9
- palmar 6(2), 9(3)
- proximal do calcanhar 7, 8, 11
- proximal do pulso 6, 9(3)
- proximal do punho 9
- do olécrano 8
- dorsais do dedo 9
- dos dedos 9
- semilunar conjuntiva 7
- subglútea 8
- superior do pescoço 7
- tenar 6, 9
- vaginal 10
Processo
- acromial 10
- coracoide (escápula) 7
- estiloide da ulna 8, 9
- estiloide do rádio 6, 9
- frontal (osso zigomático) 10
- mastoide 7, 8, 10
- xifoide (esterno) 10
Protuberância
- laríngea 6
- mentual 7, 10(2)
- poplítea 8, 11
Pupila 7, 10
Quadril
- feminino 10
- masculino 10
Rádio 8, 9
- cabeça 8
Retináculo
- da fíbula 8
- dos músculos extensores 6, 9(2), 11(2)
Saliência
- costal 6
- do filtro 7
- nucal 7
- temporal 7
- ulnar 8
Seio 10
Septo intermuscular medial 6, 9
Sínfise púbica 6, 10(2)
Sulco
- auricular posterior 7
- bucolabial inferior 7, 10
- deltopeitoral 6, 10
- mediano 8
- mentolabial 7, 10
- nasolabial 7, 10(2)
nucal 8
- palpebral 7(2), 10(2)
- sacral 8
Supercílio (sobrancelha) 7, 10
Superfície medial tibial 11
Tabaqueira 8, 9
Tendão(ões)
- calcâneo 7, 8, 11
- do músculo abdutor
-- do dedo mínimo 8
-- longo do polegar 9(2)
- do músculo bíceps 6, 9(2)
-- femoral 6, 7, 8
- do músculo eretor da espinha 8
- do músculo extensor
-- comuns dos dedos 9
-- curto do hálux 6, 7, 11
-- curto do polegar 9(2)
-- curto dos dedos 11
-- do dedo mínimo 8, 9(2)
-- dos dedos 9
-- do indicador 9
-- longo do hálux 6, 11(2)
-- longo do polegar 8, 9
-- longo dos dedos 6, 7, 11
-- radial curto do carpo 9
-- radial longo do carpo 9
- do músculo fibular 7, 11
-- fibular longo 8
-- fibular terceiro 11
- do músculo flexor
-- longo do polegar 9
-- radial do carpo 6(2), 9
-- ulnar do carpo 9(2)
- do músculo palmar longo 6, 9(2)
- do músculo quadríceps femoral 7
- do músculo semitendíneo 8
- do músculo tibial
-- anterior 6, 7, 11
-- posterior 6, 8, 11
- do músculo trapézio 8
- do músculo tríceps 9
Testículo 10
Tíbia
- epicôndilo medial 8
- maléolo medial 8, 11
- margem anterior 11
- superfície média 6
Trago 7, 10(2)
Trapézio 6, 8
Trato iliotibial 6, 7(2)
Triângulo
- femoral 10
- lombar 8
- posterior do pescoço 7
- romboide 8
- sacral 8
- submandibular 7
Tríquetro 8, 9(2)
Trocanter maior 7, 8, 10
Tubérculo
- auricular 7
- labial superior 7
- supertragal 7
Tuberosidade
- da tíbia 6, 7, 11
- do metatarsal 5 7, 11
- do osso navicular 8, 11(2)
Túnica conjuntiva do bulbo 7
Ulna, cabeça 9
Umbigo 6, 7, 10(2)
Úmero 7, 9
- epicôndilo medial 9
Unha 6, 9(2), 11(2)
Veia
- basílica 9(2)
- cefálica 6(2), 9(2)
- dorsal 8
- grande safena 11
Vértebra cervical 7 7, 8
Vibrissas 7
Vulva 10

2 SISTEMA Esquelético 12

Abertura torácica
- inferior (saída) 18
- superior (entrada) 18
Acetábulo 12, 18
- margem do 18
Acrômio 12, 13, 17
Anel apofisário 17(2)
Ângulo
- da mandíbula 14(2)
- do esterno 18
Ápice 16
- da cabeça da fíbula 19(2)
- da patela 19
Arcos vertebrais 17(3)
Arco zigomático 14
Articulação
- atlantoaxial lateral 15
Articulação
- sacroilíaca 13, 18
- transversa do tarso 19(2)
Articulações tarsometatársicas 19(2)
Asa 15
Asa
- do ílio 18
- do esfenoide 14(2)
Atlas (C 1) 15(2), 16(3), 17
Áxis (C 2) 15(2), 16(3), 17
- dente(s) do 15(2)17
- processo espinhoso da 17
Base 19
Base da patela 19
Base do sacro 18
Bregma (ponto de união das suturas sagital e coronal) 15
Cabeça 12, 18, 19
- da costela 18
- da fíbula 19
- da mandíbula 15
- do tálus 19
Calcâneo 13, 19(2)
Canal
- carótico 15(2)
- do nervo hipoglosso 15
- hipoglossal 14, 15(2)
Canalículo
- mastóideo 15
- timpânico 15
Capitato 19(2)
Capítulo 12, 18
- do úmero 18(2)
Cartilagem(ns) costal(is) 12, 17, 18
Cartilagens articulares 17
Clavícula 12, 13(2), 17
Clivo 14, 15
Cóccix 13, 16(3), 18(2)
Colo 12
- da costela 18
- da fíbula 19
- da mandíbula 14
- do rádio 18
- do tálus 19
Coluna vertebral 16
Concha nasal
- média (do osso etmoide) 14
- inferior 14
Côndilo (cabeça) da mandíbula 14
Côndilo
- lateral 13, 19
-- da tíbia 12
- medial 13, 19
-- da tíbia 12
- occipital 14, 15(3)
Corno sacral 16
Corpo 15, 16, 19
- da fíbula 19
- da mandíbula 14
- do esterno 18
- do ílio 18
- do ísquio 18(2)
- vertebral 15(2), 17(3)
Costelas 12, 13
- falsas (8ª-12ª) 18(2)
- flutuantes (11ª-12ª) 18(2)
- verdadeiras (1ª-7ª) 18(2)
Cotovelo 18
Crânio 14, 15
Crista
- do músculo supinador 18
- etmoidal 14
- frontal 14, 15
- galli 15
- ilíaca 12, 17, 18(2)
- occipital externa 15
- púbica 18
- sacral intermédia 16
- sacral lateral 16
- sacral mediana 13, 16
- supraepicondilar lateral 18(2)
- supraepicondilar medial 18
Cuboide 12, 13, 19(2)
Cuneiforme(s) 19
- intermédio 12, 13
- lateral 12, 13
- medial 12, 13
Disco(s) intervertebral(ais) 15, 16(2), 17, 18

Dorso da sela 14, 15
Eminência cruciforme 15
Epicôndilo
- lateral do úmero 12, 18(2), 19
- medial do úmero 12, 18(2), 19
Escafoide 19(2)
Escápula 12, 13(2)
Esfenoide 14, 15(2)
Espaços interósseos 19
Espinha da escápula 13
Espinha do osso esfenoidal 15
Espinha ilíaca
- anteroinferior 18
- anterossuperior 13, 18
- posteroinferior 13, 18
- posterossuperior 13(2), 18
Espinha isquiática 13, 18(2)
Espinha nasal
- anterior 14(2)
- posterior 15
Esterno 12, 13, 18
Estrutura do osso 12
Etmoide 14(3)
Face poplítea 19
Faces intervertebrais 17
Faceta articular
- inferior 15, 16, 17(2)
- superior 16, 17(3), 18
Faceta costal 16
Faceta costal
- do processo transverso 17(2)
- inferior 17
- superior 17(2)
- transversa 16
Falanges 12(2), 13(4), 19(2)
- distais 19
- médias 19
- proximais 19
Fêmur 12, 13(2), 19(2)
- epicôndilo lateral 12
- epicôndilo medial 12
Fíbula 12, 13(2), 19(2)
Fissura
- orbital inferior 14
- orbital superior 14, 15
- petrotimpânica 15
Forame(s)
- do processo transverso 17
- espinhoso 15
- estilomastoide 15
- infraorbital 14(2)
- intervertebral 16
-- posterior 16
- jugular 15
- lacerum 15
- magno 14, 15(2)
- mandibular 14
- mastóideo 14(2), 15(2)
- mentual 14(2)
- nutriente 18
- obturado 13, 18(2)
- oval 15
- palatino maior 15
- palatino menor 15
- parietal 14(2)
- redondo 15
- sacrais
-- anteriores (2-4) 16, 18
-- posteriores (1-4) 16, 18
- supraorbital 14
- transverso 15(2), 16
- vertebral 17(3)
- zigomático-facial 14
Fossa
- acetabular 18
- condilar 15
- coronóidea 18
- do olécrano 18
- escafóidea 15
- hipofisária 14
- incisiva 15
- intercondilar 19
- jugular 15
- lacrimal 14
- mandibular 15
- pterigóidea 15
- radial 18
- submandibular 14
- temporal 14
Fóvea articular do cotovelo 18
Frontal 12, 13, 14(3), 15(2)
Glabela 14
Gônio 14
Hamato 19
- hâmulo do 19
Hâmulo pterigóideo 14, 15
Hiato sacral 16, 18
Hioide 13
Ílio 12, 13(2), 17, 18(2)
Impressões digitais 14
Incisura
- clavicular 17, 18
- isquiática
-- maior 18
-- menor 13, 18
- jugular 17, 18
- radial 18
- vertebral
-- inferior 17
-- superior 17
Intermédio 19(2)
Ísquio 12, 13(2), 18(2)
Joelho direito 19
Lacrimal 14
Lâmina 16, 17(3)
- crivosa 14
- do arco posterior 17
Língula da mandíbula 14
Linha
- arqueada descendente do púbis 13
- intercondilar 19
- nucal
-- inferior 15
-- superior 15
- oblíqua 14(2)
- terminais 18
- transversas 16
- supracondilar
-- lateral 19
-- medial 19
- temporal
-- inferior 14
-- superior 14
Maléolo
- lateral 12
- medial 12
Mandíbula 12, 13(2), 14(3), 15
- processo coronoide da 14
Manúbrio 12
- do esterno 18
Mão direita 19
Maxila 12, 13, 14(3), 15
Meato acústico
- externo 14, 15(2)
- interno 14
Metacarpais 12, 13(2)
Metatarsais 12, 13(2), 19(2)
Nasal 14(3)
Navicular 12, 13, 19(2)
Occipital 13(2), 14(2), 15(2)
Olécrano 13, 18
Órbita 15
Osso(s)
- hioide 12, 17
- lacrimal 14(2)
- carpais 12, 13(2), 19
- metacarpais 19
- sesamoides 19
Palatino 14, 15
Parietal 13(2), 14(3), 15(3)
Patela 12, 13, 19(2)
Pé 19
Pedículo(s) 15, 16, 17(4)
Piramidal 19
Pisiforme 19
Processo(s)
- acessório 17(2)
- alveolar 14
- articular inferior 16, 17(3)
- articular superior 16, 17(5), 18(2)
- coracoide 12, 17
- coronoide 12, 15, 18
- espinhoso(s) 16(2), 17(6), 18
- estiloide 14(2), 15(2)
- intrajugular 14
- mamilar(es) 16, 17(2)
- mastoide 14(2), 15(2)
- odontoide 16(2)
- palatino 15
- pterigoide 15
- mamilares 17
- transverso(s) 15(2), 16(5), 17(5), 18
- xifoide 12, 18
- zigomático 15(2)
Promontório 16
- do sacro 16
Protuberância
- mentual 14
- occipital externa 15
Púbis 12, 13(2), 18(2)
Quadril esquerdo 18
Rádio 12, 13(2), 18(2)
Ramo
- da mandíbula 14, 15
- do ísquio 18
- inferior do púbis 18
- superior do púbis 18(2)
Sacro 12, 13, 16(3), 17, 18
Seio
- esfenoidal 14
- frontal 14
Semilunar 19
Septo nasal (vômer) 14
Sesamoides 19
Sínfise púbica 12
Sulco(s)
- bicipital 12
- da artéria occipital 15
- da artéria subclávia 18
- da tuba auditiva 15
- da veia subclávia 18
- do nervo espinhal 17
- do seio sagital superior 15(2)
- do seio sigmoide 14
- do seio transverso 14, 15
- dos vasos meníngeos 15
- do tendão do flexor longo do hálux 19
- do tendão do músculo fibular longo 19
- do tendão do músculo flexor longo do hálux 19
- mastoide do músculo digástrico 15
- milo-hióideo 14
- laterais dos vasos meníngeos médios 14
Superfície articular 16, 19
Superfície semilunar 18
Sustentáculo do tálus 19
Sutura
- coronal 14(3), 15
- escamosa 14(2), 15(1)
- esfenoescamosa 15
- esfenofrontal 14(2)
- esfenotemporal 14
- esfenozigomática 14(2)
- frontonasal 14
- frontozigomática 14(2)
- internasal 14
- lambdoide 14, 15
- maxilolacrimal 14
- nasomaxilar 14
- occipitomastoide 14
- palatina
-- mediana 15
-- transversa 15
- sagital 15(2)
- zigomático-maxilar 14(2)
- zigomático-temporal 14
Tálus 12, 13, 19(2)
Temporal 12, 13, 14(2), 15(2)
Tíbia 12, 13(2), 19(2)
Tórax 18
Trapézio 19(2)
Trapezoide 19(2)
Trocanter
- maior 12(2)
- menor 12
Tróclea 12
- do tálus 19
- do úmero 18(2)
- fibular 19(2)
Tubérculo(s)
- anterior 15, 17
- articular 15
- da costela 18
- do adutor 19
- do escafoide 19
- do escaleno superior 18
- faríngeo 15
- intercondilar lateral 19
- intercondilar medial 19(2)
- posterior 15(2), 17
- púbico 13, 18
- mentuais 14
Túber isquiático 18(2)
Tuberosidade 12, 19
- da tíbia 19
- da ulna 18
- do 5º metatarso 19
- do navicular 19(2)
- do primeiro metacarpal 19
- do rádio 18
- ilíaca 18
Ulna 12, 13(2), 18(2)
Úmero 12, 13(2), 18(2)
Vértebra(s)
- proeminente (C 7) 16(2)
- cervicais 12, 13(2), 16(3), 17
- coccígeas 13, 16(3)
- lombares 12, 13, 16(3), 17
- sacrais 13
- torácicas 13, 16(3), 17
Vômer 14, 15
Zigomático 12, 13, 14(3), 15

3 ARTICULAÇÕES & Ligamentos 20

Abertura bursal 21
Acrômio 21
Anéis fibrosos 20, 21
Articulação
- costotransversária 20
- craniocervical 21
- da cabeça da costela 20
- temporomandibular 20

Atlas 21
Áxis 21
Base do crânio 21
Cabeça da fíbula 22(2)
Calcâneo 23(2)
Capa sinovial intertubular 21
Capitato 23(2)
Cápsula(s)
articular(es) 20, 21(2), 22(4), 23(4)
- da articulação do quadril 22
- das articulações zigapofisárias 20
- radioulnar distal 23(2)
Cápsula da articulação
- atlantoaxial lateral 20, 21
- atlantoccipital 20, 21
Cartilagem(ns)
- da cabeça do fêmur 22
- do acetábulo 22
- costais 21
Cavidade medular 22
Clavícula 21(2)
Cóccix 20
Coluna vertebral 20
- lombar 21
Cordão oblíquo 22
Corpos vertebrais 20
Costelas 1 e 2 21
Cotovelo 22
Crista ilíaca 21(2)
Cuboide 23
Cuneiforme medial 23(2)
Dedo 23
Disco
- articular 20, 21
- intervertebral 20(2), 21
Escafoide 23
Escápula 21
Espinha ilíaca
- anteroinferior 21
- anterossuperior 21(2)
Esternoclavicular 21
Face auricular 20
Faceta costal 20
- inferior 20
- superior 20
- transversa 20
Falanges 23
Fêmur 22
- côndilo lateral do 22(2)
- côndilo medial do 22
- epicôndilo lateral 22(3)
- epicôndilo medial 22(3)
- substância compacta do 22
- substância esponjosa do 22
Fíbula 22, 23(3)
Forame(s)
- isquiático maior 21(2)
- isquiático menor 21
- obturado 21
- sacrais posteriores 21
- transverso 20
Fossa intercondilar 22
Hamato 23
- hâmulo do 23(2)
Hiato da artéria vertebral 20
Hioide 20
Interespinhal 21
Joelho 22
Lábio do acetábulo 22
Lâmina 21
Ligamento(s)
- acromioclavicular 21
- alar 21
- amarelo 20, 21(3)
- anteriores da cabeça da fíbula 22
- anular 22(2)
- atlantoaxial 20
- bifurcado 23
- calcaneocubóideo
-- dorsal 23
-- plantar 23(2)
- calcaneofibular 23
- calcaneonavicular plantar 23
- capsular 22
- carpometacarpais
-- dorsais 23
-- palmares 23
- colateral fibular 22(2)
- colateral radial 22(2)
-- do carpo 23
- colateral tibial 22(2)
- colateral ulnar 22
-- do carpo 23
- coracoacromial 21
- coracoclavicular
-- parte conoide 21
-- parte trapezoide 21
- coracoumeral 21
- costoclavicular 21
- costotransversário superior 20
- cruciformes
-- fascículo longitudinal inferior 21
-- fascículo longitudinal superior 21
-- ligamento transverso do atlas 21
- cruzado
-- anterior 22
-- posterior 22
- cuboideonavicular
-- dorsal 23
-- plantar 23
- cuneocubóideos dorsais 23
- cuneonaviculares
-- dorsais 23(2)
-- plantares 23
- da cabeça do fêmur 22
- da patela 22
- deltóideo
-- parte tibiocalcânea 23
-- parte tibionavicular 23
-- parte tibiotalar anterior 23
-- parte tibiotalar posterior 23
- esternoclavicular anterior 21
- esternocostal radiado 21
- glenoumeral 21
- hamatometacarpal 23
- iliofemoral 22
- iliolombar 21(2)
- inguinal 21, 22
- interarticular 20
- interclavicular 21
- intercuneiforme dorsal 23(2)
- interespinhal 20, 21
- intertransversário 20, 21(2)
- intra-articular esternocostal 21
- isquiofemoral 22
- longitudinal
-- anterior 20(2), 21
-- posterior 20, 21
- meniscofemoral
-- anterior 22
-- posterior 22
- metacarpais
-- dorsais 23
-- palmares 23
-- transversos profundos 23
- metatarsais
-- dorsais 23
-- plantares 23(2)
-- transverso profundo 23(3)
- nucal 20
- palmares (lâminas) 23(2)
- pisometacarpal 23
- pisouncinado 23
- plantar longo 23(3)
- posteriores da cabeça da fíbula 22
- púbico superior 21
- pubocapsular 22
- pubofemoral 22
- radiado
-- da cabeça da costela 20
-- do carpo 23
- radiocarpais
-- dorsais 23
-- palmares 23
- sacrococcígeo
-- anterior 21
-- lateral 20
-- posterior 20(2), 21
- sacroespinhal 21(2)
- sacroilíaco
-- anterior 21
-- posterior 21
- sacrolombar 20
- sacrotuberal 21(2)
- supraespinhal(is) 20, 21
- talocalcâneo
-- medial 23
-- interósseo 23
-- posterior 23(2)
- talofibular
-- anterior 23
-- posterior 23
- talonavicular dorsal 23(2)
- tarsometatarsais
-- dorsais 23
-- plantares 23
- tibiofibular anterior 23
- transverso(s) 20
-- do acetábulo 22
-- superior da escápula 21
- ulnar colateral 23
- ulnocarpal palmar 23
Linha
- arqueada (borda pélvica) 21
- epifisial 22
- intercondilar 22
- intertrocantérica 22
- terminal 21
Manúbrio 21
Mão 23
Membrana
- atlantoccipital
-- anterior 20
-- posterior 20, 21
- interóssea 22(2), 23(2)
- obturatória 21, 22
- tectória 21
-- porção profunda 21
Menisco
- lateral 22(2)
- medial 22(2)
Metatarsal(is) 23(2)
Navicular 23
Núcleo(s) pulposo(s) 20, 21
Ombro 21
Osso occipital 20
Osso temporal 20
Patela 22
Pé direito 23
Pelve 21
Piramidal 23
Pisiforme 23(3)
Processo articular
-- inferior 21
-- superior 21
Processo espinhoso 20(2), 21
Processo transverso 20, 21
Promontório 21
Punho 23
Quadril 22
Rádio 22(2), 23(3)
Retináculo
- dos músculos flexores 23(3)
- dos músculos extensores 23(4)
- dos músculos fibulares 23(4)
Sacro 20
Semilunar 23(2)
Sesamoide 23(2)
Sesamoides 23
Sincondrose esternal 21
Sínfise púbica 21, 22
Sulco poplíteo 22
Suporte de gordura 22
Tálus 23
Temporomandibular 20
- articulação 20
Tendão
- braquial do bíceps 21, 22(2)
- braquial do tríceps 22
- calcâneo (tendão de aquiles) 23(2)
- do músculo extensor longo do hálux 23(3)
- do músculo fibular
-- curto 23(2)
-- longo 23(3)
- do músculo flexor
-- curto dos dedos 23
-- longo do hálux 23(2)
-- longo dos dedos 23(2)
- do músculo tibial
-- anterior 23(2)
-- posterior 23
- subescapular 21
- supraespinhal 21
Tíbia 22(2), 23(3)
- côndilo lateral da 22(2)
- côndilo medial da 22(2)
- tuberosidade da 22
Trabécula óssea 22
Trapézio 23
Trapezoide 23
Trocanter maior 22(2)
Trocanter menor 22(2)
Tubérculo
- adutor 22(2)
- do escafoide 23
- do trapézio 23
- púbico 21, 22
Túber isquiático 21, 22
Ulna 22(2), 23(2)
Úmero 21, 22(2)
Vértebra 20
Zona orbicular 22

4 SISTEMA Muscular 24

Abdutor
- curto do polegar 30(3), 31(3), 32(2)
- do dedo mínimo 25, 27, 28, 30(3), 31(4), 32(2), 33, 34(6), 35(5)
- do hálux 26, 29, 33(2), 34(4), 35(3)
- longo do polegar 26, 27(2), 28, 30(2), 31, 32(3)
Acrômio 30
Adutor
- curto 24, 25, 27, 33
- do hálux 25, 33, 34(2)
- do polegar 24, 25, 30(4), 31(6), 32(4)
- longo 24, 27, 29, 33(2)

- magno 24, 25, 26, 27(3), 29, 33(3)
Ancôneo 26, 30(3)
Aponeurose
- bicipital 24, 30(2)
- palmar 24, 30
- plantar 34(2)
- triangular 32
Arco tendíneo do levantador do ânus 27
Artéria aorta 29(2)
Auricular
- anterior 28
- posterior 28
- superior 24
Bainha
- comum dos tendões fibulares longo e curto 35
- do reto do abdome 24
- dos tendões fibular terceiro e extensor longo dos dedos 35
- do tendão extensor longo do hálux 35
- do tendão tibial anterior 35
- dos tendões flexores sinoviais 31
- sinovial do tendão abdutor longo do polegar 31
- sinovial do tendão flexor 31
Banda lateral da aponeurose plantar 34
Bíceps braquial 24, 25(3), 28, 30(3)
Bíceps femoral 25, 26, 27(2), 28(2), 29, 33(3)
Bolsa ulnar 31(2)
Braquial 25, 27, 28, 30(3)
Braquiorradial 24, 28, 30(4), 31(3)
Bucinador 24, 28, 29
Cabeça 24, 29
Calcâneo 33
Coccígeo 27
Constritor da faringe 28
Coracobraquial 25, 30
Corrugador do supercílio 25
Cremaster 28
Deltoide 24, 25, 26, 27(2), 28, 30(3)
Depressor
- do ângulo da boca 24, 25, 28
- do lábio inferior 24, 28
Diafragma 29
Digástrico 28(2), 29(2)
Dorsal longo 26(3)
Eretor(es) da espinha 26(3), 27, 28, 29
Escaleno
- anterior 25, 28(2), 29
- médio 25, 27, 28(2), 29
- posterior 25, 27(2), 28
Escápula 30
Esfíncter anal externo 27
Esôfago 29(2)
Espinhal
- do pescoço 26(2)
- torácico 26, 27
Esplênio
- cervical 27(2)
- da cabeça 26(2), 27, 28(2), 29
- do pescoço 26
Esternióideo 24(2), 25, 28, 29
Esternoclidomastóideo 24(2), 26, 28(2), 29
Esternotireóideo 25, 28
Estilo-hióideo 28, 29(2)
Extensor
- comum dos dedos 26, 28, 30(2), 32(6)
- curto do hálux 25, 28, 33, 35(3)
- curto do polegar 26, 27(2), 28, 30(4), 31, 32
- curto dos dedos 24, 25, 28(2), 33(2), 35(4)
- do dedo mínimo 30(2), 32(3)
- do indicador 27, 30, 32(2)
- longo do hálux 24, 25, 33, 35(7)
- longo do polegar 27(2), 30(2), 32(4)
- longo dos dedos 24(2), 25, 28(2), 30, 33(2), 35(2)
- radial
-- curto do carpo 26, 28, 30(5), 32(3)
-- longo do carpo 26, 28, 30(3), 32(3)
- ulnar do carpo 26, 30(3), 31, 32(3)
Fáscia
- lata 24
-- tensor da 24, 28(2), 33(2)
- plantar 34(2)
Fascículos transversos 34
Feixes
- digitais da aponeurose plantar 34
- do retináculo flexor 31
Fibular
- curto 25(2), 27, 28(2), 33(3), 35(4)
- longo 24, 27, 28(2), 33(3)
- terceiro 25, 28(2), 33(2), 35(3)
Flexor(es)
- curto do dedo mínimo 28, 30(2), 31(4), 32, 34(3), 35
- curto do hálux 27, 34(3), 35
- curto do polegar 30(2), 31(7), 32
- curto dos dedos 26, 28, 33(2), 34
- longo do hálux 27(2), 28(2), 29, 33(3), 35(2)
- longo do polegar 25, 31(5)
- longo dos dedos 26, 27(2), 29, 33(2)
- profundo dos dedos 25, 30(2), 31(3)
- profundos dos dedos 31(2), 32
- radial do carpo 24, 30(2), 31(4)
- superficiais dos dedos 31(2), 32
- superficial dos dedos 25, 30(4), 31(3)
- ulnar do carpo 24(2), 25, 26, 27, 30(3), 31(3)
Fossa poplítea 26, 33
Frontal 24(2), 28(2)
Gálea aponeurótica (aponeurose epicrânica) 24, 28
Gastrocnêmio 25(2), 26, 27, 28, 29, 33(5)
Gêmeo
- inferior 27(2), 28
- superior 27, 28
Genioglosso 29(2)
Geniióideo 29
Glândula tireoide 28
Glúteo
- máximo 26, 28(2), 29, 33(3)
- médio 24, 26, 27, 28(2), 33(3)
- mínimo 25, 27, 28
Grácil 24, 26, 29, 33(4)
Grande dorsal 25, 26, 27(2), 28, 29, 30(2)
Hâmulo do hamato 31(2)
Hipoglosso 28, 29
Hipotenares 24
Ilíaco direito 29
Iliocostal - cervical 26
- do dorso 29
- lombar 26, 27
- torácico 26(2), 27
Iliopsoas 24, 25, 29, 33
Incisivo
- do lábio inferior 25
- do lábio superior 25
Infraespinhal 26, 27, 28, 30(2)
Intercostais
- externos 25, 26, 28
- internos 25(2), 28, 29
- lombares 26
Interespinhais
- cervicais 26
- lombares 26
Interósseo(s)
- dorsal(is) 25, 27(2), 34
- plantares 27, 34
Intertransversários 26(4)
Lâmina
- do 1º interósseo palmar 32
- do 2º interósseo palmar 32
- do 3º interósseo palmar 32
- do abdutor do dedo mínimo 32
Levantador(es)
- curto da costela 26
- da asa do nariz 25, 28
- da costela 26
- da escápula 26, 27, 28(2)
- do ângulo da boca 25, 28
- do ânus 27
- do lábio superior 24, 25, 28
- longo da costela 26
Ligamento(s)
- colateral 32(2), 35
- do psoas maior 29
- fibular inferior 34(2)
- inguinal 25, 28, 29
- patelar 29, 33(3)
- plantar longo 34
- sacroespinhal 29
- sacrotuberoso 29, 33
- ilíacos 29
- metacárpicos transversos
-- profundos 31(3)
- metatársicos transversos
-- profundos 34(2)
-- superficiais 34
Linha
- alba 24, 29
- arqueada 25, 29
Longo
- da cabeça 27, 28
- do pescoço 28, 29
- torácico 27
Longuíssimo
- da cabeça 26(2)
- do tórax 29
Lumbricais 24, 25, 27, 30, 34(2), 35
Maléolo
- lateral (fíbula) 35(3)
- medial (tíbia) 34(3), 35(3)
Mão 31, 32(2)
Masseter 24(2), 25, 28
Membrana interóssea 32
Membros
- superiores 30
- inferiores 33
Menisco
- lateral 33
- medial 33
Mentual 24, 25, 28
Milo-hióideo 28, 29(2)
Multífido 26(2)
Músculos
- interósseos dorsais 32, 35(3)
- lumbricais 31(2)
Nasal 24, 25, 28
Oblíquo
- externo do abdome 24, 28(3), 30
- inferior da cabeça 26
- interno do abdome 25, 27, 28
- superior da cabeça 26(2), 27
Obturador
- externo 25, 27
- interno 27(2), 28, 29, 33
Occipital 26, 28(2)
Omo-hióideo 24, 25(2), 27, 28, 29(2)
Oponente
- do dedo mínimo 31(3)
- do polegar 31(3), 32(2)
Orbicular
- da boca 24(2), 25, 28
- do olho 24(2)
Osso hioide 24, 29(2)
Osso sesamoide 31(2), 32, 34(2), 35
Osso ulna 31
Palmar
- curto 30
- longo 24, 30(2)
Pata de ganso 26, 33
Patela 29, 33(3)
Pé 34, 35(2)
Pectíneo 24, 25, 27, 33
Peitoral
- maior 24, 28(2), 29, 30(2)
- menor 25, 28, 30
Piramidais 29
Piriforme 27, 28, 29, 33
Pisiforme 30, 31(4)
Placa(s)
- palmar 31(2)
- plantares 34
Plantar 27, 33
Platisma 24(2), 28
Poplíteo 27(2)
Prócero 24, 28
Processo
- coracoide 30
- espinhoso 26
Pronador
- quadrado 31(4), 32
- redondo 24, 27, 30(2)
Psoas 29
Pterigóideo
- lateral 29
- medial 29
Pulmão 25
Quadrado
- femoral 27
- lombar 26
- plantar 27, 34(3), 35
Rádio 32(2)
Redondo
- maior 25, 26, 27(2), 28, 30(2)
- menor 26, 27(2), 28, 30
Retináculo
- extensor 24(2), 26, 28(2), 29, 30(3), 32(2), 33(3), 35(6)
- fibular 26, 28(2), 33(2), 35(3)
- flexor 26, 29, 30(2), 31(2), 32, 33(2), 34(2), 35
Reto
- do abdome 24, 28, 29(2)
- femoral 24, 28(2), 29, 33(3)
- posterior
-- maior da cabeça 26
-- menor da cabeça 26
Risório 24(2), 28
Romboide
- maior 26, 27
- menor 27
Rotador
- cervical
-- curto 26
-- longo 26
- lombar
-- curto 26

-- longo 26
- torácico
-- curto 26
-- longo 26
Sacroespinhal 27
Sacrotuberoso 27
Sartório 24, 25, 28(2), 29, 33(5)
Semiespinhal(is)
- da cabeça 26(2), 27, 28(2), 29
- do pescoço 26
- do tórax 26(2)
Semimembranáceo 26, 27, 29, 33(3)
Septo intramuscular 30
Serrátil
- anterior 24, 25, 27, 28(2), 30
- posteroinferior 27, 28
- posterossuperior 27
Semitendíneo 26, 29, 33(3)
Sóleo 25(2), 26, 27(2), 28(2), 29, 33(4), 35(2)
Subclávio 25
Subescapular 25, 30
Supinador 25, 27
Supraespinhal 27(2), 28, 30
Temporal 24(2), 28
Temporoparietal 28
Tenares 24
Tendão(ões)
- calcâneo (de aquiles) 26, 27, 28, 33(2), 35(2)
- central do diafragma 29
- do bíceps femoral 28
- extensor(es)
-- curto do hálux 35
-- do indicador 32(2)
-- longo do hálux 29, 33, 35
-- longo do polegar 28
-- curtos dos dedos 35(2)
-- longo dos dedos 35(4)
- fibular curto 25(2), 27, 28(2), 33(3), 34(3), 35(4)
- fibular longo 26, 35(5),
- fibular terceiro 28, 35
- flexor
-- curto dos dedos 34(2), 35
-- longo do hálux 34(5), 35
-- longo dos dedos 34(2), 35(2)
- patelar 24
- plantar 35
- tibial 29, 33, 34(5), 35(5)
Tíbia 35
Tibial
- anterior 24, 28(2), 29, 33(3), 35
- posterior 27, 33, 35
Tíreo-hióideo 25, 28, 29(2)
Torácico longo 27
Transverso
- do abdome 25, 26, 27, 29
- do tórax 25, 29
Trapézio 24(2), 25, 26, 28, 29
Tríceps braquial 26, 27, 28, 30(5)
Ulna 30, 31, 32(2)
Umbigo 29
Úmero 30
Vasto
- intermédio 27, 33
- lateral 24, 25, 26, 27(2), 28(2), 33(3)
- medial 24, 25(2), 28, 29, 33(2)
Zigomático
- maior 24, 25, 28
- menor 24, 25, 28

5 Músculos

ORIGENS & INSERÇÕES 36

Abaixador
- do ângulo oral 36
- do lábio inferior 36
Abdutor curto do polegar 38
Adutor
- curto 36, 39
- curto do polegar 38(3)
- do dedo mínimo 38(4), 39(6)
- do hálux 39(6)
-- cabeça oblíqua 39
-- cabeça transversa 39
- do polegar 38(5)
- longo 36, 39
- longo do polegar 38(4)
- magno 36, 37, 39
Ancôneo 38(2)
Articular do joelho 39
Bíceps braquial 38(3)
Bíceps femoral 36, 37, 39(3)
Braço 38
Braquial 38(3)
Braquiorradial 38(4)
Bucinador 36, 37
Cabeça 36, 37
- base da 37
Clavícula 37
Coccígeo 36
Constritor
- superior 37
- superior da faringe 37
Coracobraquial 38(2)
Corrugador do supercílio 36
Deltoide 37, 38(4)
Depressor do supercílio 36
Digástrico 37(2)
Escaleno
- anterior 36
- médio 36
- posterior 36(2), 37
Esplênio
- cervical 37
- da cabeça 37(3)
Esternoclidomastóideo 36, 37(3), 38(2)
Estilofaríngeo 37
Estiloglosso 37
Estilo-hióideo 36, 37
Extensor
- comum dos dedos 38(3)
- curto do hálux 39(4)
- curto do polegar 38(3)
- curto dos dedos 39(4)
- do dedo mínimo 38(3)
- do indicador 38(2)
- longo do hálux 39(3)
- longo do polegar 38(3)
- longo dos dedos 39(3)
- radial curto do carpo 38(3)
- radial longo do carpo 38(4)
- ulnar do carpo 38(5)
Fíbula 39(2)
Fibular 39(7)
Flexor
- curto do dedo mínimo 38, 39
- curto do hálux 39(3)
- curto do polegar 38(3)
- curto dos dedos 39(3)
- dos dedos 39
- longo do hálux 39(3)
- longo do polegar 38(3)
- longo dos dedos 39(2)
- profundo dos dedos 38(4)
- radial do carpo 38(2)
- radial dos dedos 38
- superficial dos dedos 38
- ulnar do carpo 38(3)
- ulnar dos dedos 38
Gastrocnêmio 39(2)
Gêmeo 37(2)
Geniióideo 36, 37
Genioglosso 37
Glúteo
- máximo 37, 39
- médio 37, 39
- mínimo 37, 39
Grácil 36, 37, 39
Ilíaco 36
Iliocostal
- do lombo 37(2)
- do tórax 37
Iliopsoas 39(2)
Incisivo do lábio
- inferior 36
- superior 36
Infraespinhal 38
Intercostais 36, 37
Interósseo plantar 39(3)
Interósseos dorsais 38, 39
Interósseos palmares 38
Latíssimo do dorso 36, 37(4), 38(2)
Levantador
- da escápula 37, 38
- do ângulo da boca 36, 37
- do ânus (pubococcígeo) 37
- do lábio superior 36, 37
- dos lábios e das asas do nariz 36
- do véu palatino 37
Ligamento
- anular 38
- arqueado lateral do diafragma 36
- arqueado medial do diafragma 36
- estilo-hióideo 36, 37(2)
- nucal 37
- patelar 39
- piso-hamatal 38
- pisometacarpal 38
- supraespinhal 37
Longo
- da cabeça 37(2)
- do pescoço 36
Longuíssimo
- da cabeça 37(2)
- do tórax 37(3)
Mão 38
Masseter 36, 37
Membrana
- do obturador 36
- interóssea 38(2)
Mentual 36
Milo-hióideo 36, 37
Multífido 37
Nasal 36
Oblíquo
- externo do abdome 36(2), 37(2)
- inferior 37
- interno do abdome 36(2), 37
- superior 37
Obturador
- externo 36, 39
- interno 36, 37, 39
Occipital 37(2)
Omo-hióideo 36, 38
Oponente
- do dedo mínimo 38(2)
- do polegar 38(2)
Orbicular
- da boca 36(2)
- do olho 36
Osso hioide 36
Palmar longo 38
Pé 39
Pectíneo 36, 39
Peitoral 36(2), 37(2), 38(4)
Perna 39
Pilar do diafragma 36(2)
Piramidal 36
Piriforme 36, 37, 39
Plantar 39
Platisma 37
Poplíteo 39
Prócero 36
Processo estiloide 37
Pronador 38(4)
Psoas 36(3)
Pterigóideo 37(3)
Quadrado
- da coxa 36, 37, 39
- da planta 39(2)
- do lombo 36, 37
Quadríceps femoral 39
Redondo 38(3)
Reto
- anterior da cabeça 37
- da coxa 36, 37, 39
- do abdome 36(2)
- dorsal maior da cabeça 37
- dorsal menor da cabeça 37
- lateral da cabeça 37
- posterior maior da cabeça 37
- posterior menor da cabeça 37
Romboide
- maior 37, 38
- menor 37, 38
Sartório 36, 37, 39
Semiespinhal da cabeça 37(2)
Semimembranáceo 37, 39
Semitendíneo 36, 37, 39
Serrátil
- anterior 36, 37, 38
- posteroinferior 37(2)
- posterossuperior 37(2)
Sóleo 39(2)
Subclávio 36, 37, 38(2)
Subescapular 38
Supinador 38(2)
Supraespinhal 38(3)
Temporal 36(2), 37
Tendão calcâneo (tríceps sural) 39
Tendão e inserção do músculo fibular longo 39
Tensor
- da fáscia lata 36, 37
- do tímpano 37
- do véu palatino 37(2)
Tibial
- anterior 39(5)
- posterior 39(3)
Transverso
- do abdome 36(3)
- profundo do períneo 37
Trapézio 37(6), 38(2)
Trato iliotibial 39
Tríceps braquial 38
Tríceps braquial 38
- cabeça lateral 38
- cabeça longa 38(2)
- cabeça média 38
Tronco 36, 37
Úvula 37
Vasto
- intermédio 39(3)
- lateral 39(3)
- medial 39(4)
Zigomático
- maior 36, 37
- menor 36, 37

6 SISTEMA Nervoso 40

Ânus 45
Aorta abdominal 46
Aqueduto cerebral 42
Aracnoide 47
Artéria axilar 44
Artéria carótida 46(2)
Artéria nasopalatina 43
Artéria subclávia 46(2)
Bíceps braquial 44
Bigorna 43
Bulbo olfatório 42(2), 43
Cabeça 42
- da fíbula 45
Canal semicircular
- anterior (superior) 43
- lateral 43
- posterior 43
Canal supinador 45
Cartilagem
- alar maior 43
- do septo nasal 43
- tireóidea 46
Cauda equina 40
Cavidade timpânica (ouvido médio) 43
Cerebelo 40, 42(2)
Cérebro 40, 42
Cone medular 40
Coração 47
Cordão
- lateral 45
- medial 45
- posterior 45
Corpo mamilar 42(2)
Corpo vertebral 47
Diafragma (em transparência) 46
Disco intervertebral 47
Ducto coclear 43(2)
Ducto de união 43
Dura-máter 47
Epicôndilo lateral 45
Epiglote 46
Esôfago 46
Estômago 46
Estribo 43
Estrutura do nervo 40
Faringe 46
Feixe de Bachamnn 47
Feixe de His 47
Fêmur 44
Fibras
- de nervos motores 47
- de Purkinje 47(2)
- nervosas 47
Fissura longitudinal do cérebro 42(3)
Flóculo 42
Forame
- infraorbital 43(2)
- mandibular 43
- mentual 43
- oval 43
Gânglio(s)
- ciliares 43
- espiral 43
- inferior (nodoso) 46
- sensitivo 47
- simpático 47
- superior (jugular) 46
- trigeminal 43
- vestibulares 43
Giro(s)
- do cíngulo (istmo) 42
- lingual 42
- occipitotemporal 42(2)
- para-hipocampal 42
- reto 42
- orbitais 42
- temporal inferior 42
Hemisfério cerebelar 42
Hiato dos adutores 44
Hipófise (pituitária) 42(2)
Inervação cutânea 41
Janela da cóclea 43
Ligamento sacrotuberoso 45
Lobo
- frontal 42
- temporal 42
Lóbulo semilunar superior 42
Martelo 43
Medula
- espinhal 40, 42(2), 47
- oblonga 42(2), 43
Membrana
- tectória 43
- vestibular 43
Membro
- inferior 44, 45
- superior 44, 45
Músculo
- abdutor longo do polegar 45
- adutor
-- longo 44
-- magno 44, 45
-- mínimo 45
- ancôneo 45
- articular do joelho 44
- bíceps femoral 44, 45(2)
- braquial 44
- braquiorradial 45
- coracobraquial 44
- deltoide 44, 45
- elevador da escápula 45
- escaleno
-- anterior 44, 46
-- posterior 44
- estapédio 43
- extensor
-- curto do polegar 45
-- curto radial do carpo 45
-- do indicador 45
-- longo do polegar 45
-- longo dos dedos 44(2)
-- longo radial do carpo 45
- fibular curto 44, 45
- fibular longo 44(2), 45
- flexor
-- longo do hálux 45
-- longo do polegar 44
-- longo dos dedos 45(2)
-- profundo dos dedos 44, 45
-- radial do carpo 44
-- superficial dos dedos 44
-- ulnar do carpo 44, 45
- gastrocnêmio 45
- glúteo
-- máximo 45(2)
-- médio 45(2)
-- mínimo 45
- grácil 44, 45
- ilíaco 44
- infraespinhal 45(2)
- obturador
-- externo 44
-- interno 45
- palmar longo 44
- pectíneo 44
- peitoral menor 44
- piriforme 45(2)
- plantar 45
- poplíteo 45
- pronador redondo:
-- cabeça ulnar 44
-- cabeça umeral 44(2)
- psoas maior 44
- quadrado
-- femoral 45
-- plantar 45
- redondo
-- maior 45
-- menor 45(2)
- reto femoral 44(2)
- romboide
-- maior 45
-- menor 45
- sartório 44
- cricotireóideos 46
- semimembranáceo 45
- semitendíneo 45
- sóleo 45
- tenares 44
- supinador 44, 45
- supraespinhal 45(2)
- tensor da fáscia lata 45
- tensor do tímpano ** 43
- tibial
-- anterior 44
-- posterior 45
- tríceps braquial
-- cabeça lateral 45(2)
-- cabeça longa 45
-- cabeça média 44, 45
-- côndilo ulnar 45
-- septo intermuscular lateral 45
- vasto
-- intermédio 44
-- lateral 44, 45
-- medial 44(3)
Nervo
- abducente 42(2)
- acessório 42(3)
- alveolar
-- anterossuperior 43
-- inferior 43(2)
-- posterossuperior 43
- superomedial 43
- anococcígeo 41
- auricular
-- magno 41(2), 42
-- posterior 42
- auriculotemporal 42(2), 43
- axilar 40, 41(2), 44, 45(2)
- bucal 42, 43
- cardíaco torácico 46
- cervical(is) 45
-- C1 40, 42(2)
-- C2 42
-- C8 40
-- transverso 41(2)
- ciático 40, 45
- ciliares 43
- coccígeo 44
- coclear 43
- cutâneo
-- braquial lateral inferior 41
-- braquial medial 41(2)
-- braquial posterior 41
-- do antebraço 45
-- dorsal intermédio 44
-- dorsal lateral 45
-- dorsal medial 40, 44
-- femoral anterior 41
-- femoral lateral 41(2), 44(2)
-- femoral posterior 40, 41, 44, 45(3)
-- lateral do antebraço 41(2), 44
-- lateral inferior 41
-- medial do antebraço 41(2), 44
-- medial do braço 44
-- posterior do antebraço 41
-- posterior do braço 40
-- superolateral do braço 45
-- sural lateral 41(2), 45
-- sural medial 45
- da corda do tímpano 43
- digitais
-- dorsais 40(2), 44, 45(2)
-- palmares do nervo mediano 40
-- palmares do nervo ulnar 40
-- palmares próprios 44(2)
-- plantares comuns 40
-- plantares próprios 40, 45
- do músculo redondo menor 45
- dorsal
-- da escápula 45
-- do pênis 41, 44
- escrotal (labial) superior 41
- espinhais
-- cervical 42
-- torácicos 41, 42
- etmoidal anterior 43
- facial
-- ramo temporal 42
-- ramo zigomático 42
-- 7 42(4), 43
- femoral 40(2), 44(2)
- fibular
-- comum 40, 41(2), 44, 45
-- profundo 40, 41, 44(2)
-- superficial 41(2), 44
- frênico 46(3)
- frontal 43
- genitofemoral 41(2), 44(2)
- glossofaríngeo (9) 42(2)
- glúteo(s)
-- inferior 40, 41, 44(2), 45(2)
-- médios 41, 45(2)
-- superiores 40, 41, 44, 45
- hipoglosso (12) 42(2)
- ilio-hipogástrico 40, 41, 44(2)
- ilioinguinal 40, 41(2), 44(2)
- infraorbital 42(2), 43
- infratroclear 42(2)
- intercostais 40, 41
- intermédio 42(2)
- interósseo
-- anterior do antebraço 44
-- posterior do antebraço 45(2)
- isquiático 44
- lacrimal 43
- laríngeo 46(2)
- lingual 43
- lombares 44
- mandibular 42(2), 43
- maxilar 42, 43
- mediano 40, 41(2), 44(2), 45
- mentual 42, 43
- milo-hióideo 43
- musculocutâneo 40, 44(2), 45
- nasociliares 43
- nasopalatino 43
- obturatório 41(2), 44
- occipital
-- maior 41(2), 42
-- menor 41(2), 42
- oculomotor (3) 42(2)
- oftálmico 42, 43
- olfatórios 43
- óptico 42(2)
- perineal 44, 45
- plantar
-- lateral 40, 41, 45
-- medial 40, 41, 45
- pterigoide lateral 43
- pudendo 40, 44

- radial 40, 45
-- profundo 45
-- superficial 41
- retal inferior 44, 45
- sacrais 44
- safeno 40(2), 44(2)
- subcostal 40, 44
- supraclavicular 41(2), 42, 45
- supraescapular 45
- supraorbital 42(2)
- supratroclear 42(3)
- sural 41(2)
- temporal profundo
-- anterior 43
-- posterior 43
- tibial 40, 41, 45(2)
- torácico 40, 44, 45
- trigêmeo 41, 42(2) 43
- troclear (4) 42(2)
- ulnar 40, 41(2), 44(3), 45(3)
- vago 42(2), 46(2)
- vestibular 43
- vestibulococlear 42(2)
- zigomático 43
-- facial 42(2), 43
-- temporal 42, 43
Nó atrioventricular 47
Nó sinoatrial 47
Orofaringe 46
Osso
- calcâneo 45
- etmoide 43
- hioide 46
Ouvido 43
Pâncreas 46
Pedículo 47
Pedúnculo cerebral 42(2)
Pele 47
Pericárdio 46(2)
Pescoço 42
Pia-máter 47
Plexo
- braquial 40, 44, 45(2), 46(2)
- cervical 40, 45
- cervicobraquial 45
- corióideo 42
- dental inferior 43
- esofágico 46
- lombar 40, 44, 45
- lombossacral 44
- pulmonar 46
- sacral 40, 44
Polo
- frontal 42
- frontal do cérebro 42
- occipital do cérebro 42
- temporal 42
Ponte 42(2), 43
Porção
- internodal anterior 47
- internodular média 47
- internodular posterior 47
Processo
- coracoide 44
- espinhoso 47
- transverso 47
Pulmão 46(2)
Quiasma óptico 42(2)
Raiz dorsal (sensora) 47
Raiz ventral (motora) 47
Ramo(s)
- anterior do nervo obturatório 44
- articular do joelho 44
- bronquial 46
- bucais 42
- bucal inferior do nervo facial 42
- bucal superior do nervo facial 42
- comunicante 43, 47
- cutâneo(s)
-- do nervo obturatório 44
-- anteriores 41
-- anteriores do nervo femoral 44
-- crurais mediais do nervo safeno 41(3), 44
-- laterais 41(2)
- dentais 43(2)
- digitais 41
- do feixe de His 47(2)
- do nervo cutâneo sural lateral 44
- do tentório 43
- dorsal 40
- dorsal do nervo ulnar 45
- escrotal do nervo perineal 41
- faringeal 46
- frênico abdominal 46(2)
- gástrico
-- posterior 46
-- anteriores 46
- gengivais 43(2)
- infrapatelar do nervo safeno 41, 44
- labiais 42, 43
- laringeal superior 46
- lateral 42, 44
- mandibular 41, 42
- maxilar 41
- medial 42
- mentuais 42, 43
- muscular(es) 40(4)
-- do nervo ciático 45
-- do nervo tibial 45
-- tenar 44
- oftálmico 41
- palmar 40, 41, 44
- pericárdico
-- do nervo frênico direito 46
-- do frênico esquerdo 46
- posterior(es)
-- da artéria esfenopalatina 43
-- do nervo obturatório 44
-- do nervo occipital 41
- profundo 40
-- do nervo radial 44
-- do nervo ulnar 44
- pterigopalatinos 43
- superbraquial do nervo radial 41
- superficial do nervo radial 44, 45
- temporal 42
- ventrais 3, 4 , 5 46
- zigomático 42
Rampa
-- do tímpano 43
-- vestibular 43
Retináculo flexor 44
Rosto 42
Saco endolinfático 43
Sacro 44
Sáculo 43
Seio esfenoidal 43
Seio frontal 43
Sela túrcica 43
Septo nasal 43
Sinapse 47
Substância branca
-- motora 47
-- sensora 47
Substância cinzenta 47
Substância negra 42
Substância perfurada
- anterior 42
- posterior 42
Sulco
- calcarino 42
- colateral 42
- lateral 42(2)
- nasolabial 42
- olfatório 42
- orbitais 42
- temporal inferior 42
Tendão
- braquial do bíceps 44
- calcâneo 45
- fibular longo 45
- plantar 45(2)
Tímpano 43
Traçado
- da coluna vertebral 40
- da escápula 40, 45
- da mandíbula 45
- da pelve 40, 44
Traqueia 46
Trato olfatório 42(2), 43
Trato óptico 42
Trocanter maior 45
Tronco
- braquiocéfalo 46
- inferior 45
- lombossacral 44
- médio 45
- simpático 47
- superior 45
Túber cinéreo 42
Úmero 45
Unco 42
Úvula 46
Veia cava 46(2)
Veia jugular interior 46
Vérmis 42
Vértebras
- cervicais 45(2)
- torácica 44, 45
Vesícula biliar 46
Vômer 43

7 Cérebro 48

Aderência intertalâmica 49, 51
Artéria(s)
- basilar 50
- carótida interna 50
- cerebelar
-- inferior anterior 50
-- inferior posterior 50
-- superior 50
- cerebral
-- anterior 50
-- média 50
-- posterior 50
- comunicante
-- anterior 50
-- posterior 50
- coroióidea anterior 50
- do labirinto 50
- espinhal
-- anterior 50
-- posterior 50
- frontal ascendente 50
- frontobasilar
-- lateral 50
-- medial 50
- lentículo-estriadas medial e lateral 50
- pontinas 50
- recorrente (de Heubner) 50
- vertebral 50
Articulação temporomandibular 48, 52
Árvore da vida 49
Bulbo olfatório 48, 49, 50, 51
Cápsula
- externa 50, 51
- extrema 51
- interna 50
Cerebelo 48, 49(2), 50, 51
Cérebro
- artérias do 50
- corte 49
-- frontal 50
-- horizontal 51
- posicionado 48
- vista
-- anterior 50
-- inferior 51
-- lateral 49
Claustro 50, 51
Colículo superior 51
Colunas do fórnice 50, 51
Comissura
- anterior 49, 51
- posterior 49
Corno
- anterior 51
- inferior 51
- posterior 51
Corpo
- caloso 49
- mamilar 49, 50, 51
- pineal 49, 51
Córtex do cerebelo 49
Fascículo longitudinal da ponte 50
Fissura
- cerebral longitudinal 51
- horizontal do cerebelo 49
- longitudinal do cérebro 50, 51
- transversa do cérebro 48, 49
Flóculo 50(2)
Forame
- cego 50
- interventricular (de Monroe) 51
Fórnice 49
Fossa interpeduncular 50
Giro(s)
- angular 48, 49
- da ínsula 50
- do cíngulo 49
-- istmo do 51
- frontal inferior
-- parte opercular 49
-- parte orbital 49
-- parte triangular 49
- frontal médio 49
- lingual 51
- occipitotemporal
-- lateral 51
-- medial 51
- orbitais 51
- para-hipocampal 51
- paraterminal 49
- pós-central 49
- pré-central 49
- reto 51
- supramarginal 48, 49
- temporal
-- inferior 49, 51
-- médio 49
-- superior 49

Glândula pituitária (ver *Hipófise*)
Globo pálido 50, 51
Hemisfério cerebelar 51
Hipocampo 50
Hipófise
(glândula pituitária) 49, 50, 51
Hipotálamo 49
Ligamento nucal 48
Lobo
- frontal 48, 49, 50
- occipital 48, 49
- parietal 48, 49
-- inferior 48, 49
-- superior 49
- temporal 48, 49, 50
Lóbulo semilunar superior 51
Mandíbula
- cabeça da 48
Medula
- canal central da 51
- espinhal 48, 49, 50(2), 51
- oblonga 49(2), 50(2), 51
Membrana timpânica
(tímpano) 48
Mesencéfalo
- aqueduto do 49, 51
- teto do 49
Nervo
- abducente 50, 51
- acessório 50, 51
- cervicais 48, 50(3), 51
- facial 50(2), 51
- glossofaríngeo 50, 51
-- ramificações do 50
- hipoglosso 50, 51
- intermédio 50(2), 51
- oculomotor 50, 51
- óptico 48, 50, 51
- trigêmeo 50
-- nervo mandibular 51
-- nervo maxilar 51
-- nervo oftálmico 51
- troclear 50, 51
- vago (10) 50, 51
-- ramificações do 50
- vestibulococlear 50(2), 51
Núcleo
- caudado
-- cabeça do 50
-- cauda do 51
- caudal
-- cabeça do 51
- do corpo mamilar 50
- rubro 51(2)
- subtalâmico 51
- talâmico medial 50
Oliva inferior 50
Orelha interna 48
Osso nasal 48
Parte anterior da
cápsula interna 51
Parte central do
ventrículo lateral 51
Parte posterior da
cápsula interna 51
Pedúnculo cerebelar 49, 50
Pedúnculo cerebral 49, 50(2), 51
Plexo corioide 51(2)
Plexo corióideo
- do quarto ventrículo 50
- do ventrículo lateral 50(2)
Polo
- frontal 49, 50, 51
- occipital 51
- temporal 49, 51
Ponte 49(2), 50, 51
Putâmen 50, 51
Quarto ventrículo 49, 51
- abertura mediana do 51
- recesso lateral do 51
Quiasma óptico 49, 50, 51(2)
Radiação óptica 51
Recesso
- de infundíbulo 51
- óptico 51
Seio
- esfenoidal 48
- frontal 48
Septo pelúcido 50, 51
Substância
- negra 51
- perfurada
-- anterior 51
-- posterior 51
Sulco(s)
- calcarino 51
Sulco
- central 48, 49
- central (de Rolando) 49
- colateral 51
- cíngulo 49
- corpo caloso 49
- frontal
-- inferior 49
-- superior 49
- lateral 49, 50(2), 51(2)
- nasal 51
- olfatório 51
- orbitais 51
- parietoccipital 48, 49(2)
- pós-central 49
- pré-central 49
- temporal
-- inferior 49, 51
-- superior 49
Tálamo
(terceiro ventrículo) 49, 50, 51(2)
Tímpano
(ver *Membrana timpânica*)
Trato
- olfatório 50, 51
- óptico 50, 51
- piramidal 50
Tronco do corpo caloso 50, 51
Túber cinéreo 51
Unco 51
Ventrículos 51
- laterais 49
Vérmis 51(2)
Véu medular superior 49

8 Sentidos 52

Ampola 53
Ápice 55
Arco
- palatofaríngico 55(2)
- palatoglosso 55(2)
Artéria 55
- central da retina 54
- esfenopalatina 54
-- ramo posterior da
- etmoidal
-- anterior (ramo septal) 54
-- posterior (ramo septal) 54
- nasal inferior 54
- nasopalatina 54, 58
- temporal inferior 54
Articulação
temporomandibular e cápsula 52
Audição 53
Aurícula 53
Bigorna 53(2)
Boca 52
Bulbo olfatório 52, 54, 58
Cabeça 52
Camada
- papilar 55
- reticular 55
Câmara
- anterior 54
- posterior 54
Canais
- semicirculares e ductos 53(2)
-- anterior (superior) 53
-- lateral 53
-- posterior 53
Canal de Schlemm 54
Cartilagem
- alar maior 54
- auricular 53
- cricóidea 52
- septal 54
- tireóidea 52
Cavidade
- nasal medial esquerda 52
- timpânica (ouvido médio) 53
Cerebelo 52
Cóclea 53
- janela da 53(2)
Concha nasal inferior esquerda 52
Conjuntiva 54
Corda vocal 55
Córnea 54
Coroide 54
Corpúsculo
- de Krause 55
- de Meissner (receptor táctil) 55
- de Ruffini (calor) 55
- de Vater-Pacini
(pressão forte) 55
Cutícula do pelo 55
Derme (temperatura) 55
Discos de Merkel 55
Ducto
- coclear 53(2)
- endolinfático 53
- reuniens 53
Epiderme (tato) 55
Epiglote 52, 55
Esclerótica 54
Esôfago 52, 55
Estrato
- basal 55
- córneo 55
- espinhoso 55
- granuloso 55
- lúcido 55
Estribo 53(2)
Folículo piloso
- bainha externa 55(2)
- camada
-- de Henle 55
-- de Huxley 55
- de tecido conetivo 55
- cutícula 55
- membrana cristalina 55
Forame cego 55
Fóvea central na mácula lútea 54
Freio do lábio
- inferior 55
- superior 55
Gânglio(s)
- espiral 53
- vestibulares 53
Garganta interaritenoide 55
Gengiva 55(2)
Glândula(s)
- sebáceas 55
- sudorípara(s) 55(2)
-- poros de 55
Haste do pelo 55
Hipoderme (tela subcutânea) 55
Íris 54
- grande círculo arterial da 54
Lábio
- inferior 55
- superior 55
Laringe 52
Lente
- cápsula 54
- córtex 54
- núcleo 54
Ligamentos da nuca 52
Língua 52, 55
Linha de Schwalbe 54
Lobo
- frontal 52
- occipital 52
- parietal 52
- temporal 52
Lóbulo de gordura 55
Mandíbula 52
- cabeça da 52
Martelo 53(2)
Meato
- acústico externo
-- cartilagem do 53
- nasal inferior 52
Medula espinhal 52
Membrana
- tectória 53
Membrana
- timpânica 52, 53
- vestibular 53
Músculo
- elevatório do véu palatino 53
- eretor do pelo 55
- estapédio 53(2)
- geniióideo 52
- genioglosso 52
- milo-hióideo 52
- orbicular da boca 52
- palatofaríngico (corte) 55
- palatoglosso (corte) 55
- reto
-- lateral 54
-- medial 54
- ciliares
-- fibras meridionais 54
-- fibras oblíquas 54
- temporal 53
- tensor do tímpano 53(2)
Nariz 52
Nervo(s)
- cervicais 52
- coclear 53
- etmóideo anterior 54
- facial (corte) 53(2)
- motor (autonômico) 55(2)
- nasopalatino 54
- olfatórios 54
- óptico 52, 54
- sensorial 55
- vestibular 53
Olfato 54
Olho 52
Ora serrata 54
Orelha interna 52
Orofaringe
- parede posterior da 55
Ossículos auditivos
- bigorna 53
- estribo 53
- martelo 53

Osso
- etmoide 54
- hioide 52
- nasal 52
- temporal 53
Ouvido 52
Paladar 55

Palato
- duro 52, 55
- mole 52, 55
Papila(s)
- dérmicas 55
- do folículo piloso 55
- filiformes 55
- foliadas 55
- fungiformes 55
- valada 55
Prega
- glossoepiglótica mediana 55
- vocal 52
Processo ciliar 54
Rampa
- do tímpano 53
- do vestíbulo 53
Recesso epitimpânico 53
Rede trabecular 54
Retina
- lâmina crivosa da 54
Saco endolinfático 53
Sáculo 53
Seio
- esfenoidal 52, 54
- frontal 52, 54
- venoso da esclera 54
Sela túrcica 54
Sulco
- central 52
- mediano 55
Tato 55
Tecido conetivo 55
Terminações nervosas livres 55
Tímpano
(ver *Membrana timpânica*) 52, 53
Tonsila
- faríngea 52
- lingual 55
- palatina 52, 55(2)
Trato olfatório 54
Trompa de Eustáquio
(ver *Tuba auditiva*)
Tuba auditiva 52, 53
Úvula 52, 55
Veia 55
- central da retina 54
- ciliar anterior 54
- nasal inferior 54
- temporal inferior 54
Vértebra cervical 52
Vestíbulo 55
Véu palatino 55
Visão 54
Vômer 54
Zônula ciliar 54

9 SISTEMA Respiratório 56

Abertura
- da tuba auditiva (trompa de Eustáquio) 58
- do seio esfenoidal 58
- do seio frontal 58
- seio maxilar 58
Alvéolo 59(2)
Artéria
- esfenopalatina 58
-- ramo posterior 58
- artéria etmoidal anterior
-- ramo septal da 58
- artéria etmoidal posterior
-- ramo septal 58
- nasopalatina 58
Arteríola terminal 59
Árvore brônquica 57
Bifurcação da traqueia 57
Brônquio
- esquerdo 59
- principal 56
- principal direito 57
- principal esquerdo 57
- segmentar (terciário) 59
- superior
-- anterior (divisão) 57
-- apical (divisão) 57
-- posterior (divisão) 57
Brônquio lingular
- inferior 57
- superior 57
Brônquio lobar 56
- inferior 57
-- basilar anterior 57(2)
-- basilar anteromedial 57
-- basilar lateral 57(2)
-- basilar medial 57(2)
-- basilar posterior 57(2)
- médio
-- lateral 57
-- medial 57
- secundário 59
- superior 57
-- anterior 57
-- apical 57
-- posterior 57
Bronquíolos e lóbulos 56
Bronquíolo terminal 59
Bulbo olfatório 58
Canal nasofrontal 58
Capilares alveolares 59
Cartilagem(ns)
- alar maior 58
- aritenóidea 57
- corniculada 57
- cricóidea 57(3), 58
- do septo nasal 58
- tireóidea 57(2), 58
- traqueais 57, 59
Cavidade
- cardíaca 56
- da boca 56, 59
- nasal 56, 58, 59
- oral 58
Célula(s)
- endotelial 59
- epiteliais 59
- etmoidais 58
- vermelha
-- desoxigenada 59
-- oxigenada 59
Concha nasal
- inferior 56, 58(2)
- média 56, 58(2)
- superior 56, 58
Corno
- inferior da cartilagem tireóidea 57
- superior da cartilagem tireóidea 57
Crista etmoidal 58
Diafragma 56, 57
- cúpula direita do 57
- cúpula esquerda do 57
Ducto alveolar 59(2)
Ducto lacrimonasal 58
Endotélio capilar 59
Epiglote 57(2), 58
Epitélio
- alveolar 59
- colunar ciliar 59
Esôfago 58
Espinha ilíaca anterossuperior 56
Faringe 56, 59
Fibras elásticas 59(2)
Forame
- da veia cava 57
- do esôfago 57
Glote 56
Hiato aórtico 57
Impressão cardíaca 57
Incisura tireóidea superior 57
Junção estreita 59
Lâminas basais fundidas 59
Laringe 56, 57, 58, 59
Ligamento(s)
- anulares 57
- cricotireóideo 57(3)
- hioepiglótico 57(2)
- inguinal 56
- tíreo-hióideo
-- lateral 57(2)
-- mediano 57
- vocal 57
Língua 56, 58
Lobo temporal 58
Mandíbula 58
Meato nasal inferior 58
Membrana basal 59
Mucosa 59
Músculo(s)
- da respiração 56
- escaleno
-- anterior 56
-- médio 56
-- posterior 56
- esternoclidomastóideos 56
- intercostais
-- externos 56(2)
-- internos 56
- geniióideo 58
- genioglosso 58
- liso 59(2)
- milo-hióideo 58
- orbicular da boca 58
- oblíquo externo do abdome 56(2)
- oblíquo interno do abdome 56
- quadrado lombar 56
- reto do abdome 56
- transverso do abdome 56
Narina 59
Nervo(s)
- etmoidal anterior 58
- nasopalatino 58
- olfatórios 58
Núcleo
- da célula endotelial 59
- da célula epitelial 59
Osso
- etmoide 58
- hioide 57(2), 58
- nasal 58
Palato
- duro 58
- mole (úvula) 58
Pleura 56, 57(2)
- costal 57
- diafragmática 57
Poros alveolares de Kohn 59
Prega vocal (corda) 56, 58
Pulmão direito 56, 59
- cavidade do 57
Pulmão esquerdo
- cavidade do 57
Saco(s) alveolar(es) 59
- oxigenação dos 59
Seio(s)
- esfenoidal 58(3)
- frontal 58(3)
- maxilar 58
- paranasais 58
Sela túrcica 58(2)
Septo
- nasal 58
- oral 58
Tonsila
- faríngea 58
- palatina 58
Traqueia 56, 57(3), 59
Trato olfatório 58
Tuba auditiva
(trompa de Eustáquio) 56, 58(2)
Úvula palatina 58
Vênula terminal 59
Vértice 57
Vômer 58

10 SISTEMA Circulatório 60

Anéis fibrosos 64(2)
Apêndice cecal 66
Arco
- arterial palmar
-- superficial 61, 63, 67(2)
-- profundo 61, 63(2), 67
- plantar profundo 60, 63, 67
- venoso
-- dorsal 61, 62, 67
-- jugular 62
-- palmar profundo 60, 61, 62
-- palmar superficial 60, 61, 62
-- plantar 62
Artéria(s) 66
- abdominais subcutâneas 65
- alveolar inferior 65
- angular 63, 65(2)
- aorta
-- abdominal 60, 61, 63, 66
-- arco da 60, 61, 63, 65, 66
-- ascendente 60, 61, 63
-- bifurcação da 61, 63
-- descendente 66
-- torácica 63, 65
-- torácica descendente 60
- arqueada 60, 61, 63, 67
- auricular posterior 65(2)
- axilar(es) 60, 61, 63, 65
- braquial(is) 60, 61, 63, 65
-- profunda 61, 63
- braquiocefálica 60
- carótida
-- comum 60, 61, 63, 65
-- comum esquerda 65
-- externa 61, 63, 65(2)
-- interior 65
-- interna 61, 63(2), 65(3)
- carpal dorsal 63
- cerebelar
-- inferior anterior 65
-- inferior posterior 65
-- superior 63, 65
- cerebral
-- anterior 63(2), 65
-- média 63, 65
-- medial 60

-- posterior 63
- cervical
-- ascendente 63, 65
-- profunda 65
-- transversa 63
- circunflexa(s) 60, 61
-- laterais 60
- colateral
-- média 63
-- radial 63
- comunicante
-- anterior 63, 65
-- posterior 63, 65
- coroidal anterior 65
- coronária
-- direita 64(2)
-- esquerda 64(3)
- digitais 60, 61
-- dorsais 63, 67
-- palmares comuns 61, 63, 67(2)
-- palmares próprias 63, 67(2)
-- plantares 60
-- plantares próprias 67(2)
-- próprias do polegar 67
- dorsal 61
-- do pé 61, 63, 67
- do labirinto 63, 65
- epigástrica
-- inferior 63
-- superior 65
- espinhal
-- anterior 65
-- posterior 65
- esplênica 61
- facial(is) 60, 61, 63, 65(2)
-- transversa 60, 63, 65(2)
- faríngea ascendente 65
- faringeal 63
-- ascendente 65
- femoral 60, 61, 63
-- circunflexa lateral 63
-- circunflexa média 63
-- profunda 60, 61, 63
- fibular 60, 61, 63
- frênica(s)
-- inferior 63
-- superiores 65
- frontal ascendente 63, 65
- frontobasilar
-- lateral 65
-- medial 65
- gástrica direita 61
- genicular(es) 60, 61, 63
-- descendente 61, 63
-- inferior 63
-- inferiores laterais 63
-- laterais
(superior e inferior) 61
-- médias
(superior e inferior) 61
-- superiores laterais 63
- gluteal inferior 63
- hepática 61
- ilíaca(s)
-- comum 63
-- comum direita 66
-- externa 60, 61, 63
-- interna 60, 61, 63
- iliolombar 63
- infraorbital 65(2)
- intercostal(is)
-- posteriores 61, 63, 65
-- anterior 65
- interlombares 61
- interóssea
-- anterior 60, 61, 63
-- posterior 63
- labial
-- inferior 61, 63, 65(2)
-- superior 63, 65(2)
- laríngea superior 65
- lentículo-estriadas
-- medial 65
-- lateral 65
- lingual 65(2)
-- profunda 65
- maleolar
-- lateral anterior 61, 63, 67
-- média anterior 63, 67
- maxilar 65(2)
- medial superior 63
- mentual 65
- mesentérica
-- inferior 61, 63, 66
-- superior 61, 63
- metacarpal(is)
-- palmares 63, 67
-- próprias 67
- metatarsal(is)
-- dorsais 63, 67
-- frontal 67
-- plantares 60, 63, 67
- musculofrênica 65
- nasal
-- dorsal 63, 65
-- externa 65
- nutriente da tíbia 63
- obturadora 63
- occipital 65(2)
- oftálmica 63, 65
-- superior 61, 63
- palatina descendente 65
- pericardial 65
- plantar
-- lateral 63, 67(2)
-- média 63(2), 67(2)
-- profunda 63, 67
- pontinas 65
- poplítea 60, 61, 63
- principal do polegar 63, 67
- profunda da coxa 61, 63
- pudenda
-- externa 61, 63
- pulmonar 60, 66
-- direita 62
-- esquerda 61, 62, 65
- radial 60, 61, 63, 67(2)
-- do indicador 63, 67(2)
- recorrente (de Heubner) 65
- renal(is) 60
-- direita 61, 63, 66
-- esquerda 66
- sacral
-- lateral 61, 63
-- média 61, 63
- subclávia 60, 61, 63
-- esquerda 65
- submentual 65
- superficiais 60
- supraescapular 63
- supraorbital 63, 65(2)
- supratroclear 63, 65(2)
- tarsal
-- lateral 63, 67
-- média 63, 67
- társica lateral 61
- temporal 65
-- média 63
-- profunda 65
-- superficial 63, 65
-- superior 61
- testicular 60
-- ovariana 61, 63
-- direita 66
- tibial
-- anterior 61, 63, 67
-- posterior 60, 61, 63, 67(2)
-- recorrente posterior 61, 63
- tireóidea
-- inferior 63, 65
-- superior 61, 63, 65(2)
- torácica
-- interna 61, 63, 65(2)
-- lateral 61, 63, 65
-- superior 61, 63, 65
- toracoacromial 61, 63, 65
- ulnar 60, 61, 63, 67(2)
-- colateral inferior 61, 63
-- colateral superior 61, 63
- umbilicais 66
- umeral 61, 63
-- circunflexa anterior 63, 65
-- circunflexa posterior 63, 65
- vertebral 60, 61, 63, 65(2)
-- esquerda 65
Átrio
-- direito 61, 62, 66
-- esquerdo 61, 63, 66
Baço 66
Bainha
- externa 66
Bexiga
- urinária 66
Brônquio principal esquerdo 65
Camada
- de tecido conjuntivo 66
- papilar 66
- reticular 66
Cartilagem
- cricóidea 64, 65
- tireóidea 64, 65
Ceco 66
Cérebro
- artérias do 65
Circulação
- abdominal 66
- fetal 66
Círculo de Willis 61, 63(2)
Cólon
- ascendente 66
- descendente 66
- sigmoide 66
Confluência de seios 64
Coração 60, 66
- borda do 64
- em diástole 64
- em sístole 64
Corpúsculo
- de Krause (frio) 66
- de Meissner (receptor tátil) 66
- de Ruffini (calor) 66
- de Vater-Pacini
(pressão forte) 66
Crânio 64, 65(2)
Cúspide
- anterior 64
- posterior 64
- septal 64
- semilunar(es)
-- anterior 64
-- direitas 64
-- esquerdas 64
Cutícula do pelo 66
Derme 66
Diafragma 64, 65, 66
Discos de Merkel 66
Ducto
- arterioso 66
- deferente 66
Duodeno 66
Epiderme (tato) 66
Esôfago 66(2)
Estômago 66
Estrato
- basal 66
- córneo 66
- espinhoso 66
- granuloso 66
- lúcido 66
Fígado 66(2)
Flexura direita do cólon 66
Folículo piloso 66
- bainha externa 66
- camada de Henle 66
- camada de Huxley 66
- cutícula 66
- membrana cristalina 66
- nervo sensorial 66
Forame oval 66
Glândulas
- sebáceas 66
- sudorípara 66(2)
-- poros das glândulas 66
- suprarrenal 66(2)
Hipoderme 66
Ílio 66
Ligamento longitudinal
anterior 66
Lóbulo de gordura 66
Membrana cristalina 66
Músculo
- eretor do pelo 66
- levantador do ânus 66
Nervo(s)
- motor 66(2)
- sensorial 66(2)
- sacrais 66
Pâncreas 66
Papila(s)
- dérmicas 66
- do folículo piloso 66
Pelo (haste) 66
Pelve renal 66
Pericárdio 64, 65
Placenta 66
Plexo pterigóideo 64
Próstata 66
Pulmão 66
Ramo
- acromial 65
- calcâneos
-- fibular 67(2)
-- tibial 67(2)
- carpal
-- dorsal 67
- da safena 63
- deltoide 63, 65
- descendente 63, 65
-- da artéria circunflexa
lateral 60, 61
- do osso paretal 63
- frontal 61, 63
- marginal 64(2)
- musculares 67
- palmar(es) 63, 67
-- profundo 67
-- superficial 67
- peitoral 65
- perfurante(s) 61, 63, 67(2)
-- distantes 67
-- próximos 67
- transverso 63
Rede venosa dorsal 61, 62, 67(2)
Reto 66
Rim 66
- direito 66
- esquerdo 66
Seio
- coronário 64(3)
-- abertura do 64

- occipital 64
- reto 64
- sagital
-- inferior 60, 64
-- superior 60, 61, 62, 64
- transverso 60, 61, 62, 64
Sistema
- arterial
-- vista anterior 63
- circulatório 60
-- vista anterior 61
-- vista posterior 60
- venoso
- vista anterior 62
Tecido conjuntivo 66
Terminações nervosas livres 66
Traqueia 64
Tronco
- braquiocefálico 61, 63, 65
- celíaco 63
- pulmonar 61, 62
- tireocervical 61, 63, 65
Úraco 66
Ureter 66
Uretra 66
Valva(s)
- aórtica 63, 64(3)
- atrioventricular direita 62
- mitral 63, 64(2)
-- cúspide anterior 64(2)
-- cúspide posterior 64(2)
-- cúspide semilunar posterior 64(2)
-- veia posterior 64(2)
- pulmonar 62
-- artéria coronária direita 64
-- artéria coronária esquerda 64
-- artéria descendente anterior esquerda 64
-- cúspide semilunar anterior 64
-- cúspides semilunares direitas 64
-- cúspides semilunares esquerdas 64
-- ramo marginal 64
- tricúspide
-- cúspide anterior 64
-- cúspide posterior 64(2)
-- cúspide septal 64(2)
-- veia cardíaca pequena 64(2)
Vasos
- ilíacos internos 66
- sanguíneos 63
Veia(s) 66
- abdominais subcutâneas 64
- angular 61, 62
- antebraquial média 61, 62
- apendicular 66
- axilar 60, 61, 62
- ázigo 62, 64
- basílica 60, 61(2), 62(2), 64, 67
- braquiais 60, 61, 62, 64
- braquiocefálica
-- direita 62, 65
-- esquerda 61, 62, 64
- cardíaca(s)
-- anteriores 64
-- magna 64
-- média 64(3)
-- pequena 64(3)
- cava
-- inferior 60, 61, 62, 66(4)
-- superior 60, 61, 62, 64, 65, 66
-- cecais 66
- cefálica 60(2), 61(2), 62(2), 67
-- direita 64
- cervical profunda 64
- circunflexas laterais 60
- cística 66
- cólica(s)
-- direita 66
-- esquerdas 66
-- média 66
- comunicante profunda 67
- cubital média 61, 62
- digitais 60
-- dorsais 67(2)
-- palmares 62
-- plantares 60
- dorsais
-- digitais 61, 62
-- metatarsais 61, 62
-- superficial do pênis/lábio 62
- do tórax 64
- epigástrica(s)
-- inferior 62
-- superficial 62
-- superiores 64
- escrotal/labial anterior 62
- esplênica(s) 60, 66
- facial(is) 60, 61, 62, 64(2)
-- profunda 64
- femoral(is) 60, 61, 62
-- circunflexas laterais 61, 62
-- circunflexas médias 62
-- cutâneas anteriores 61, 62
- fibular 60, 61, 62
- gástrica
-- direita 66
-- esquerda 66
- gastroepiploica esquerda 66
- geniculares 60, 61, 62
- grande safena 60(2), 61(2), 62(3), 67(2)
- hemiázigo 62
-- acessória 62
- hepáticas 60, 61, 62, 66(2)
- ileais 66
- ilíaca(s)
-- circunflexa profunda 62
-- comuns 66
-- comum esquerda 66
-- externa 60, 61, 62
-- interna 60, 61, 62
- iliocólicas 66
- intercapitulares 60, 62, 67
- intercostal(is)
-- anteriores 64
-- posteriores 61, 62, 64
-- superior esquerda 64
-- suprema 62, 64
- interlombares 61
- interósseas anteriores 62
- jejunais 66
- jugular
-- anterior 61, 62(2), 64
-- arco da 61
-- externa 60, 61, 64
-- interna 60, 61, 62, 64
- labial(is)
-- inferior 61, 62, 64
-- superficial 64
-- superior 61, 62
- laríngea superior 64
- lombar(es) 62
-- ascendente 61, 62
- maxilar 64
- mediastinal 64
- mesentérica
-- inferior 66(2)
-- superior 66
- metacarpais
-- dorsais 67
-- palmares 61
- metatarsais
-- dorsais 67
-- plantares 60
- nasal externa 62, 64
- oblíqua do átrio esquerdo 64
- oftálmica superior 62
- palmar(es)
-- digitais 61
-- metacarpal 62
- pancreático-duodenais 66
- peitoral 64
- pequena safena 61, 62, 67
- perfurante(s) 62
-- inferior (emparelhada) 62
- pericardial 64
- pericardiofrênica 64
- plantares
-- digitais 62
-- metatarsais 62
- poplítea 60, 61, 62
- porta 66
- porta do fígado 66
- posterior do ventrículo esquerdo 64
- profunda da coxa 62
- pudenda externa 61, 62(2)
- pulmonar(es) 60
-- esquerdas 65
-- inferior direita 63
-- superior direita 63
-- superior e inferior 61
- radial(is) 60, 61, 62
- renal(is) 60
-- direita 62, 66
-- esquerda 61, 62, 66
- retal superior 66
- retromandibular 64
- sacral média 61, 62
- safena acessória 60, 61, 62
- sigmóideas 66
- tibiais 60
-- anteriores 61, 62
-- cutâneas anteriores 61, 62
-- posteriores 61, 62
- tireóidea(s) 64
-- inferiores 62
-- média 62
-- superior 61, 62, 64
- torácicas internas 64
- subclávia
-- direita 62
-- esquerda 61, 62
- subclavicular esquerda 64
- submental 64
- supraescapular 64
- supraorbital 61, 62
- suprarrenal
-- direita 62
-- esquerda 62
- temporal
-- média 62, 64
-- superficial 61, 62, 64
- testicular
-- direita 62
-- esquerda 61, 62, 66
- tibial(is) 60
-- anterior 67
- torácica
-- interna 62
-- lateral 62, 64
- toracoacromial 64
- toracoepigástrica 61, 62
- traqueal 62
- ulnar(es) 60, 61, 62
- umbilical 66
- vertebrais 64
Ventrículo
- direito 61, 62, 66
- esquerdo 61, 63, 66
Vesícula biliar 66

11 Coração 68

Aorta
- abdominal 71
- ascendente 68, 70
- descendente 68
- arco da 68, 69, 71
Artéria
- atrioventricular (AV) 71
- carótida comum
-- direita 68
-- esquerda 68, 71
- circunflexa 70
- coronária direita 68, 69, 70, 71
-- ramo atrial anterior direito 70
-- ramo intraventricular posterior 70
-- ramo marginal 70
- coronária esquerda 70, 71
-- ramo circunflexo 69
-- ramo intraventricular anterior 70
-- ramo intraventricular 71
-- ramo posterior 69
- descendente
-- anterior esquerda 68
-- posterior 69
- pulmonar
-- direita 69, 71
-- esquerda 68, 69, 71
- sinoatrial (SA) 71
- subclávia 71
-- direita 68
-- esquerda 68
Átrio
-- direito 68, 69, 70, 71
-- esquerdo 68, 69(2), 70, 71
Coração
- ápice do 68, 69, 71
- borda do 70
- circulação 71
- corte do interior 70
- nervos do 71
- vista anterior 68
- vista posterior 69
Cúspide posterior 71
Feixe de Bachamnn 71
Fibras de Purkinje 71
Gordura 68
Ligamento arterioso 71
Músculos papilares 70(2)
- posterior esquerdo 71
Nó
- atrioventricular (AV) 71
- sinoatrial (SA) 71
Porção internodular
-- anterior 71
-- média 71
-- posterior 71
Ramo
- circunflexo 71
- do feixe de His (direito e esquerdo) 71
- do nó atrioventricular 71
- intraventricular posterior 70, 71
- marginais 71
- perfurados do septo intraventricular 71
- posterior do ventrículo esquerdo 70
Seio coronário 69, 70
- abertura do 70

Septo
- intraventricular 70
- muscular intraventricular 71
Sulco terminal 69
Tronco
- braquiocefálico 71
- pulmonar 70, 71
Valva
- aórtica 70(2), 71(2)
-- cúspide direita 71
-- cúspide esquerda 71
- mitral 70, 71
- pulmonar 70, 71
- tricúspide 70, 71
Veia(s)
- braquiocefálica
-- direita 68, 71
-- esquerda 68, 71
- cardíaca(s) 70
-- anteriores 70
-- magna 68, 69, 70
-- média 69, 70
-- pequena 70
- cava
-- inferior 68, 69, 71
-- superior 68, 69, 71
- jugular externa 71
-- direita 68
-- esquerda 68
- jugular interna 71
-- direita 68
-- esquerda 68
- oblíqua do átrio esquerdo 70
- posterior do ventrículo esquerdo 69, 70
- pulmonar direita 71
-- inferior 69
-- superior 69
- pulmonar esquerda 68, 71
-- inferior 69
-- superior 69
- subclávia 71
- tireóidea inferior 68, 71
Ventrículo
- direito 68, 70, 71
- esquerdo 68, 69, 70, 71

12 SISTEMA Digestório 72

Abertura
- cardíaca 75
- do apêndice vermiforme 74
- pilórica 75
Ampola 74, 75
Ânus 72, 75
- borda anal 75
- coluna anal 75
- folículo anal 75
- glande anal 75
- linha
-- anocutânea 75
-- anorretal 75
- seio anal 75
- válvula anal 75
Apêndice 74
- vermiforme 72, 74(2), 75
Ápice da língua 73
Arco
- palatofaríngico 73(2)
- palatoglosso 73(2)
Artéria
- apendicular 74
- ileocecal 74
Baço (sistema linfático) 72
Bicúspide
- do pré-molar 1 73
- do pré-molar 2 73
Bicúspide
- 1 73
- 2 73
Boca 73
Borda do incisivo 73
Cabeça do pâncreas 74
Canal
- gástrico 75
- pilórico 75
Carúncula sublingual com abertura do ducto submandibular 73
Cauda do pâncreas 74
Cavidade da boca 72
Ceco 72, 74, 75
Cíngulo 73
Colo do pâncreas 74
Cólon 75
Cólon
- ascendente 72, 74(2), 75
- descendente 72, 74, 75
- sigmoide 72, 75
- transverso 72, 74, 75
Curvatura do estômago
- maior 75
- menor 75
Cúspide 73(2)
- do canino 73
Dente
- superfície distal 73
- superfície interproximal 73
- superfície labial 73
- superfície lingual 73(2)
- superfície mesial 73(2)
- superfície oral 73
Dobra(s)
- ileocecal 74
- longitudinais do duodeno 74
Ducto(s)
- biliares 74
- cístico 74
- colédoco 74
- hepático comum (direito e esquerdo) 74
- pancreático(s) 74
-- acessório 74
-- principal 74
- parotídeo 73
- sublinguais 73
- submandibular 73
Duodeno 72, 74, 75
- parte ascendente 74
- parte descendente 74
- parte horizontal 74
- parte superior 75
Epiglote 73
Esfíncter ileocecal 74
Esôfago 72, 73
- parte abdominal 75
- em transparência 72
Estômago 75
- fundo do 75
Faringe 72
Fáscia
- obturatória da musculatura anal 75
- retal 75
Fenda
- cardíaca 75
- pancreática 74
Fígado 72
- lobo direito e esquerdo 74
Flexura
- direita do cólon (hepática) 75
- duodenojejunal 74(2)
- esquerda do cólon (esplênica) 75
Forame cego da língua 73
Frênulo
- do lábio inferior 73
- do lábio superior 73
Gengiva 73(3)
Glândula(s)
- palatinas 73
- parótida(s) 72, 73
- salivar(es) 73
-- sublinguais 72, 73
- submandibulares 72, 73
Haustro 75
Íleo 74, 75
- em transparência 72
- parte terminal do 74
Incisivo
- central 73(2)
- lateral 73(2)
Incisura interaritenóidea 73
Intestino delgado 72, 74
Intestino grosso 75
Jejuno 72, 74(2)
Junção
- das mucosas gástrica e esofágica 75
- retossigmoide 75
Lábio
- inferior 73
- superior 73
Ligamento
- coronário 74
- falciforme 74
- redondo 74
Língua 72, 73
Margem gengival 73
Membrana serosa 75
Molar 1 73
Molar 2 73
Molar 3 73
Musculatura estomacal
- camada circular 75
- camada longitudinal 75
- camada oblíqua 75
Musculatura retal
- camada circular 75
- camada longitudinal 75
Músculo
- bucinador 73(2)
- circular do cólon 74
- circular do íleo 74
- esfíncter externo do ânus
-- profundo 75
-- subcutâneo 75
-- superficial 75
- esfíncter interno do ânus 75
- esfíncter pilórico 75
- levantador do ânus 75
- longitudinal do cólon 74
- longitudinal do íleo 74
- masseter 73
- milo-hióideo 73
- palatofaríngico 73
Orofaringe
- parte posterior da 73
Palato
- duro 73
- mole 73
- rafe do 73
Pâncreas 72, 74
Papila(s)
- duodenal
-- maior 74
-- menor 74
- filiformes 73
- foliadas 73
- fungiformes 73
- gengival 73
- ileal 74
- valada 73
Pâncreas
- corpo do 74
Peritônio 74
Prega
- glossoepiglótica mediana 73
Prega(s)
- semilunar(es) 74, 75
- gástricas 75
- vocal 73
Reflexo peritoneal 75
Reto 72, 74, 75(2)
Saliva 73
Septo fibroso 75
Submucosa 74(2)
Sulco mediano 73
Tênia
- livre 74, 75(2)
- mesocólica 74, 75
- omental 74, 75
Tonsila
- lingual 73
- palatina 73(2)
Traqueia 72
Tubérculo dental 73(2)
Úvula palatina 73(2)
Válvula ileocecal 74
Válvula retal
- inferior 75
- medial 75
- superior 75
Vesícula biliar 72, 74
Vestíbulo 73

13 SISTEMA Linfático 76

Anel de linfonodos cardíacos 78
Aorta 78
- abdominal 78
Artéria
- gástrica esquerda 78
- mesentérica superior 78
Arteríola 77
Axila 77
Cabeça 76, 77
- do pâncreas 78
Cadeia de linfonodos clavipeitorais 79
Capilar linfático 77
Cápsula 77
Célula endotelial 77
Centro germinativo 77
Cisterna do quilo 76, 77, 78(2), 79
Cólon sigmoide 78
Coração 79
Cordão medular 77
Corte da fáscia 78
Córtex 77
Diafragma 78
Direção do fluxo da linfa 77
Ducto
- linfático direito 76, 77(2)
- torácico 77(2), 78(3), 79(2)
- torácico esquerdo 76
Duodeno 78
Esfíncter pré-capsular 77
Esôfago 78
Estômago 75, 78

Fáscia
- cribriforme 78
- lata 78
Filamento para o tecido conjuntivo 77
Folículo 77
Hilo 77
Intestino grosso 79
Leito capilar 77
Ligamento inguinal 78
Linfonodo(s)
- abdominais 78
- apendiculares 79
- axilares 76, 77
- axilares centrais 77
- braquiais 77
- broncopulmonares (hilares) 79(2)
- cecais 79
- celíaco(s) 78(2), 79
- cervicais 76
-- profundo(s) inferior(es) 77, 79(2)
-- profundos superiores (jugulares) 77
-- profundos transversos 77
- clavipeitorais 77
- cólicos
-- direitos 79
-- esquerdos 79
-- mediais 79
- cubitais 76
- do arco da aorta 79
- epicólicos 79
- esplênicos 78
- e vasos 77
- gástricos esquerdos 78, 79
- gastromental (is)
-- direitos 78
-- esquerdo 78
- ileocólicos 79
- ilíaco(s)
-- comuns 76, 78, 79
-- comuns laterais 78
-- comuns subaórticos 78
-- externo(s) 78(2)
-- internos 78
- infracardíacos 79
- infrapilóricos 78
- inguinais 76, 78
-- profundos 78
-- superficiais inferiores 78
-- superficiais superolaterais 78
- intercostais 76, 77(2)
- interpeitorais 77
- intestinais 76
- jugulares internos 77
- jugulodigástricos 77
- lacunar medial (Rosenmuller) 78
- lombares esquerdos 78
- mastóideos 77
- mediastinais anteriores 79
- mesentéricos
-- inferiores 79
-- superiores 78, 79
- occipitais 77
- pancreático(s)
-- superior direito 78
-- superiores esquerdos 78
- paracólicos 79(3)
- paraesternais 77
- paramamários 77
- paratraqueais
-- direitos 79
-- esquerdos 79
- parietais e viscerais do abdome 77(2)
- parotídeos 76
-- superficiais 77
- poplíteos 76
- pré-aórticos 76, 78, 79
- pulmonares 79(2)
- retais superiores 79
- retroaórticos 77
- retrocardíacos 79
- sacral 78
- sigmoide 79
- submandibular(es) 77(2)
-- posterior 77
- submentuais 77
- suprapilóricos 78
- traqueobronquiais
-- inferiores 79
-- superiores direitos 79
-- superiores esquerdos 79
- supra-hióideo 77
Medula 77
Miniválvula 77
Músculo cremaster 78
Pâncreas 78
Passagem
- para o seio oposto 77
- para os linfonodos subdiafragmáticos 77
Pescoço 76, 77
Piloro 78
Plexo linfático subpleural 79(2)
Pulmões 79
Reticulina 77
Seio
- medular 77
- subcapsular 77
Tórax 77
Trabécula 77
Tronco
- intestinal 77
- jugular direito 77
- jugular esquerdo 77
- lombar (direito e esquerdo) 77, 78
- subclávio (direito e esquerdo) 77
Túnica
- adventícia 77
- íntima 77
- média 77
Vasos
- linfáticos 76
-- aferentes 77
-- eferentes 77
-- interlobares 79(2)
-- superficiais 76
- palmares 76
- plantares 76
Veia(s)
- ázigo 77
- braquiocefálica 76, 77
-- direita 79
-- esquerda 79
- cava
-- inferior 78
-- superior 77, 78
- hemiázigo 77
-- acessória 77
- hepáticas 78
- intercostais posteriores 77
- safena magna 78
- subcostal 77
Vênula 77
Zona marginal 77

14 SISTEMA Endócrino 80

Antro 87
Apêndice vesiculoso (hidátide de Morgagni) 87
Artéria(s)
- aorta 85
-- arco da 82
-- abdominal 83, 85
- carótida
-- comum 82, 83, 84
-- externa 82, 83
-- interna 82, 83
- central da retina 81
- do ducto deferente 86
- esplênica 83
- frênica inferior 85
- gástrica esquerda 83
- hepática comum 83
- hipofisária
-- inferior 80
-- superior 81
- hipotalâmica 81(2)
- laríngea superior 82, 83
- mesentérica superior 83, 85
- pancreático-duodenal inferior 83
- renal
-- direita 85
-- esquerda 85
- subclávia 82, 83(2)
-- direita 84
-- esquerda 84
- suprarrenais
-- inferior esquerda 85
-- média 85
-- superiores esquerdas 85
- testiculares 85, 86(2)
-- direita 85
- tireóidea
-- superior 82, 83
-- inferior 82, 83, 84
- torácica interna
-- direita 84
-- esquerda 84
- trabecular 80
Bexiga urinária 86
Bulbo do pênis 86
Cartilagem
- cricóidea 82, 84
- tireóidea 82, 84
-- corno superior da 83
Células
- granulosas 87
- luteais 87
- secretoras da adeno-hipófise 80
Cérebro
- cápsula externa 82
- cápsula fibrosa 85
- cápsula interna 82
- corte do (em transparência) 81
Claustro 82
Colículo
- facial 81
- inferior 81
- superior 82
Colunas do fórnice 82
Comissura
- habenular 81(2)
- posterior 81(2)
Corona radiata 87
Corpo(s)
- albicante 87
- cavernosos 86
- geniculado
-- lateral 81
-- medial 81
- lúteo
-- inicial 87
-- maduro 87
- mamilares 81
- pineal 82
Córtex 85, 87
Costelas 84
Darto 86
Diafragma 85
Dorsomedial 81
Ducto
- biliar comum 83
- bulbouretral
-- abertura 86
- deferente(s) 86(4)
- ejaculatório (colículo seminal)
-- abertura 86
- pancreático 83
-- acessório 83
- prostáticos
-- abertura 86
Dúctulos eferentes 86
Duodeno 83
Epidídimo 86
- apêndice 86(2)
- cabeça 86
- cauda 86
- corpo 86
Epiglote 83
Epitélio superficial 87
Escroto 86
- pele do 86(2)
Esôfago 83, 85
Faringe
- músculo constritor inferior da 83
Fáscia espermática
-- externa 86(2)
-- interna 86(2)
- superficial do escroto (darto) 86
Fascículo
- cuneiforme 81
- grácil 81
- lateral 81
Fibrina 87
Fímbria ovárica 87
Fissura
- horizontal do pulmão direito 84
Folículo(s)
- inicial 87
- rompido 87
- primários 87
- secundários 87
- vesicular (de Graaf) 87
Fóvea superior 81
Glândula
- bulbouretral (de Cowper) 86
- hipófise 80(2)
- paratireoide(s) 80
-- inferior direita 83
-- inferior esquerda 83
-- superior direita 83
-- superior esquerda 83
- pineal 80
-- corpo 81(2)
- suprarrenal 80, 85
-- direita 85
-- esquerda 85
- timo 80
-- lobo direito do 84
-- lobo esquerdo do 84
- tireoide 80, 82, 84
-- lobo direito da 83
-- lobo esquerdo da 83
Hipófise 80
Hipotálamo 80, 81
Infundíbulo 80

Istmo 82
Jejuno 83
Ligamento
- cricotireóideo 82
- inguinal 86
- ovárico 87(2)
- redondo 87
- suspensor do ovário 87
Linha coroide 81
Lóbulo(s)
- pancreático 83
- do testículo 86
Locus cerúleo 81
Mamilar 81
Mediastino do testículo 86
Medula 85, 87
- espinhal
-- sulco intermediário posterior 81
Membrana tireóidea 82, 83
Mesossalpinge 87
Músculo(s)
- abdominais 86
- cremaster 86
- cricofaríngeo 83
- cricotireóideo 82
- intercostais 84
- tíreo-hióideo 82
Nervo
- óptico (2) 81
- troclear 4 81
Neuro-hipófise 80(2)
Neurônios
- hipotalâmicos 81
- tuberais 81
Núcleo
- caudado
-- cabeça 82
-- cauda 82
- principais do hipotálamo 81
- rubro 82
- subtalâmico 82
Óbex 81
Oócito 87(2)
- ovulado 87
Osso hioide 82, 83
Ovário 80, 87(2)
Ovulação 87
Pâncreas 80, 83
- cabeça 83
- cauda 83
Papila duodenal
- maior 83
- menor 83
Pedúnculo(s)
- cerebelar
-- inferior 81
-- médio 81
-- superior 81
- cerebral 81
Pelve renal 85
Pênis 86
Pericárdio 84
Plexo
- capilar do processo infundibular 80
- corioideo caudado 82
- primário do sistema porta-hipofisário 81
- secundário do sistema porta-hipofisário 80
- venoso pampiniforme 86(2)
Próstata 86
Pulmão
- direito 84
- esquerdo 84
Pulvinar do tálamo 81
Putâmen 82
Quarto ventrículo 81
- estrias medulares do 81
Quiasma óptico 81
Ramo(s)
- do pênis 86
- tímicos 84(4)
Rede testicular 86
Rim
- direito 85
- esquerdo 85(2)
Septo pelúcido 82
Séptulos do testículo 86
Sulco
- lateral 82
-- posterior 81
- mediano 81
-- posterior 81
Supraóptico 81
Tálamo 82
Tegmento do mesencéfalo 81
Tênia do tálamo 81
Terceiro ventrículo 81(2), 82
- recesso suprapineal do 81
Testículo 80, 86
- apêndice testicular 86
- secionado 86
Trabécula 80
Traqueia 82, 83, 84
Trato
- hipofisário-hipotalâmico 80
- mamilotalâmico 81
Trígono
- habenular 81(2)
- hipoglossal 81
- vagal 81
Tronco
- braquiocefálico 83
- celíaco 83, 85
- do corpo caloso 82
Tuberal 81
Tubérculo grácil do bulbo 81
Túbulos seminíferos
- contorcidos 86
- retos 86
Túnica
- albugínea do testículo 86
- vaginal do testículo 86
-- camada parietal 86
-- camada visceral 86
Ureter 85(2), 86
- abertura do 86
Útero
- fundo do 87
Vasos
- epigástricos inferiores 86
- ilíacos externos 86
- sanguíneos 87
Veia(s)
- braquiocefálica 84
- cava
-- inferior 83, 85(2)
-- superior 82
- central 85
-- da retina 81
- eferente da hipófise 80
- esplênicas 83
- hipofisária 80(2)
- hipotalâmicas 81(2)
- jugular interna 82, 84
- laríngeas superiores 82
- mesentéricas superiores 83
- pancreático-duodenal 83
- porta 83
-- curtas 80
-- longas 80
- renal
-- direita 85
-- esquerda 85(2)
- subclávia(s) 82
-- direita 84
-- esquerda 84
- suprarrenal
-- direita 85
-- esquerda 85
- testiculares 85
- tireóidea(s)
-- média 82
-- inferiores 82
-- superiores 82
- torácica interna
-- direita 84
-- esquerda 84
Ventrículo lateral
-- corno inferior do 82
-- corno anterior do 82
Ventromedial 81
Verme do cerebelo 82
Vértebra atlas 81
Vesícula seminal 86
Zona pelúcida 87(2)

15 SISTEMA Urogenital 88

Abertura(s) 91
- da glande vestibular maior 90
- de filtragem 91
- do ducto da glândula bulbouretral 89
- do ureter 89
- externa do útero 90
Alça de Henle
- porção ascendente 91
- porção descendente 91
Ânus 88, 90
Aorta abdominal 89
Apêndice
- do epidídimo 89
- do testículo 89
- vesiculoso 90
Área
- cribriforme 88, 90(2), 91(2)
- exterior da medula 91
- interior da medula 91
Artéria(s)
- arqueadas 91(2)
- capsular 91
- ilíaca comum direita 89
- interlobar(es) 91(2)
- interlobulares 91(3)
- lobares 91
- mesentérica inferior 89
- perirrenal 91
- renal
-- direita 89
-- esquerda 89
-- principal 91
- segmentais 91
- testicular 89
-- direita 89
Arteríola(s)
- aferente 91
- eferente 91
- glomerular
-- aferente 91
-- eferente 91
- retas 91(2)
Base
- da pirâmide 88, 89, 90(2), 91
- membranosa 91(2)
- do capilar 91
Bexiga urinária 88, 89(2), 90(2)
Bulbo
- do pênis 89
- do vestíbulo 90
Cálices renais 89, 91
Camada parietal 89
Canal cervical 90
- com dobras palmares 90
Capilares
- glomerulares 91
- peritubulares 91
Cápsula
- de Bowman
-- base membranosa 91
-- epitélio parietal 91
-- epitélio visceral (podócitos) 91
- fibrosa 88, 89, 90(2), 91(2)
Células
- endoteliais 91
- sanguíneas vermelhas 91
Cérvix do útero 90(2)
Clitóris 90
Cóccix 90
Cólon
- descendente 90
- sigmoide 88, 90
Coluna
- do clitóris 90
- do pênis 89
- renal 88, 89, 90(2), 91
Cordão espermático 88
Coroa da glande 89
Corpo
- albicante do ovário 90
- cavernoso 88, 89
- do clitóris 90
- do útero 90
- esponjoso 88, 89
- lúteo 90
Corpúsculo renal 91
Córtex 91
- renal 88, 89, 90(2), 91
Crista uretral 89
Darto 89
Diafragma 89
Ducto
- deferente 89(2)
- ejaculatório 88
Endométrio 90(2)
Endotélio 91
Epidídimo 88, 89
Epoóforo 90
Escroto 88
Esôfago 89
Espaço capsular glomerular 91
Fáscia
- espermática
-- externa 89
-- interna 89
- inferior do diafragma urogenital 90
Fímbria 90(2)
Fluxo sanguíneo 91
Folículo 90
Forame papilar 91
Fórnice da vagina 90
Fossa navicular 88, 89
Frênulo do clitóris 90
Fundo do útero 90
Glande
- do clitóris 90
- do pênis 88, 89

Glândula
- adrenal (suprarrenal)
-- direita 89
-- esquerda 89
- bulbouretal
(de Cowper) 88, 89
- vestibular maior
(de Bartholin) 90
- prostática 88
Glomérulo(s) 91(2)
Glomérulo
(cápsula de Bowman) 91
- justamedular 91
Gordura 88
Hilo renal 88, 89, 90(2)
Lábio
- maior 90(2)
- menor 90(2)
Lacunas uretrais 89
Ligamento
- inguinal 89
- longitudinal anterior 89
- redondo do útero 90
- sacrouterino 90
- suspensor do ovário 90
- útero-ovárico 90
Mácula densa 91
Medula renal 88, 89, 90(2), 91(2)
Mesossalpinge 90
Microvilosidades 91
Miométrio 90(2)
Músculo(s)
- abdominais 89
- bulboesponjoso 90
- cremaster 89
- do assoalho pélvico 88, 90
- levantador do ânus 89
- macio 91
Néfron 91
Nervos sacrais 89
Núcleo celular 91
Orifício da vagina 90
Osso do púbis 90
Óstio
- da uretra 90
- da vagina 90
- do ducto ejaculatório 89
- dos ductos prostáticos 89
- externo da uretra 88, 89, 90
Ovário 90(2)
Papila renal 88, 89, 90(2), 91
Pedículos 91
Pele escrotal 89
Pelve renal 88, 89(2), 90(2), 91
Pirâmide(s)
renal(is) 88, 89, 90(2), 91
Plasma 91
Plexo venoso pampiniforme 89
Pregas tubárias 90
Prepúcio 88, 89
- do clitóris 90
Próstata 89(2)
Pseudoaberturas 91
Púbis 88
Ramos capsulares 91
Reto 88, 89, 90
Rim 88, 89, 90(2)
- direito 89, 91
- esquerdo 89
Sacro 88, 90
Segmentos retos dos
túbulos renais 91
Septo intracavernoso da fáscia
profunda (de Buck) 89
Sistema urogenital
- masculino 88, 89
-- vista anterior 89(2)
-- vista lateral 88
- feminino 90
-- vista anterior 90
-- vista lateral 90
Tendão do músculo
levantador do ânus 90
Testículo 88, 89
Trabéculas 89
Trígono da bexiga 89, 90
Tuba uterina 90
Túbulo(s)
- coletor 91
- contorcido
-- distal 91(2)
-- proximal 91
- proximal 91
- renal 91
- testiculares 88
Túnica albugínea 89
Úraco 89(2)
Ureter 88, 89(2), 90(2), 91
Uretra 88, 89, 90
Urina 88, 90
- primária (filtrada) 91
Útero 90
Utrículo prostático 89
Úvula da bexiga 89
Vagina 90
Valva da fossa navicular 89
Vasos
- deferentes 88
- epigástricos inferiores 89
- ilíacos
-- externos 89
-- internos 89
- renais 89, 90
Veia(s)
- arqueadas 91(2)
- cava inferior 89
- ilíaca comum esquerda 89
- interlobar(es) 91(2)
- lobares 91
- renal
-- direita 89
-- esquerda 89
-- principal 91
- testicular esquerda 89
Vênulas
- estreladas 91
- retas 91
Vértebra lombar 3 88, 90
Vesícula seminal 88, 89

16 SISTEMA Reprodutivo 92

Acrossoma 95
Âmnio 96(2)
Anáfase 95(2)
Anastomose 95
Ânus 92(2), 93, 94, 96(2)
Artéria
- arcuata 95
- basal 95
- espiral 95
Bebê
- fase final do
- pouco antes de nascer 96
- nascendo 96
Bexiga 92(2), 93, 94, 96(3)
Blastócito 95
- implantado (2)
Canal cervical 93
Cauda 95
Célula(s)
- de Sertoli 95
- filhas 95(2)
- granulosas 95
Cérvix 92, 93, 95, 96(3)
- (totalmente dilatada) 96
Ciclo uterino 95
Citoplasma
- do óvulo 95
- espermático 95
Clitóris 92, 93
Cóccix 93, 96
Cólon
- descendente 93
- sigmoide 93, 94
Cordão
- espermático 94
- umbilical 96(3)
Corpo(s)
- albican 95(2)
- cavernoso 94
- esponjoso 94
- lúteo 92, 95(2)
- lúteo degenerando 95
- polar 95
Desenvolvimento de
folículos ovarianos 92
Ducto(s)
- deferente(s) 92(2), 94
- ejaculatório 92, 94
Endométrio 93, 95
Epidídimo 92, 94
Epitélio 95
Escroto 92, 94
Esperma 92(2), 95
Espermátides
- iniciais 95
- tardias 95
Espermatócitos secundários 95
Espermatogênese 95
Espermatogônio 95
Espermatozoide 95
- maduro 95
Estágio(s)
- de duas células 95
- de quatro células 95
- do esperma e do óvulo 95
Estroma de tecido conjuntivo 95
Fase final do bebê 96
Fertilização 92, 95(2)
Fibra muscular macia 95
Fímbria 92(2), 93, 95
- do infundíbulo 95
Folículo(s)
- primário(s) 95(2)
- secundário 95
- primordiais 95
- vesicular 95
Fossa navicular 94
Fundo do útero 95
Glande do pênis 94
Glândula
- bulbouretral 92, 94
- prostática 92, 94
- uterina 95
Gordura 94
Infundíbulo 95
Istmo 95(2)
Lábio
- maior 93
- menor 93
Lâmina basal 95
Ligamento ovariano 92, 95
Lise da zona pelúcida 95
Lúmen (cavidade) do útero 92
Massa do interior da célula 95
Medula espinhal 92(2)
Microtúbulas 95
Miométrio 93
Mitocôndria 95
Mórula 95
Músculos do
assoalho pélvico 93, 94
Núcleo 95(2)
- das células de Sertoli 95
Nucléolo 95
Oócito 95
- ovulado 95
- secundário 92
-- ovulado 95
Osso do púbis 93
Ovário 92, 93, 95(2)
Óvulo 95
Pênis 92
Placenta 96(3)
Prepúcio do pênis 94
Púbis 94
Relação sexual 92
Reto 92(2), 93, 94
Rim 92(2)
Sacro 92(2), 93, 94, 96(2)
Sínfise púbica 92, 96
Sinusoides venosos 95
Sistema de reprodução
- feminino 93
- masculino 94
Tampão mucoso 96
Tendão do músculo
levantador do ânus 93
Testículo 92, 94
Tuba(s) uterina(s) (trompa(s)
de Falópio) 92, 93, 95(2)
Túbulos
- seminíferos 92
- testiculares 94
Ureter 92(3), 94
Uretra 93, 94, 96(2)
Urina 92(2), 93, 94
Útero 92, 93, 95(2), 96(3)
Vagina 92, 93, 95, 96(3)
Vasos sanguíneos 95
Veia
- basal 95
- endometrial 95
Vesícula seminal 92, 94